河南中医药大学第一附属医院
全国名老中医药专家传承工作室建设项目成果

当代名老中医临证精粹丛书·第一辑

总主编 朱明军

主编 李郑生

李振华
论治内科疑难杂症

全国百佳图书出版单位
中国中医药出版社
·北京·

图书在版编目（CIP）数据

李振华论治内科疑难杂症 / 李郑生主编 . —北京：中国中医药出版社，2021.11（2022.11重印）

（当代名老中医临证精粹丛书 . 第一辑）

ISBN 978-7-5132-7255-1

Ⅰ . ①李… Ⅱ . ①李… Ⅲ . ①中医内科—疑难病—中医临床—经验—中国—现代 Ⅳ . ① R25

中国版本图书馆 CIP 数据核字（2021）第 213207 号

中国中医药出版社出版

北京经济技术开发区科创十三街 31 号院二区 8 号楼

邮政编码　100176

传真　010-64405721

河北省武强县画业有限责任公司印刷

各地新华书店经销

开本 880×1230　1/32　印张 11　彩插 0.25　字数 229 千字

2021 年 11 月第 1 版　2022 年 11 月第 2 次印刷

书号　ISBN 978 - 7 - 5132 - 7255 - 1

定价　49.00 元

网址　www.cptcm.com

服务热线　010-64405510

购书热线　010-89535836

维权打假　010-64405753

微信服务号　**zgzyycbs**

微商城网址　**https://kdt.im/LIdUGr**

官方微博　**http://e.weibo.com/cptcm**

天猫旗舰店网址　**https://zgzyycbs.tmall.com**

如有印装质量问题请与本社出版部联系（010-64405510）

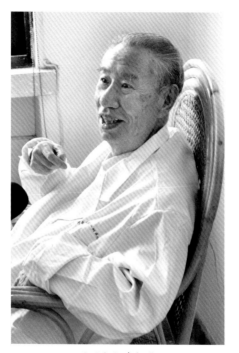

国医大师李振华

建國六十民富國強改革開放

奔入小康中西並重英明方向

全民医保幸福健康祖國医學

世界贊揚　己丑年仲秋

慶祝建國六十周年　八十又五　李振華書

李振华 85 岁手书

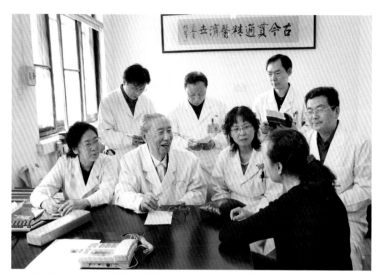

2010 年 12 月 9 日国医大师李振华在河南中医学院一附院李振华学术研究室为患者诊病并现场教学

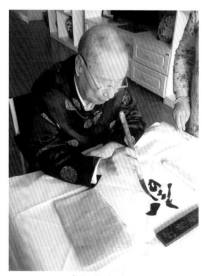

李振华生活照

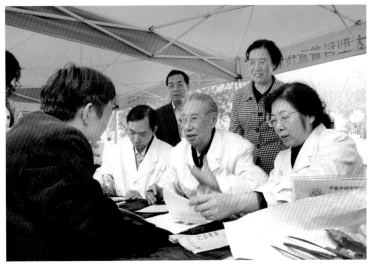

李振华义诊

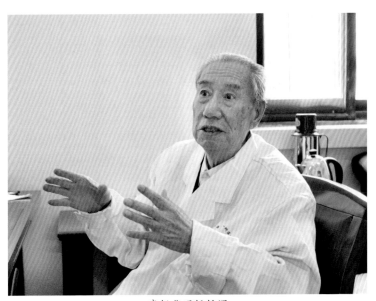

李振华现场授课

天高云淡，望断南飞雁。不到长城非好汉，屈指行程二万。

六盘山上高峰，红旗漫卷西风。今日长缨在手，何时缚住苍龙。

李振华手书毛主席诗词

振興國粹

八十八叟 李振華書

李振华手书

《当代名老中医临证精粹丛书·第一辑》
编委会

本书编委会

主　编　李郑生

副主编　王海军　张正杰　王玉玲

编　委（按姓氏笔画排序）

王　亮　王园满　王艳鸽　王雷生

石晓如　华　荣　刘亚楠　杜亭亭

李　人　李　宁　李兰芬　李志刚

李郑芬　李雨桐　李孟麒　李富成

李鹏辉　宋雪莉　张　昊　张梦仙

周军丽　姚志红　徐江雁　郭　文

郭淑云　黄　清　黄啟敏　褚梦慧

总序 1

中医药学博大精深，具有独特的理论体系和疗效优势，是中国传统文化的瑰宝，也是打开中华文明宝库的钥匙，为中华民族的繁衍昌盛做出了不可磨灭的巨大贡献。当下，中医药发展正值天时地利人和的大好时机，"传承精华，守正创新"是中医药自身发展的要求，也是时代主题。党和国家高度重视中医药事业的发展，陆续出台了一系列扶持中医药传承工作的政策，以推动名老中医经验传承工作的开展。

河南地处中原，天地之中，人杰地灵。中原大地曾经孕育了医圣张仲景，时代变迁，医学进步。河南中医药大学第一附属医院经过近70年的发展，涌现出了一大批中医药大家、名家，这些名老中医几十年勤于临床，他们奉献了毕生心血，专心临床，服务人民。为更好地传承学习这些名家的学术思想，医院组织撰写了《当代名老中医临证精粹丛书》。该丛书汇集了河南中医药大学第一附属医院名老中医毕生宝贵经验，从临证心得、遣方用药、特色疗法等不同方面反映了老中医们的学术思想。他们之中很多人早已享誉医坛、造福一方，在省内乃至全国均有较大的影响。如国医大师李振华，全国名中医崔公让、丁樱，全国中医药高校教学名师赵文霞等，这些中医专家在内、外、妇、儿等疾病治疗和学术研究等方面均有很高建树。

该丛书内容丰富、实用，能为后来医者开阔思路、指明方向，为患者带来福音，对中医药事业的发展可谓是一件幸事。相信这套丛书的出版，一定会受到医者的青睐，各位名老中医的学术思想和临证经验一定会得到更好的继承和发扬。

整理名老中医的学术思想和临床经验并付梓出版，是中医药传承创新的最好体现，也是名老中医应有之责任和自我担当。值此盛世，党和国家大力支持，杏林中人奋发向上，定能使中医药事业推陈致新，繁荣昌盛，造福广大人民健康，是以为序。

中央文史研究馆馆员

中国工程院院士

中国中医科学院名誉院长

王永炎

2021 年 9 月

总序 2

名老中医是中医队伍中学术造诣深厚、临床技艺高超的群体，是将中医理论、前人经验与当今临床实践相结合的典范。对于名老中医学术思想和临证经验的传承和发扬，不仅是培养造就新一代名医，提高临床诊治水平的内在需求，也是传承创新发展中医药学术思想工作的重要内容，更是推动中医药历久弥新、学术常青的内在动力。我在天津中医药大学和中国中医科学院任职期间都将此事作为中医药学科建设和学术发展的重要内容进行重点规划和落实，出版了系列的专著。留下了几代名老中医殊为宝贵的临床经验和学术思想，以此告慰前辈而无愧。

河南地处中原，是华夏文明的发祥地，也是中医药文化发生、发展的渊薮。历史上河南名医辈出，为中医学的发展做出了重要贡献。南阳名医张仲景的《伤寒杂病论》及其所载经方，更是被历代医家奉为经典，历代研习者不计其数，正所谓"法崇仲景思常沛，医学长沙自有真"。此后，攻下宗师张从正、医学泰斗滑寿、食疗专家孟诜、伤寒学家郭雍、温病学家杨栗山、本草学家吴其濬等名医名家，皆出自于河南。据考，载于史册的河南名医有一千多人，流传后世的医学著作六百余部，这是河南中医的珍贵财富。

河南中医药大学第一附属医院始建于 1953 年，建院至今先后涌现出李振华、袁子震、吕承全、李秀林、李普、郑颉云、黄明志、张磊等一批全国知名的中医大家。医院历届领导均十分重视名老中医药专家的学术经验传承工作，一直投入足够的财力和人力在名老中医工作室的建设方面，为名老中医药专家学术继承工作铺路、搭桥，为名老中医培养继承人团队。医院近些年来乘势而上，奋发有为，软硬件大为改观，服务能力、科研水平及人才培养都取得令人瞩目的成绩。特别是坚持中医药特色和优势，在坚持传承精华，守正创新方面更是形成了自己的特色。集全院力量，下足大功力，所编著的《当代名老中医临证精粹丛书》的出版就是很好的例证。

　　该丛书内容详实、治学严谨，分别从医家小传、学术精华、临证精粹、弟子心悟等四个章节，全面反映了诸位名老中医精湛的医术和深厚的学术洞见，结集出版，将极大有益于启迪后学同道，故乐为之序。

中国工程院院士

天津中医药大学　名誉校长
中国中医科学院　名誉院长
2021 年 9 月于天津团泊湖畔

总序 3

　　欣闻河南中医药大学第一附属医院与中国中医药出版社联合组织策划编写的《当代名老中医临证精粹丛书》即将出版，内心十分高兴，入选此套丛书的专家均为全国老中医药专家学术经验继承工作指导老师，仔细算来这应该是国内为数不多的以医院出面组织编写的全国名老中医临证经验丛书，可见河南中医药大学第一附属医院对名老中医专家经验传承工作的高度重视。

　　河南是中华民族灿烂文化的重要发祥地，也是中医药文化的发源地、医圣张仲景的诞生地。自古以来就孕育培养了诸多中医名家，如张仲景、王怀隐、张子和等；也有很多经典中医名著流芳千古，如《黄帝内经》《伤寒杂病论》《太平圣惠方》《儒门事亲》等；中华人民共和国成立后，国家中医药管理局开展全国名老中医药专家学术经验继承指导工作及全国名老中医药专家工作室建设，更是培养出一大批优秀中医临床人才和深受百姓爱戴的知名医家。实践证明，全国老中医药专家学术经验继承工作是继承发扬中医药学，培养造就高层次中医临床人才和中药技术人才的重要途径，是实施中医药继续教育的重要形式。这项工作的开展，加速了中医药人才的培养，推进了中医药学术的研究、继承与发展。

　　作为河南中医药事业发展的排头兵，河南中医药大学第一附属医院汇集了众多知名医家。这套丛书收录了河南中医药大学第一附属医院名老中医的特色临证经验（其中除国医大师李振华教授、全国名老中医冯宪章教授仙逝外，其余均健在）。该丛书的前期组织策划和编写工作历时近两年，期间多次修订编纂，力求精心打造出一套内容详实，辨证精准，笔触细腻的中医临床经验总结书籍。相信通过这套丛书的出版一定能给广大中医工作者和中医爱好者带来巨大收益，同时也必将推进我省中医药学术的研究、继承与发展。有感于此，欣然为序。

最后奉诗一首：

中医一院不寻常，
诸位名师泛宝光。
继往开来成大统，
章章卷卷术精良。

国医大师　张磊
2021 年 10 月

丛书编写说明

河南中医药大学第一附属医院经过近70年栉风沐雨的发展，各方面建设都取得了长足的发展，特别是在国家中医药管理局开展全国名老中医药专家学术经验继承指导工作及全国名老中医药专家工作室建设工作以来，更是培养了一大批优秀的中医临床人才和深受百姓爱戴的知名专家，为了更好地总结、凝练、传承这些大家、名医的学术思想，展现近20年来我院在名老中医药传承工作中取得的成果，医院联合中国中医药出版社策划编撰了本套丛书。

该丛书囊括我院内、外、妇、儿等专业中医名家的临证经验，每位专家经验独立成册。每册按照医家小传、学术精华、临证精粹、弟子心悟等四个章节进行编写。其中"医家小传"涵盖了医家简介、成才之路；"学术精华"介绍名老中医药专家对中医的认识、各自的学术观点及自身的独特临证思想；"临证精粹"写出了名老中医药专家通过多年临床实践积累的丰富而宝贵的经验，如专病的临床诊疗特点、诊疗原则、用药特点、经验用方等；"弟子心悟"则从老中医们传承者的视角解读对名老中医专家中医临证经验、中医思维及临床诊疗用药的感悟，同时还有传承者自己的创新和发挥，充分体现了中医药传承创新发展的基本脉络。

本套丛书着重突出以下特点：①注重原汁原味的传承：

我们尽可能地收集能反映名老中医药专家成长、成才的真实一手材料，深刻体悟他们成长经历中蕴含的学习中医的心得，学术理论和临床实践特色形成的背景。②立体化、全方位展现名老中医学术思想：丛书从名老中医、继承者等不同角度展现名老中医专家最擅长疾病的诊疗，结合典型医案，系统、全面地展现名老中医药专家的学术思想和临证特色。

希望本套丛书的出版能够更好地传播我院全国名老中医专家毕生经验，全面展现他们的学术思想内涵，深入挖掘中医药宝库中的精华，为立志传承岐黄薪火的新一代医者提供宝贵的学习经验。为此，丛书编委会的各位专家本着严谨求实、保质保量的原则，集思广益，共同完成了本套丛书的编写，在此谨向各位名老中医专家及编者表示崇高的敬意和真诚的谢意！

丛书在编写的过程中，得到了王永炎院士、张伯礼院士、国医大师张磊教授等老前辈的指导和帮助，在此表示衷心的感谢和诚挚的敬意！

河南中医药大学第一附属医院

2021 年 8 月 30 日

本书前言

　　李振华，著名中医学家，中医教育家，原河南中医学院（现河南中医药大学）院长，终身教授，主任医师，享受国务院政府特殊津贴，全国首批老中医药专家学术经验继承工作指导老师，全国首批 500 名老中医，首届国医大师，全国第七届人大代表，《中国中医药报》曾刊文专题报道赞誉其为"脾胃病国手"。

　　先生治病救世七十余载，教书育人六十余年。早年擅长治疗外感热性病与内伤杂病，成就卓越。晚年致力于脾胃学说的研究和脾胃病的治疗，提出了脾本虚证无实证、胃多实证，脾虚多为气虚，甚则阳虚，脾无阴虚而胃有阴虚的脾胃病基本原理，以及脾虚、肝郁、胃滞的脾胃病病理特点。治疗上提出脾宜健、肝宜疏、胃宜和的脾胃病治疗大法，形成了自己独特的见解，以此指导临床实践，灵活辨证，获效颇佳。

　　本书内容共分四个部分。第一章医家小传，主要介绍李振华教授的生平简介，医学成才之路，从医从教的主要事迹。第二章学术精华，主要介绍其学术思想，包括其治病疗疾思想、养生思想、治未病思想等。第三章临证精粹，总结李振华教授用药心法、成方心悟，以及治疗脾胃病、外感热病和内伤杂病的临证经验，治疗各种内科疑难杂病的典型案例，结合医案，希望读者通过本部分内容，学习李振华教授的临床用药处方思路，以触类旁通，举一反三。详细介绍了疾病的病因病机及辨证论治，并加按语，以阐述李老辨证施治、用药规律，以期启迪后学。第四章弟子心悟，介绍传承人结合跟师所学及其自身在临床实践中的心得感悟，从另一个侧面体现了李振华教授对中医药事业传承与发展所做出的突出贡献。

中医药事业的继承、发展与创新有赖于名老中医药专家的学术经验传承工作，其学术思想和临证经验是中医药学精粹的集中体现。研究并传承名老中医药专家的学术思想、辨证思维和临床经验对促进中医药行业发展，促进中医药理论体系发展创新，提升中医临床水平，培养优秀的青年中医具有重大意义。

由于编者水平有限，时间较紧，疏漏错误在所难免，祈请各位读者提出宝贵意见，以便进一步修订完善。

本书编委会

2021 年 2 月

目 录

第一章 医家小传

第二章 学术精华

第三章 临证精粹

第四章 弟子心悟

第一章 医家小传

　　李振华，字秋实，男，汉族，河南省洛阳市洛宁县人，1924 年 11 月生，2017 年 5 月 23 日去世，享年 94 岁。著名中医学家，中医教育家，中共党员，全国第七届人大代表。原河南中医学院（现河南中医药大学）院长、终身教授，主任医师，享受国务院政府特殊津贴。1991 年被人事部、卫生部、国家中医药管理局评为全国首批老中医药专家学术经验继承工作指导老师，全国首批 500 名老中医。2009 年 4 月被人力资源和社会保障部、卫生部、国家中医药管理局评为首届国医大师。

　　李振华出身于河南省洛宁县王范镇一个中医世家。其父李景唐为豫西名医（其事迹详见《洛宁县志》），医德高尚，医术精湛，善于治疗外感热病和内伤杂病，其"真善为本，济世成德"的思想和行为准则对李振华影响至深。1941 年，豫西旱灾严重，疫病流行，民不聊生，17 岁的李振华有感于此，遂遵父命，辍学于济汴中学高中部，随父学医。在父亲的指导下研读医学书籍，并随父亲侍诊，经历侍医、试诊、试方、独立诊病处方几个阶段后，尽得家传，遂子继父业，1947 年开始独立诊治病人。1950 年参加全省中医统考，名列洛宁县第一名，省政府颁发中医师开业执照，悬壶乡里。先后任洛宁县王范镇中医联合诊所所长、洛宁县王范镇及洛宁县工商联合会会长，当选洛宁县第一届人大代表及常务委员会委员。1953 年洛宁县人民医院成立，李振华成为该院唯一的中医医师。1955 年到洛阳地区培训学习，因成绩优异，在洛阳地区中医师进修班留教，同时任洛阳地市西医学习中医教师，被卫生部评为河南省唯一的中医甲等模范教师。1958

年调河南省卫生厅中医处工作。1960年调入河南中医学院，历任中医内科教研室主任兼附属医院医教部主任、副院长，中医系副主任，学院副院长、院长等职。兼任中华医学会理事，中华中医药学会常务理事、顾问、终身理事，全国中医理论整理研究委员会副主任委员，河南省中医药学会副会长、名誉会长，卫生部高等医药院校教材编审委员会委员，河南省教委高等院校高级职称评审委员会委员，河南省中医药高级职称评审委员会副主任委员，河南省药品评审委员会副主任委员，河南省科委科技成果评审委员会委员，《河南中医》杂志主编等。

李振华从事医疗工作七十余载，从事中医高等教育六十余年，学识渊博，医学造诣深厚，临床经验丰厚。善于治疗外感热性病与内伤杂病，尤其重视脾胃学说，晚年则潜心于脾胃学说与脾胃病的研究，是享誉全国的脾胃学说与脾胃病治疗大家。《中国中医药报》曾刊文专题报道赞誉其为"脾胃病国手"。李振华在河南省卫生厅中医处工作期间，经常有人找其诊病。调入河南中医学院后，长期从事医疗与教学工作，先后在原河南中医学院附属医院坐诊，管理病房；在原河南中医学院第一附属医院、河南省中医院（河南中医学院第二附属医院）、河南中医学院校医院、河南中医学院第三附属医院坐诊、会诊病人。河南中医药大学成立了"李振华学术思想研究所"，河南中医药大学第一附属医院专门建有"国医大师李振华传承工作室"，李振华在此坐诊、授徒、从事医疗与科研工作。李振华长期从事教学工作，先后主讲《内经知要》《伤寒论》《金匮要略》；担任全国高等中医药院校规划教材

《中医内科学》编委，编写《中医内科学》五版教材与教参，承担本科生中医内科学课程的教学与临床带教工作，培养了十届脾胃病专业硕士研究生、2名学术继承人、多名高徒与学术传承人，可谓培杏成材，桃李芬芳。李振华重视医德，提出"医学乃仁人之术，必先具仁人之心，以仁为本，济世活人，方可学有成就，而达良医"；在长期的教育实践中，他提出中医教育的一个观点，即"学医必须做到三通，即文理通、医理通、哲理通。只有具有较深的文理和哲理，才能深入地理解中医理论，并将其指导于临床实践，成为名医"。他的医德医风和教育观点，影响了一代又一代的中医学子，为中医学的传承和发展做出了贡献。李振华长期从事科研工作，其主持的科研项目多次获得河南省重大科技成果奖、河南省中医药科技成果奖、河南省科技成果进步奖。李振华荣获中华中医药学会"首届中医药传承特别贡献奖"，河南省中医药管理局授予李振华"河南中医事业终身成就奖"。

一、幼承庭训，步入医林

李振华教授，于1924年生于河南省洛宁县，出身中医世家。洛宁依山傍水，北有凤翼山，南有洛水河，可谓人杰地灵。其父亲李景唐是位名医，医术精湛，名闻豫西（见《洛宁县志》）。其父为医：医德高尚，仁善为本，济贫救厄，不惜个人，治病活人，一丝不苟，胆大心细；为学，谦虚谨慎，虚怀若谷，拜师访友，博采众方，善于治疗外感热病和内伤杂病。先父的这些为医为学品德和医术经验李振华尽得其传。

尤其是为人方面，其父以自己"真善为本，济世成德"的思想和行为准则来教导年少的李振华，常言："行医要首先立品做人，做一个正直的人，一个有真才实学的人，只有仁善待人，才能济世活人。"这些都深深影响了李振华的一生。稍至年长，1940年豫西大旱，民不聊生，瘟疫流行，死亡甚多，他看到家乡缺医少药，便立志不求仕而誓为良医，1941年从17岁起，遂辍学跟父学医。

李振华在其父指导下首重四大经典的学习，每日诊余，尤其在晚间，其父给李振华讲授医理，又讲文字解释。学习《内经》从阴阳五行、藏象经络、病机、诊法、治则、养生等重要论篇入手，掌握中医理论体系；学习《伤寒论》则重六经，先辨识六经各自主证，后理解各经主方与应用，以及传变、合病、并病、直中，明确其为寒邪伤人阳气的基本病机；学习《金匮要略》则重视名言警句的理解和运用，如"黄家所得，从湿得之""诸病黄家，但利其小便""病痰饮者，当以温药和之"，胸痹的病机为"阳微阴弦"等；温病则重点学叶天士、吴鞠通诸家，从《温热论》理解温病卫气营血的传变规律和治法，从《温病条辨》体会三焦温病之各病机阶段，掌握银翘散、清营汤、安宫牛黄丸、三甲复脉汤、大小定风珠、青蒿鳖甲汤及益胃汤等方药的应用。对中医经典的学习，皆以理解、运用为主，以打下扎实的中医基本功。

李振华跟父学医经历了侍诊、试诊、试方、独立诊病处方几个阶段。侍诊，即其父看病时，他在旁观看，如何四诊，问病诊脉，怎样分析症状，阐明病机等，这样一年有加，学医初步入门。试诊，即来了病人先由李振华本人问病诊脉，分析病理，再由其父诊脉问病而最后确定治疗方案。通过言传身教，父亲逐步培养他的诊病能力。有一次，一妇女来广济堂看病，李振华问病后，父亲为该妇切脉，切后不语，让李振华切脉，他切脉后，问父亲："我摸这脉，像是濡脉？"濡脉脉象非常浮细而软，极少见，难以准确分辨。李振华能诊出此脉，父亲知道他的医术到了一定火候。又有一妇人崩溃失血，出现芤脉，李振华亦能准确诊出，结合表现说出病机等，已初步具备独立诊病能力。于是其父对他又进行了试方的训练。一次，一位七十多岁的老汉，感冒发热，不能起床，家属来求医。其父亲因年老行动不便，就让李振华出诊，至病家，检查病人：恶寒，发热不甚，头和肢体疼痛，但咽喉不疼痛，口不干渴，小便不黄，脉象浮而无力。证属老年风寒感冒，宜辛温解表法治疗，用父亲治风寒感冒验方：柴胡 10g，黄芩 10g，桂枝 6g，葛根 15g，川芎 15g，香附 10g，砂仁 6g，陈皮 10g，知母 12g，天花粉 12g，滑石 18g，甘草 3g。生姜 5 片，红糖一两为引。药方写好后，李振华同病人家属返回广济堂，请其父定方。李景唐阅毕，说"原方不动，加黄芪四钱（12g）"。李振华不解，忙问父亲为什么？其父说："病人年老气虚，现恶寒发热无汗，黄芪可以补气助正，促使发汗解表退热。病人服两剂药后即可痊愈。"果然，药到病除。李振华从医七十多年，凡诊治老年人气虚感冒之症，方中每加黄芪，都能收到非常好的效果。在父亲身边实践 6 年后，23 岁的李振华开始独立应诊、独立处方了。

1950 年，李振华参加全省中医师资格考试，名列洛宁全县榜首，被当地誉为"名门高徒""父子良医"。河南省政府给他颁发了中医师开业执照，李振华遂继父业，悬壶乡里，其医术医德深受广大患者赞扬和称颂，被选为洛宁县人民代表大会代表、常务委员会委员。1953年，洛宁县人民医院成立，被选为县医院唯一的中医师。自此，由乡到县，而后由县到地，李振华被借调到洛阳中医师进修班和洛阳地市西学中班任教，后上调至省城，在河南中医学院担任医疗、教学工作，直至担任学院院长，步入医林，走上了七十余载的漫漫岐黄医学道路。

二、法于经典，采撷各家

李振华的父亲常对他讲：业医者，有学医理而忽视实践、实用；有仅用单方验方而忽视医理。二者均属偏弊，应理论与实践并重。首先要学习中医理论，打好基本功。要熟读《内经》《难经》《伤寒论》《金匮要略》及《神农本草经》《汤头歌诀》等，临床各家学习要读金元四大家及明清诸名医著作，这样才能学好中医学。李振华谨遵家训，身体力行。

对于经典著作，李振华学习之初，虽经其父重点讲解，他也认真背诵，但对其中医理，不免总觉心中昧昧，更难谈到融会贯通了。对经典著作的重点条文，虽经背诵，也属死记硬背，不能真正理解。面对这种情况，怎么办？稍至年长，李振华想起了恩格斯的话："不管自然科学家采取什么样的态度，他们还得受哲学的支配。"受此启发，李振华开始用哲学的观点来分析理解中医学的理论，他一面认真学习古今哲学著作，一面重新阅读《内经》等经典著作，用哲学的钥匙来打开中医学这个伟大的宝库。

李振华认为：《内经》是我国秦汉时期集当代文化、哲学、医学之大成，具有创造性的医学巨著。其中的理论是以唯物辩证的观点，以阴阳学说为主，通过天人合一的整体观、恒动观、统一的有机论、辩证观等哲学观点，以取类比象的方法，阐明人体的脏腑、经络、气血、精、津液、神、生理、养生、病因、病理、诊治大法等，有系统、完整的医学理论。几千年来，为发展中医学奠定了理论基础和学习的思维方法。《内经》中的诸多条文，如"阴阳者，天地之道也……治病必求其本"（《素问·阴阳应象大论》），"谨守病机，各司其属……疏其血气，令其调达，而致和平"（《素问·至真要大论》），"阳气者，若天与日，失其所则折寿而不彰"（《素问·生气通天论》），"正气内存，邪不可干"（《素问遗篇·刺法论》），"邪之所凑，其气必虚"（《素问·评热病论》），"诸湿肿满，皆属于脾"（《素问·至真要大论》）等，更是为李振华教授在临床诊治疾病中所遵循，指导其分析病机，明确病性，确立治法，辨证用药。《伤寒杂病论》为东汉末年伟大的医学家张仲景所著，后世分为《伤寒论》和《金匮要略》两书。《伤寒论》针对外感热病，写出了380条有关该病病理机制的条文，在病理演变发展、辨证治疗方面，提出了三阳、三阴的六经辨证论治，创设了处方113个，常用方药83味，其辨证的准确和方药之疗效，广泛应用近两千年而不衰，其中"观其脉证，知犯何逆，随证治之"（《伤寒论·辨太阳病脉证并治上》），确立了辨证论治的规范，通过对《伤寒论》113方和83味药物学习，奠定了国医大师李振华在诊治疾病中辨证组方用药的基础。《金匮要略》在杂病方面，论述了以内科为主的多科疾病共 64 种，共有 262 个处方。书中用脏腑辨证的方法对疾病的病因、证候、病变部位均做了论述，并通过辨证，分析不同的证候，确立治则方药，体现了同病异治、异病同治，为后世医学奠定了辨证施治的准则。其中"见肝之病，知肝传脾，当先实脾"（《金匮要略·脏腑经络先后病脉证》），"黄家所得，从湿得之""诸病黄家，但当利其小便"（《金匮要略·黄疸病脉证并治》），"湿……但当利其小便"（《金匮要略·痉湿暍病脉证》），"病痰饮者，当以温药和之"（《金匮要略·痰饮咳嗽病脉证并治》）等论述，李振华教授体会尤深，为其打下了杂病诊治用药的基本理论基础。四大经典，譬如大匠诲人，必以规矩，法于经旨。通过对经典著作的深入学习和理解，确立了李振华临证诊治疾病的思维方法、辨证论治、用药特点的基础。

在法于经典的基础上，李振华又善于采撷各家，尤其对金元医家和明清诸名医著作，受益尤深。李振华认为：金元时期，百家争鸣，学术创新，金元四大家在学术上各有所长，对后世医学发展贡献很大。其中刘完素主火，对寒凉药的应用及其外感秽气、秽毒学说对后世温病学影响很大。朱丹溪"阳常有余，阴常不足"学说及其在滋阴方药上的贡献，张从正的"攻下"和"邪去则正安"学说及其在"补药上的慎用"等，使李振华获益匪浅。特别是李东垣的"脾胃论"对他影响尤深。李东垣提出人以胃气为本，"内伤脾胃，百病由生"和"善治病者，唯在调理脾胃"等学说及其所出方药对后世中医学发展贡献很大。这些学习收获为李振华指导脾胃病科研及临床治疗奠定了理论基础。

温病学说，发展和成熟于明清时期。这一时期名医辈出，各有论述。温病系感受温热病邪包括疠气病毒而发病，由于起病急骤，发病迅速，有流行性、季节性、地域性和高度传染性，且失治误治死亡率高。李振华非常重视学习各家有关温病的著作，尤其是叶天士的《温热论》和吴鞠通的《温病条辨》。叶天士提出的"温邪上受，首先犯肺，逆传心包""卫之后方言气，营之后方言血"的学说和卫气营血的温病演变规律，以及"在卫汗之可也，到气才可清气，入营犹可透热转气，入血就恐耗血动血，直须凉血散血"等论述，对温病的辨证论治可谓经典之著。吴鞠通著《温病条辨》，将温病分为风温、暑温、秋燥、冬温、湿温、温疫等多种，对其均以条文形式写出各病的病因、脉证、治则、方药，并提出三焦是温病的演变规律和辨证重点，可谓温病集大成之作。李振华通过对温病各家著作的学习，为其治疗"流脑""乙脑""流感"等热性传染病奠定了基础，并通过临床实践提出"热邪损阴伤正是温病的病理基础"和"治温病重在保存津液"的学术观点。通过不断的实践，形成了李振华擅长治疗外感热病和内伤杂病的基础。

三、勤奋好学，虚心求教

李振华学医，除来自家传外，其医学成就大多出于他半个多世纪的自学。李振华学医专心致志、刻苦钻研、勤学务实、务求理解，能者为师、虚心求教、容纳众长、善于总结，数十年如一日，至老不衰。"学在于勤，知在于行"，是他一生的座右铭。

1986年6月《光明中医》发表了时任河南中医学院院长李振华的文章《学在于勤，知在于行——我的自学体会》，介绍了他学习中医的体会。在文章中，李振华把它归纳为"法于经旨，精求医理；教学相长，重视实践；临床严谨，总结规律；勤奋好学，虚心求教"几个方面。他勤于学习，熟读《内经》《难经》《伤寒论》《金匮要略》《神农本草经》《汤头歌诀》等，继而临床后专研金元四大家著作，尤其对李东垣的《脾胃论》等著作更是深入学习，对于明清温病诸名医著作等，体会尤深。他特别喜爱学习中国古今有关哲学著作，善于用唯物辩证的观点来学习中医。他常讲这是学中医的钥匙，能打开中医知识的宝库。

李振华勤奋好学，以能者为师，虚心求教。如在洛阳地区西学中班任教师时，向一同任教的针灸教师闫丽生学习针灸。闫丽生是著名针灸学家、南京中医药大学原校长承淡安的学生，针灸医术精深。李振华中青年时期就用学习到的针灸技术，针药并进，治好了大量常见病和疑难杂病。又如学习施今墨老先生用六两米醋作药引治疗功能性子宫出血的经验，施老曾为河南省军区某领导的爱人诊治功能性子宫出血，6剂而愈。患者拿出处方李振华如获至宝，看其处方，是补中益气汤和归脾汤化裁，并加阿胶、黑地榆等止血药，与其所治疗此类病用方基本相同，所不同的是施老方中除白芍、柴胡、升麻均用醋炒外，每剂药各用了六两（十六两一斤）米醋作药引。李振华后遇此症，采用施老用大量酸涩收敛的米醋来治疗功能性子宫出血的经验，每获奇效，且多是用6剂药收功。这是学习施老精深医术经验之结果。

1964年秋，卫生部中医顾问、名老中医秦伯未应邀前来河南讲学。秦老每天上午为省领导看病，下午讲学。李振华在陪秦老看病讲学中，受益匪浅，特别是对桂枝一味药，受益极大。秦老用仲景炙甘草汤加减治疗心脏早搏，药到病除。李振华查看处方，与自己治疗此病用炙甘草汤药物相差无几，只是秦老用桂枝仅为2～3g，不解其故，遂恭请秦老赐教。秦伯未讲，心动悸，脉结代，是心阴不足，阴损阳弱，虚阳浮动，心阴虚则心脏早搏出现心动悸，心阳虚则血不充脉而结代。治疗当在补心阴的基础上资心阳，用桂枝之意是在配人参以助心阳，故不可量大，2～3g即可。根据心阳虚的微甚程度，一般脉搏出现偶发性结脉，可用2g；频发性早搏（即二联脉率、三联脉率）可用3～4g，并加宁心安神之品则收效更好。秦老对医理的分析、经方运用出神入化，令李振华十分叹服，遂学习了这一经验。在此之后的40余年中，李振华治疗多例心脏早搏患者（心电图尤其诊为室性期前收缩），运用向秦老学习的加减炙甘草汤及桂枝应用经验均获得良好的效果。

勤奋好学是李振华成长的一个诀窍。他善于以能者为师，不仅向医籍书刊求教，同道之所长、民间经验方、患者以前用过的功效显著的处方等，亦是他学习的对象。他的这种虚心、灵活、巧妙的学习方法确是令人称赞。正如古人所说"泰山不让土壤而能成其高，河海不择细流故就其深"。虚心求学的知行观，成就了李振华高超的医术。

四、精于临床，妙手回春

李振华中青年时期，长于治疗内科杂病，尤其善治急性热性传染病。如 1956 年冬末和次年春，洛阳地区几个县发生流行性脑脊髓膜炎（简称流脑），重点疫区是伊川县，一个月左右死亡 70 余人，多为小孩，也有少数成年人，一时间人心惶惶。李振华随地区卫生局领导和西医医生深入疫区医院，发现死亡者多系误用中药辛温解表和西药解热止痛发汗药物。服药后，患者大汗淋漓，继而抽搐加重，转入神志昏迷而死亡。医院有一王姓女患者，32 岁，流脑已夺去她丈夫、儿子两条性命。该妇女也已深度昏迷，高热、抽搐、项背强直，危在旦夕。李振华诊断后认为本次流脑属于中医温病的春温病，属瘟疫，有传染性。病系感受疫毒之邪，内热过盛，忌用辛温解表发汗药。当时由于西药缺乏有效药物，李振华用清热解毒、息风透窍法，药用银翘散和白虎汤加减，配服安宫牛黄丸，鼻饲喂药，李振华亲自守护两日，病人痊愈出院。李振华不顾个人安危，深入农村病家，抢救治愈了 14 名垂危患儿，并将治法教给了当地中医医生，继续治疗。同时李振华又到宜阳县、三门峡市、郾师县等地治疗了近百例患者，只要能喂进中药，均全部治愈。其后李振华编写了《中医对流行性脑脊髓膜炎的治疗》一书，又先后撰写了治疗流行性脑脊髓膜炎思路的两篇论文，相继在中医杂志上发表。河南省卫生厅和省防疫站当年在洛阳召开现场会，让李振华传授了这一治疗经验。1958 年李振华在此论文基础上著成治疗该病的专著并正式出版。1970 年 7 月禹县大肆流行乙型脑炎。县人民医院专找了一个大院作为传染病房。8 天收治了 83 名病人，虽进行了全力救治，但死亡 32 人，且多是小儿。已死和未死患者及家属，哭声满院，惨不忍睹。时值"文革"期间，李振华随学院备战疏散在禹县，他不顾个人安危，舍身忘己，日夜守候在病房，长达 3 个月。李振华认为，乙脑属中医暑温范畴，传染性强，患者初期经用银翘散和白虎汤加通窍息风药，并重用生石膏，配服安宫牛黄丸而转危为安。到 8 月禹县地区阴雨连绵，收治的病儿多出现嗜睡、舌苔白腻微黄等症，甚者转入昏迷抽搐，李振华用药生石膏减量，加藿香、佩兰、白蔻仁、郁金、菖蒲等芳香透窍药治愈大量患儿。7 ～ 9 月李振华用中药共治疗 132 名患者，治愈率高达 92.7%，明显提高了治疗效果。病后有 25 名患儿出现偏瘫、单瘫、耳聋、头疼、弄舌等后遗症状，李振华遂以养阴清余热、通经活络法，配合针灸治愈。

李振华对于疑难杂症，能灵活运用中医理论，辨证用药，收到良好的治疗效果。如 1974 年 3 月，有姑嫂二人在春节家宴上将 25% 烧碱喝下，出现吐血、食管大面积溃破，经医院多方抢救，虽出血已止，然食管狭窄，吞咽困难，仅能进食流质食物。经省级医院 X 线照片检查，诊断为食管狭窄，必须行手术治疗。患者畏惧手术，遂找李振华求治。李振华从未治过此类疾病，但同情病人之苦，便运用中医理论，缜密辨证。他认为强碱为大热之性，误服烧碱腐蚀食管烧伤脉络，以致食管失于润养，气血瘀滞，治疗应以滋阴清热、活血通络法，药用辽沙参、麦冬、石斛、生白芍、丹参、牡丹皮、生地黄、当归、枳壳、天花粉、甘草，上方连服 13 剂，患者可吃馍、面条，后加桃仁、牛蒡子、知母继服 10 剂，巩固疗效。2 年后随访，饮食完全正常。后又随访 7 年，姑嫂二人至今健康。李振华以精湛的医术和高尚的医德，救活了无数个病危的患者，受到了广大患者的称颂和爱戴。

五、教学相长，及时总结

李振华从事中医教育六十余年，早在 1954 年就担任了洛阳地区中医师进修班和该地市西学中班教师，主讲《内经知要》《金匮要略》《伤寒论》等中医经典课程，深得广大学员好评，曾于 1957 年被卫生部评为甲等模范教师。1960 年调入河南中医学院任教，担任内科教研室主任，主讲《中医内科学》，并临床实践，深入研究，成为中医内科学科带头人。李振华还经常应邀到省内、各地市或到省外各地讲课和进行学术交流；曾多次应邀至中国中医研究院（现中国中医科学院）研究生班做学术讲座；曾到成都、湖南、云南等地中医药高等院校讲学或主持研究生毕业论文答辩，受到学员的广泛好评。为河南中医学院培养了麻仲学、郭淑云等 10 名脾胃病专业硕士研究生，现皆成为中医事业的中坚力量。

李振华通过多年的教学工作，积累了广博而精深的学识，具有丰富的教学经验。其在教学中认真备课，广泛而深入地查阅资料，对中医经典著作的讲授，围绕经文，博览群书，查阅多种注家注本，吸取各家注释观点，务求真正理解经旨，并融会贯通。讲授课程深入浅出，要言不繁，准确讲出经文所包含的要旨，并旁征博引，讲明经文中的中医理论内涵以及对临床实践方面的指导意义，受到学员们的普遍好评。中医内科学属于临床课，在整个中医学中占有非常重要的地位。李振华教授从1947年起就从事中医临床，多年的医疗实践，使他具有丰富的临床经验。他在讲授中医内科学中，结合教材，查阅大量医籍，尤其是历代诸医家对中医内科各病的认识和论述，且善于吸取各家独特的诊治经验及诸位名医治病的心悟，再结合自己多年诊疗经验，授课过程中理论联系实际，概念清楚，重点突出，讲解生动，处处突出中医特色。他要求学生多临床、早临床，在临床带教中，要求学生必须写好病历，并亲自多次为学生修改病历。李振华的中医内科学教学，以其丰富的临床经验、广博的知识储备、严谨的教风、高超的讲课艺术，受到了广大学生的高度赞扬。多年的教学成就，也使他在国内中医教育界有了较高的知名度。1982年，他担任了卫生部高等中医药教材编审委员会委员，合编了全国高等中医药院校第五版《中医内科学》教材，其后又参编了五版《中医内科学》教学参考书。1986年他担任了中南五省各中医学院协编的8门中医药教材副主编，为中医教材建设、质量的提高，做出了贡献。李振华教授教与学相互促进，教学相长在他的医学生涯和成长道路上发挥了重要的作用。

六、科苑探幽，治重脾胃

李振华教授在进行医疗实践、教学的同时还进行科研工作。他在总结长期学术经验的基础上，不断开展中医药研究项目。如李老从 1962 年起研究治疗肝病，承担卫生部下达的"肝炎、肝硬化治疗研究"科研项目，对肝病、鼓胀病诊治有丰富的经验。他负责研究的项目，如 1970 年进行的"流行性乙型脑炎临床治疗研究"、1982 年河南省重点科研项目"脾胃气虚本质的研究"等课题研究，分别荣获河南省重大科技成果奖、河南省科技进步奖三等奖。

李振华晚年根据"脾胃为后天之本"及李东垣"善治病者唯在调理脾胃"的学说，着重于慢性脾胃病治疗的研究。通过近 20 年对慢性脾胃病的临床系统观察和统计发现，在脾胃病患者中，脾胃气虚甚至阳虚者占 95% 左右，胃阴虚者占 5% 左右。尤其肝、脾、胃在病理上相互影响、密切相关。慢性脾胃病的发作有偏气滞、湿阻、化热、食滞、血瘀等不同实证，但其病理机制均为虚中有实、虚实交错、实由虚致，纯脾胃虚不夹实者亦较少见，故治疗上脾宜健、肝宜疏、胃宜和是李老多年诊治慢性脾胃病的大法，亦是其学术上总的指导思想。在具体辨证治疗上，应诊其肝脾胃何方偏滞偏盛随辨证用药。如李老承担的"七五"国家重点科技攻关项目"慢性萎缩性胃炎脾虚证的临床及实验研究"，用自拟的香砂温中汤和沙参养胃汤，通过对 300 例住院患者的治疗，经卫生部验收鉴定，其"有效率达 98.7%，治愈率 32%，达到国内外先进水平"。

李振华教授对脾胃病治疗极有心得，主编《中国传统脾胃病学》，其主持研究的"七五"国家重点科技攻关项目"慢性萎缩性胃炎脾虚证的临床及实验研究"，获河南省教委科技成果奖一等奖和河南省科技进步奖二等奖。本课题先后在《人民日报》、中央电视台等多家媒体做了采访和报道。李振华教授本人也被授予河南省优秀科技工作者和中医优秀科技工作者等荣誉称号。

七、振兴中医，参政议政

李振华教授不仅专心致力于中医的医、教、研工作，还时刻关注国家中医事业的振兴和发展。李老每谈及国民党要消灭中医和长期轻视、歧视、排斥中医之事，总是义愤填膺，慷慨痛斥。中华人民共和国成立后，他衷心拥护共产党的中医政策和方针措施。为了继承发扬中医学，贯彻落实中医方针政策，他敢于坚持在医、教、研工作中突出中医特色。在每次有关会议上，他总是呼吁要振兴中医事业甚至书面向上级汇报。如数据报道，河南省中医从业人数为4万名左右，"文革"后，减少到9000余人，出现了后继乏人、乏术的局面。1980年，李老参加在北京召开的全国第二届科技代表大会时，讲了这一情况，引起了代表们和领导的重视，后他又向中共河南省委写了内参报告，结果省委批准，河南省中医主治医师以上人员子女，高中毕业，未考上大学者，可吸收为中医学徒，学制五年，经每次考试合格，毕业分配工作，享受本科生待遇。后又在全省"赤脚医生"中，通过考试选拔了400名人员允许在临床行医，以解决中医从业人员不足的问题。又如1991年，李振华参加全国人民代表大会期间，国家中医药管理局领导在北京饭店召开了中医界人大代表座谈会，李老发现当时政府工作报告讨论稿中讲的"中西医工作要有计划按比例的进行发展"，不符合国家宪法"发展现代医学和我国传统医学"及党中央明确提出的"要把中医和西医摆在同等重要的地位"精神。中西医有计划按比例发展和摆在同等重要地位意义完全不同，如西医发展占90%，中医占10%也是比例。建议写提案予以修改。李老发言后，得到了全体与会代表的同意和赞扬，并立即写出提案报大会秘书处。国务院接受了这一提案，将政府工作报告这一部分修改为"中西医工作要摆在同等重要的地位"。为了发展中医药队伍，解决中医后继乏人乏术的问题，李老在校开展多途径办学，招收有志于学习中医的高中毕业生培养中医师，招收初中生学习中药培养中药人员。其中不少人现在都已经成为中医药工作的骨干力量。为了振兴中医药事业，李老多次发表文章，提出中医药工作存在的问题，并提出建议，如"河南省中药材的生产现状和发展意见""中医的科学模式和发展模式""从中医学发展历程展望中医的未来""保持和发展中医特色，切实办好中医高等教育"等。李振华教授为振兴中医事业，无私无畏，鞠躬尽瘁。

八、献身中医，鞠躬尽瘁

1987年年底，李振华教授离职不再担任河南中医学院院长，但他仍继续为中医事业发挥余热。为发展中医事业，李振华晚年有三个心愿：一是在有生之年，要坚持门诊，再为群众看些病；二是要培养接班人，带好徒弟；三是要写几本书，传给后人。

坚持门诊，治病救人。李振华教授退休以后，一直坚持门诊，后学院考虑他的身体，对他的门诊进行限制挂号，从原来的40人减少到20人、15人直至10人，但他对重病人和远道而来的病人从不拒诊，总是负责地把病人看完后才走出诊室，所诊病人成倍地超出限号量。在李振华的言传身教下，徒弟们学到了老师对于病人高度负责的精神和医疗作风。其余时间有些病人到李振华家中看病，也是随到随诊。尤其是晚年，他年老常病，躺在床上也要为病人看病。李老常说，在有生之年能够为病人解除病痛，是他一生的天职。

带好高级职称徒弟，培养下一代名医。1991年，经人事部、卫生部、国家中医药管理局确定，李振华为全国首批老中医药专家学术经验继承工作指导老师。李郑生、高锡朋二位主治医师成为其学术继承人，3年后经国家中医药管理局考核出师。2004年，经河南省中医药管理局批准，李振华将5名具有高级职称的在职中医收为高徒，以培养中医名医。李振华教授与王海军、杨国红、周军丽等人签了师徒协议，亲自在其家中办班授课，传授其学术思想，高徒们定时随师门诊，后皆成名医。同年12月，李振华教授应广东省中医院邀请参加了拜师会，将华荣、罗湛宾两名具有高级职称的中医师收为高徒。2008年，河南中医学院附属医院6名硕士以上研究生正式拜师李振华教授，以学习其学术思想。李振华教授认为传承中医，培养高徒是他义不容辞的责任，为此他付出了辛勤的努力。"桃李不言，下自成蹊"，李振华教授不顾年迈体弱，毫无保留地传承其学术思想和临证经验，精心培养高徒，已在业界传为美谈。

2004 年 12 月，李振华承担了"十五"国家重点科技攻关项目即"名老中医学术思想经验传承研究""李振华学术思想及临证经验研究"课题，课题组成员郭淑云、李郑生、王海军、杨国红、徐江雁等 7 人为其传承人，经两年时间完成了国家的传承计划。2006 年 12 月，中华中医药学会授予李振华"中华中医药学会首届传承特别贡献奖"。2007 年"李振华学术思想及临证经验研究"被河南省中医药管理局评为"河南省中医药科技进步成果奖一等奖"，2009 年 12 月，该项目被评为"河南省科技进步奖二等奖"。

九、著书立说，传承后人

在徒弟和传承人的帮助下，李振华将自己的家传经验和他 70 年的经验进行整理，相继出版了《中国百年百名临床家丛书——李振华》（国家"十一五"重点图书）、《李振华临床医案医论集》、《国医大师李振华学术思想临证经验集》、《中华中医昆仑——李振华》、《国医大师李振华医学生涯 70 年》、《国医大师李振华临证精要》等书籍。

2009 年 5 月，李振华被国家人力资源和社会保障部、卫生部、国家中医药管理局授予"国医大师"称号。这是中华人民共和国成立以来第一次在全国范围内进行国家级中医大师评选，全国有 30 位中医入选，李振华教授是河南省唯一入围的一位。中共河南省委副书记、副省长、省卫生厅厅长等领导亲自看望他并赠送了"医林楷模"荣誉称号。河南省卫

第一章 医家小传

生厅、河南中医学院党政领导为其召开了表彰大会，成立了李振华学术思想研究所。李振华将河南中医学院奖励他的 10 万元全部捐给了河南中医学院，要求资助生活困难的学生。之后，河南中医学院专门成立了"李振华教学奖励基金会"。李振华教授这种朴实的情怀，体现了国医大师的风范，彰显了他无私培育下一代的高尚品德。

"老骥伏枥，志在千里"，活到老，学到老，医学无涯，学无止境，是国医大师李振华教授始终所遵循和追求的。

李振华教授八十华诞时曾赋诗一首：

八十抒怀

幼承庭训学岐黄，勤求博采研效方；

悬壶六旬尽天职，但愿世人寿而康。

传道授业毕精力，喜见桃李芬而芳；

祖国医学普四海，人间处处杏花香。

2017 年 5 月 23 日，国医大师李振华教授与世长辞，永远地离开了我们。但是，他为中医事业鞠躬尽瘁的精神和医德医风医术却永远激励着人们为中医药的传承发展而奋斗。"桃李失巨匠，天下伤心花溅泪；岐黄去大师，中原埋骨土生香。"敬爱的国医大师李振华老师永远活在我们的心中。

第二章 学术精华

李振华老师通过多年医疗、教学、科研工作，对于内伤杂病及外感热性病的治疗有丰富的经验和体会。尤其是他对脾胃学说与脾胃病的诊疗均形成了独特且较为系统的学术思想观点，现依次论述如下。

一、脾胃学说

脾胃学说是中医学重要的组成部分。中医学认为，脾胃为水谷之海、气血生化之源、脏腑经络之根，是人赖以生存的重要脏腑，故称为"后天之本"。调理脾胃是中医治疗体系中的独特大法。

对脾胃的记载在甲骨文、《山海经》及马王堆汉墓出土的《五十二病方》中均可见到。特别是在约成书于秦汉之际的《内经》中，对脾胃的解剖结构、生理功能，脾胃病的病因、病机、治疗、预防等均有精辟的阐述。

在脾胃生理功能方面，《内经》指出"脾胃者，仓廪之官，五味出焉"（《素问·灵兰秘典论》），"谷气通于脾"（《素问·阴阳应象大论》），"脾为之使，胃为之市"（《素问·刺禁论》），"饮入于胃，游溢精气，上输于脾，脾气散精，上归于肺，通调水道，下输膀胱，水精四布，五经并行"（《素问·经脉别论》），"中焦受气取汁，变化而赤，是为血"（《灵枢·决气》）。以上记载，较具体地描绘了脾胃对水谷的纳受与运化、化生气血等功能。同时，脾胃还具有濡养其他脏腑乃至四肢百骸的作用，如"脏真濡于脾，脾藏肌肉之气也"（《素问·平人气象论》），"四肢皆禀气于胃，而不得至经，必因于脾，乃得禀也"（《素问·太阴阳明论》），"脾为孤脏，中央土以灌四旁者也"（《素问·玉机真脏论》）。此外，脾与精神活动亦有关，"脾在志为思"（《素问·阴阳应象大论》）。脾胃的功能如此丰富，对人体的影响又是如此重要，故《内经》记载"有胃气则生，无胃气则死"。

在脾胃病的病因方面，《内经》指出，其与饮食、精神、劳倦、气候等因素有关。如"饮食自倍，肠胃乃伤""思伤脾""用力过度……肠胃之经络伤，则血溢于肠外""久坐伤肉"等。

在脾胃病的病机方面，《内经》分析了脾胃病变的寒、热、虚、实。如寒，"胃中寒则腹胀"；热，"胃中热则消谷，令人悬心善饥，脐以上皮热"；虚，"脾虚则四肢不用，五脏不安"；实，"水谷之海有余，则腹满"。

在脾胃病的治疗方面，《内经》提出了一些治则和方药。如"脾恶湿，急食苦以燥之""脾欲缓，急食甘以缓之"，是为治则；"脾瘅者，口中甘，治之以兰，除陈气也""胃不和则卧不安，半夏秫米汤主之"，是为方药。

在脾胃病的预防方面，《内经》告诫人们饮食要"热无灼灼，寒无凄凄，寒温适中"，不要"饮食失节，寒温不适"，以防止肠胃病和其他疾病的产生。

汉代医家张仲景通过临床实践，在《内经》的基础上丰富发展了脾胃学说，提出了"四季脾旺不受邪"。金元医家李东垣对脾胃的生理、病理、病因、治疗等方面均有独特的见解，提出了"内伤脾胃，百病由生"的论断，成为脾胃学说的创始人。及至清代，著名医家叶桂补充了李东垣《脾胃论》中详于脾而略于胃的不足，提出了"太阴湿土，得阳始运""阳明燥土，得阴则安"的学术观点。总之，脾胃学说是中医学的重要组成部分，历代医家都非常重视脾胃。其形成萌芽于民间，始见于马王堆医书，详见于《内经》《难经》，发展于仲景，建立于东垣，充实于叶桂。

数十年来，李老在总结前人经验的基础上认为："人是有机的整体，脾胃与其他脏腑相互依存，相互制约，形成有机的平衡以维持生生之机。尤其五脏六腑，诸肢百骸皆禀受脾胃之营养运化，而发挥其生理作用。因而脾胃的病变必然影响其他脏腑，其他脏腑阴阳之失调也必然影响脾胃。"正如李东垣所说"脾胃虚则五脏六腑、十二经、十五络、四肢皆不得营运之气而百病生焉"。通过临床实践体会，李振华教授通过对脾胃学说的精细研究，越来越感觉到脾胃对人体生命的重要性，晚年对脾胃学说形成了独到的学术思想和临证经验，现阐述如下：

1. 脾、肝、胃的关系

李老多年临床观察脾、胃、肝三者的关系认为：在脾胃病的发病过程中，具有"脾常虚，肝常郁，胃常滞"的病理特点，很少单独为病，故强调在治疗脾胃病时必须辅以疏肝理气之品。"治肝可以安胃"，治疗肝病亦必须注意健脾和胃。根据病机重在肝、脾、胃之虚、实、寒、热不同而随证治之。李老在主持"七五"国家重点科技攻关项目"慢性萎缩性胃炎脾虚证的临床与实验研究"时，根据脾虚、肝郁、胃滞的病理特点，在治法上原则上首次提出了"脾宜健，肝宜疏，胃宜和"的学术观点。

（1）生理联系　在解剖结构上，脾、胃同居中焦，在膈之下。《素问·太阴阳明论》中说："脾与胃以膜相连。"在生理功能上，脾主运化、统血，胃主受纳、腐熟水谷。《素问·经脉别论》中曰："饮入于胃，游溢精气，上输于脾，脾气散精……于四时五脏阴阳，揆度以为常也。"故又称脾胃为"后天之本""气血生化之源"。在运动特点上，脾气主升，胃气主降，升降协调，可通连上下。在生理特性上，脾性喜刚燥，胃性喜濡润，燥湿相济；脾胃功能协调，才能共同完成饮食物的消化、吸收、输布。脾胃的纳与化、升与降、燥与湿等相互协调，脾胃功能才能正常。

肝者，通于春气，像木旺于春。脾胃者，仓廪之本，营之居，通于土气。肝属木，主疏泄而藏血；脾胃属土，主运化而生血。肝脏具有保持全身气机通畅，通而不滞，散而不郁的作用，即肝的疏泄功能。木赖土以滋养，土得木则疏通。脾属阴，其功能主运化水谷、升清，必得肝木的条达、升散疏泄之性，脾气才不会阴凝板滞，即"肝木疏脾土"；肝为刚脏，体阴而用阳，其功能主疏泄，性喜条达，故肝必赖脾脏精微之气柔润濡养，方不致刚强太甚，而随其条达疏泄之性，此即为"脾土营肝木"。两者在生理上相互协调，相互为用。

（2）病理联系　胃虽可受纳、腐熟水谷，然运化食物精微的功能全赖于脾气，甚则脾阳。如脾气亏虚，食不能消，停滞胃脘，此为因虚致实；如因长期饮食不节（洁），导致胃失腐熟和降，食滞于胃，进而使脾之运化功能减弱而成脾虚，此为虚因实滞；脾、胃升降相因，如脾不能升清，浊气亦不得下降，两者相互为用，亦相互影响。

　　肝木在疏泄脾土、气机调畅中的主导作用非常明显，脾土濡养肝木，在气血生成中至关重要。依据五行的生克乘侮关系，木能克土，而土能通过生金制木，两者相辅相成，相互制约。若二脏中任何一脏有所偏盛或偏衰，都会使上述关系遭到破坏，出现乘侮异常，形成肝脾失调证。如肝失疏泄出现肝气上逆之证，如上冲头目或横逆中焦，影响脾胃的运化功能，肝气郁结、肝失疏泄，导致脾失健运，症见精神抑郁或急躁易怒、两胁胀痛、不思饮食、腹胀、便溏等，称为"木郁克土""肝脾失调"；若脾失健运，水湿内停，湿困脾阳，或湿郁化热，熏蒸肝胆，导致肝疏泄失职，胆热液泄而见纳呆、便溏、胸胁胀痛、呕恶，甚或黄疸等症，称为"土壅木郁"；脾虚生血不足，或脾不统血而失血过多，可致肝血不足。总之，木郁可以克制脾土，反之土壅亦可导致木郁。肝之疏泄功能异常，影响到胃，导致胃气不降反升，或胃气不通反滞，可成肝胃不和之证。

　　故脾、胃、肝脏中任何一方有所偏盛或偏衰，均可能使上述关系遭到破坏，出现肝、脾、胃彼此乘侮异常，尤其肝失疏泄条达，横逆脾胃是导致脾胃病极为重要的因素，在脾胃病的病程演变、转归、愈后中，肝、脾、胃的协调及病理影响起着关键的作用。同时，三脏任何一脏有疾病都会影响其他脏腑的疾病，相反，其他脏腑的疾病也会引起肝脾胃的疾病，肝脾胃三脏只能相得不能相失，故在治疗上不能单治一脏。

2.脾胃病的病机及证治

（1）脾本虚证，无实证，脾虚为气虚，甚至阳虚而无阴虚　《内经》虽有对脾虚实的记载，但基本都是脾虚证。如《素问·太阴阳明论》提出："阳道实，阴道虚。"《灵枢·本神论》："脾气虚，则四肢不用，五脏不安。"《内经》对脾虚实证虽有记载，但对症状描述缺乏，更无方药。后世有的医家遵《内经》之旨，曾有提出脾虚多实少之说。如王叔和曰："脾气盛则梦歌乐体重，手足不举。"张元素云："脾实则时梦筑墙垣盖层，盛则梦歌乐，虚则梦饮食不足。"调治之法则依"脾虚以甘草、大枣之类补之；实则以枳壳泻之"。李老通过多年临床实践观察，历代医家缺乏对脾实证的记载，既无泻脾之法，更无伐脾之方，亦无攻脾之药。虽有论"脾实"之理但不明，立泻脾之理而不彻，所设健脾之方，实则疏肝泻胃也。近代个别医家亦有论脾实之说，认为"湿热蕴结"即为脾实。岂不知湿热蕴结之源，本于脾虚，脾失健运则生湿，湿为有形之物，易阻滞气机，气有余则生热，故湿热蕴结证李老认为属本虚标实证。本虚源于脾虚，湿热源于湿阻气机。故此证为虚实交错，虚中之实证，非脾实之证。亦有人提出泻脾实之药，如山药、莲子、白扁豆等，泻脾之药如石斛、麦冬、白芍等。李老认为，脾喜燥而恶湿，山药、莲子、白扁豆等皆为甘平淡渗利湿之品，皆有助于脾气虚之病理，岂能泻脾实？麦冬、石斛、白芍之类其性味甘、酸、凉，具有清热养胃阴的作用，岂能伐脾？李老根据多年临床实践观察，创新性地提出，脾本虚证，无实证之学术思想。

脾为太阴之至阴，时刻在运化一日三餐之营养物质。脾主中焦，其运化营养物质到各个脏腑、肌肉以及四肢百骸，其运化之功能，全赖于脾气（阳）。如胃实因实而致脾虚，或思虑过度，日久伤脾，或饥饱劳倦，或用药失误，过服寒凉等均可伤脾气甚则脾阳，故脾气（阳）虚证临床则独见。由于脾为太阴之至阴，喜燥而恶湿，其运化水谷之精微依靠脾气、脾阳，燥为阳，湿属阴，可见其阳常不足，湿（阴）常有余，而无阴虚。《素问·至真要大论》中的病机十九条"诸湿肿满，皆属于脾"，说明众多湿盛中满之证，皆有脾气不足，健运失常，湿盛瘀积而为病。李老经多年临床实践，既未见脾阴虚之论述和有效药物之记载，更未见脾阴虚之病证。故李老创新性地提出，脾本虚证，无实证，脾虚为气虚，甚至阳虚无阴虚，胃有阴虚证。

（2）胃多实证　胃为六腑之一，主受纳、腐熟水谷，与脾相和，共同完成水谷精微的转运、吸收、排泄。从生理特性上，《素问·五脏别论》说："六腑者，传化物而不藏，故实而不能满也。"如果六腑有所阻滞，或痰食停滞，或邪热内结，或瘀血留蓄，或气机阻滞均可导致传化功能失常而引起一系列病变。胃腑以通降为顺，加之胃为多气多血之腑。在《素问·厥论》说："脾为胃行其津液者也。"其运化食物精微之功能赖于脾气，甚则脾阳。如脾失健运，饮食入胃，则不能及时和降，食物停留在胃，故胃多实证。其他如肝气郁滞横逆于胃，使其疏泄条达失常，胃气不能下降；或暴饮暴食；或嗜酒肥甘；或久病胃气虚弱等均可导致胃腐熟无力，食物停留在胃。故李老提出胃多实证，胃不能及时腐熟下降，可因实而致胃气虚。脾失健运，也可因虚而致胃实。

（3）治脾兼治胃，治胃亦必兼治脾，脾胃病不可单治一方　脾胃相表里，关系密切。脾为胃行其津液，脾主运化水谷之精微；胃主受纳，腐熟水谷。胃之和降正常，才能有助脾之运化而生气血，脾之运化正常，才有助于胃之腐熟和降，二者只能相得，不能相失。故脾主升清，胃主降浊，二者紧密相连。李老认为，脾气虚弱，不能为胃正常行其津液，则影响胃的受纳腐熟，极易导致胃滞，形成脾虚加有胃滞之证。如暴饮暴食，嗜酒肥甘，胃失腐熟和降，食积停胃，影响脾的运化而致脾虚，形成虚因实滞。故脾胃病常不单方为病，故在治疗上益气健脾而不消胃滞，或稍消胃滞，不要因消食而伤正，否则胃已积之滞难除；仅消胃滞而不健脾，则脾气难复，即使胃之积滞暂去，犹有复积之虞。故慢性脾胃病当脾胃同治，不可单治一方，在治法上应根据虚、实之不同来调整治疗，不能相等视之。如脾虚为主，因虚致实，当以健脾益气兼顾消食和胃，即补重于消。如以胃实为主，治在消重于补，但不能伤正。临证消补适当，分清病机，根据主次，随证治之，方可得桴鼓之效。

（4）脾胃病，胃阴虚证，用药以轻、灵、甘、凉　胃阴虚证，多因外感热性病（包括热性传染病）后期，高热伤阴；或胃病过用温燥之品而伤阴；或素体阴虚内热，以及其他疾病伤及胃阴。由于脾喜燥而恶湿，得阳始运，胃喜滋润，阳明燥土得阴自安。本病以胃阴虚为主，阴虚又可产生热燥，对此阴虚为主，虚热夹杂之虚证，在治疗用药上，应非常谨慎。本病常以饥不欲食，少食则饱，咽干口渴而少饮，舌质红无苔，脉细数。用一般健胃之药，因多芳香燥湿而伤阴；用滋阴之药又多腻胃而影响食欲。故常以轻、灵、甘、凉之法，多服而收效。

胃阴伤之虚证的治疗，药量不宜过大，大则不易吸收，本病虚实夹杂多变，故用药应灵活，以适病机。甘宜入脾，但以甘平为主，不宜燥而伤阴。凉可清热，不宜寒药而燥湿伤阴。在用药上常以叶天士的沙参麦冬汤化裁用药，如辽沙参、麦冬、石斛、天花粉、知母；胃满腹胀不欲食加山楂、神曲、炒麦芽、鸡内金等；如腹胀甚者加郁金、乌药、莱菔子理气而不香燥之品，亦应重用白芍、乌梅、大枣、甘草酸甘化阴而收效。

（5）对肝肾阴虚，并有脾胃气虚的证治　任何疾病通过辨证，如病机单纯，如纯表证或纯里证，易于提出治法和方药。若虚、实、寒、热并见者，因病机复杂，用药性味不同，比较难治，特别在久病或年老体弱者多见。在慢性脾胃病中，如患者肝阴亏损或肝肾阴虚较甚，阴虚产生内热，出现虚烦，头晕，耳鸣甚则心肾不交，烦躁不得眠。同时又内伤脾胃，轻则脾气虚，甚则脾阳虚，出现食少腹胀，严重的出现久泻不止。由于脾喜燥而恶湿，用健脾燥湿之药，则易伤阴，使肝肾阴虚之症状加重。因肾喜滋润，用滋阴养肝之药多滋腻助湿，易伤脾气，使脾胃病情加重。如脾肾双方用药都兼顾，则药性矛盾，不仅效果缓慢，如药量稍重一方，就会出现另一方病情加重甚至出现副作用。针对脾肾都是虚证，但一喜滋润，一喜干燥，用药矛盾之证，李老主张治疗应先调理脾胃，脾健则津液气血生化有源，促使肝肾之阴复。但应用健脾胃之药以淡渗、轻灵、平和为要，不宜过用芳香温燥之品，以免燥湿伤阴。待脾胃健，饮食好转，再逐步酌加养阴之品。但养阴之药不宜过用滋腻，以免腻胃助湿伤脾。本法在治疗上，注意用药平稳，宜有方有守，药量宜轻，随证灵活加减变换药物，自可收到效果。用此法治疗鼓胀属肝肾阴虚证又腹水明显难治之证，常取得疗效。

（6）对湿热缠绵互结的证治　对湿热蕴结，缠绵难愈之证，近代有人认为是脾实之证。李老认为本证是本虚标实，寒热矛盾交错之证。因脾主运化，如脾虚健运失职，则生湿，湿盛瘀滞中焦易阻滞气机而为标实。气有余则生热，湿为阴邪，热为阳邪，此种虚、实、寒、热不同性质的病机互结，在治法上祛寒湿当以温药和之，以助脾运而化湿，但温药则助热；清热宜苦寒燥湿清热，但药性寒凉则易损伤脾气或脾阳。这种阴阳、虚实、寒热病机矛盾互结之证，清代名医叶天士说："湿热缠绵，病难速易。"李老对本证在治法上提出，宜先用苦寒燥湿清热之品，如大黄、黄芩、栀子、茵陈等，根据热之轻重而选用。但苦寒清热之药，应热清大半即止，切不可太过，过则苦寒易损伤脾气（脾阳），使湿邪加重。热减大半应及时用健脾利湿之品，以治其本虚。同时佐以疏肝理气的药物，气行则湿行，湿去则热无所存。运用这一观点，特别是在治疗黄疸阳黄热重于湿等多种湿热互结病症时，疗效卓著。

（7）脾胃病之证治　中医学对任何疾病在药物治疗上必须通过辨证，分析出病机，才能提出治法用药，从而显出药物之作用。所以中药只有在中医理论指导下，理、法、方、药前后吻合，才能体现中药疗效的价值。脾胃病的证治，据以上所述，脾本虚证，无实证，虚为气虚，甚至阳虚，无阴虚；胃多实证，亦有阴虚证；治脾胃必须密切联系肝，治脾虚证亦必须兼治胃，治胃亦必须兼治脾，三者必须同时兼顾，各有轻重，辨清阴阳表里，寒热虚实；这是李老多年来对脾胃病的病机或治法总的认识。故简明提出"脾宜健，肝宜疏，胃宜和"的九字要诀。但肝、脾、胃在病机上不仅有轻重之别，亦非平均各占三分之一。同时肝、胃在病机上还有虚、实、寒、热之变。而脾仅有虚证，气虚甚则阳虚，故脾虚是脾胃病之基础。故在诊断上肝、脾、胃应观其脉症，知犯何逆，随证治之，这是李老治疗脾胃病之法，亦是辨证用药之依据。

根据脾胃病脾虚是病理基础的观点，在治法上根据历代治脾虚之法，如淡渗利湿、芳香化湿、苦温、辛温甚至大辛大温之温化寒湿，以至苦寒燥湿，无一不是健脾祛湿之法。这不仅说明脾喜燥而恶湿，也可说明脾本虚证而无实证。同时李老提出脾胃病病机，肝、脾、胃密切相关，因此在用药上寻找了历代不少有关治肝、脾、胃的方药，如四苓散、五苓散、平胃散、胃苓汤、参苓白术散、香砂和中汤、香砂养胃汤、四逆汤、理中汤、桂附理中汤、苓桂术甘汤、黄芪建中汤、保和丸、健脾丸、二陈汤、四君子汤、五味异功散、六君子汤等。这些方药在治疗上多偏于治肝、脾、胃一方或两方为病者，确有疗效，但缺乏治肝、脾、胃三方之药物，唯发现清代汪昂所著《医方集解》中香砂六君子汤，药品虽八味，但照顾肝、脾、胃较全面。如党参、白术、茯苓、甘草益气健脾为主；陈皮、半夏、砂仁除湿和胃；砂仁、陈皮配香附疏肝理气。清代名医陈修园对香砂六君子汤的评价："百病皆依此方而收功。"李老亦认为香砂六君子汤药味虽然不多，但非常符合脾胃病在治疗上脾宜健、肝宜疏、胃宜和的治疗原则。

多年来李老在治疗慢性脾胃病中，根据脾、胃、肝之虚、实、寒、热的程度不同，以香砂六君子汤为基础加减化裁，并增加了疏肝的药物如枳壳、郁金，以及协调肝脾的桂枝、白芍，创立了香砂温中汤。本方的药物组成：白术、茯苓、陈皮、半夏、香附、砂仁、川朴、枳壳、郁金、桂枝、白芍、木香、甘草。以下简称此方为基础方。脾胃病据统计90%以上都为脾胃气虚，但在发作之时，多偏于肝胃不和或气滞血瘀，或气郁化热，或饮食所伤之虚实证。故本基础方之制定以通为主，以补为次。先以调理肝、脾、胃，使气血调和，诸证缓解，后再加重益气健脾，以达巩固。方中陈皮、半夏、茯苓、砂仁、厚朴以消食和胃为主，佐以疏肝解郁理气之香附、枳壳、郁金。白术、茯苓配桂枝、白芍、木香、甘草健脾理中，调和气血。本方药量为一般量，宜轻不宜重，药味平和，补而不滞，开不伤正。以先祛邪为主，邪去症消，再施以参、芪等益气健脾而达扶正。

李老对慢性脾胃病的治疗，在用药上化繁为简，在基础方上灵活加减运用，常效如桴鼓。如大便时溏时泻，次数增多，脘腹胀满，饮食减少，面色微黄，肢倦乏力，舌苔薄白腻，脉沉细弦无力属脾虚湿盛而泄泻者，加猪苓、泽泻、苍术、炒薏苡仁；舌苔黄腻，脉稍滑数，湿热泄泻可重加黄连，配木香宜燥湿清热，健脾止泻；如久泻出现畏寒怕冷，舌质淡，苔薄白，脉沉细系脾阳虚者，加吴茱萸、干姜，甚至附子；泄泻多在黎明之时，腹部作痛，肠鸣腹泻，泻后则安，形寒肢冷，腰膝酸弱，舌苔白，脉沉细，系脾肾阳虚，在基础方上去白芍加苍术、猪苓、泽泻、炒薏苡仁、诃子肉、吴茱萸、煨肉豆蔻、补骨脂、五味子，甚至附子。除上述症状外还有大便脓血，泻而不爽，肛门灼热感，舌体胖大，舌质淡红，苔稍黄腻，脉沉弦滑，兼有湿热者，为脾虚湿邪化热，湿热下注之证，在基础方上加猪苓、泽泻、炒薏苡仁、黄连、秦皮、白头翁、黑地榆、乌贼骨等。如胃胀满喜温喜按，神疲乏力，胃疼隐隐，舌苔稍胖大，舌质淡，舌苔薄白，脉虚弱或迟缓，虚寒疼痛者，可在基础方上加吴茱萸、干姜、元胡甚至附子，虚寒疼甚者亦可加良姜。如胃脘疼痛，痛处固定，有饥饿疼，舌黯或有瘀斑，脉涩，证系脾胃虚弱，气血瘀滞者，可在基础方加乌贼骨、元胡、刘寄奴。胃胀满也可加焦三仙。如饮食不慎，胃满干呕，咽干口渴，舌质红，苔黄，脉弦数，在基础方去桂枝加知母、天花粉。如恶心呕吐，胃胀满者，在基础方加藿香、焦三仙、生姜。如不干呕而随食随吐者属脾胃虚寒呕吐，基础方加藿香、吴茱萸、干姜、焦三仙。如胃部胀满，食欲不振，咽干口苦，舌苔黄腻，脉滑数有湿热者，基础方去砂仁、厚朴、桂枝、白芍，酌加白蔻仁、佛手、炒栀子、佩兰、知母、黄芩、焦三仙。如脾胃虚寒舌苔白腻，脉濡，胃部胀满，食欲不振，基础方加藿香、佩兰、吴茱萸、干姜。如胃部胀闷，攻撑疼痛，痛及两胁，每因情绪因素加重，舌苔薄白，脉沉弦，此为肝郁气滞，横逆脾胃，肝胃不和，基础方酌加川楝子、小茴香、元胡、乌药等。上证如口干、口苦可酌减以上理气之品，加栀子、知母、天花粉以清其热。如胃满时疼，痛势急迫，烦躁易怒，吞酸烧心，口干苦，舌边尖红，舌苔黄，脉弦数，为肝郁横逆于胃化热，可加吴茱萸、黄连、瓦楞子。如热偏盛者黄连药量重于吴茱萸，甚至加黄芩；胃虚寒者可吴茱萸量大于黄连。如口干口苦可加知母、栀子。如肝胃不和，肝气上逆，胃失和降，胃满不欲食，嗳气时作，胃偏寒者，基础方去郁金加丁香、柿蒂，甚至吴茱萸以辛开苦降，而降胃气。如胃有热，在基础方中加代赭石或刀豆子、柿蒂。多年来，以该基础方为原则，据辨证灵活加减用药，对西医诊断的多种胃肠疾病，常收到满意之效果。

（8）治脾胃病用药宜消补兼施　慢性脾胃病其病理多属本虚标实证，本虚以脾气、脾阳虚为主，标实多表现在胃、肝二脏，且多发生于中老年人，常反复发作，多虚、多实，甚至寒热错杂。纯补则不易见效而留邪，纯攻又易伤正，有时虽见一时之效，正气损伤更容易反复发作。故在治疗上，应根据虚实之偏重，有所侧重，消补兼施为法。李老治疗慢性脾胃病，大补、大泻之药使用非常谨慎。他认为，脾气（阳）虚，失其健运，易于生湿，在健脾药中，应以白术、茯苓、薏苡仁、泽泻等性味甘淡渗湿之品，使脾运得健，可达利水及健脾之效。脾胃为升降之枢纽，脾胃若虚，升降失司，或逆而上行，或壅滞不行，着而为病，法当理气降逆为宜。故酌用香附、砂仁、厚朴、枳壳、乌药、郁金等理气降逆而不过于香燥之品，过则伤气伤阴。配党参、白术、茯苓等益气健脾之类，以达消补兼顾。

胃为多气多血之海，常因嗜食辛辣或肝气横逆犯胃化热，出现咽干、口苦胃阴不足之热证。常以健脾疏肝和胃之方加知母、天花粉，甚至石斛、麦冬等。药物刚柔相济，滋阴、清热而不腻胃，芳香理气而不过燥。

总之，脾胃病多本虚标实，虚实夹杂，用药上关键在掌握消补之分寸，彼此兼顾，随证化裁。同时，脾以健运为常，胃腑以通为贵。因此，李老认为脾胃之虚证的治疗，应以行补、通补为原则，不可大剂峻补、壅补。在补药之中，宜酌加理气和胃之品，调畅气机，使补而不壅，通而不耗，达到补而不壅滞，通而不伤正之目的。同时，脾胃病多为慢性病，患病多是中老年人，因年过四十，脏腑功能日渐退化。故在药物剂量上，应注意轻灵为宜，宁可再剂，不可重剂，因脏腑虚弱，药物量大不易吸收，不仅无效，反而会加重病情。正如名医蒲辅周谓："中气虚馁，纯进甘温峻补，则壅滞气机，反而增加脾胃负担，甚则壅塞脾之运化，使胃腑更难通降。"上述脾虚兼见腹胀者，每待气行胀消之时，方可进党参、黄芪等益气之品，以免过早补益，胀满难平，即此意义。

二、外感热病学术思想

李老早年曾在河南省洛宁地区中医师进修班和西医学中医班讲授《伤寒论》，较为深刻和全面地传授了仲景的学术思想，并以此治疗外感病和内伤杂病。1956 年冬末和次年春，豫西洛阳地区发生流脑，李老深入疫区治疗 70 多例，全部治愈；1970 年夏秋在禹县又治疗乙脑 132 例及后遗症，治愈率达 92.7%，并出版专著《中医对流行性脑脊髓膜炎的治疗》，"流行性乙型脑炎临床治疗研究"获河南省重大科技成果奖。

1.伤寒的病理基础

（1）伤寒的基本病理基础就是损阳伤正　清代喻昌在《医门法律》一书中说"伤寒阳微阴盛"，即认为伤寒是寒证，伤寒就是阳微阴盛、寒伤阳气。病在太阳，桂枝汤、麻黄汤都是助阳、辛温解表，祛除寒邪的方剂。以三阳病而言，有用附子治太阳病阳虚，尚有扶阳解表，温经宣痹以及温阳益阴等诸法。邪在三阴，则更是以"温"字立法，如太阴病"当温之"，少阴病"急温之"，厥阴病"先温其里"。反映了三阴病的主要病机和治疗原则。通过对《伤寒论》113 首方剂的功用分析，具有益气扶阳或辛温散寒作用的方剂 81 个，其中桂枝汤、四逆汤、麻黄汤的运用次数，分别达 17 次、13 次、9 次之多。从所用的 83 味药的运用分析，最常用的是温补或温散药，如甘草 70 次，桂枝和大枣均为 40 次，麻黄 14 次，茯苓 11 次，白术 10 次；而清热泻火药运用次数却大为减少，如黄芩 16 次，大黄 15 次，黄连 12 次，栀子 8 次，石膏 7 次，知母 3 次。其他诸如淡竹叶、连翘、白头翁、秦皮、滑石等均仅用过 1 次。由此，《伤寒论》中扶阳益气方药使用次数最多，应用范围也广，药物剂量在有关方中占的比例较大。这说明伤寒病从它的本质来讲，是寒邪伤阳。《伤寒论》的方子如理中汤、大小建中汤、四逆汤、通脉四逆汤、真武汤、附子汤等都是助阳扶正的。可见伤寒的基本病机就是损阳伤正。

李老用这个观点作为指导思想，用这个理论来认识和治疗伤寒病，以及治疗疑难杂病。温阳扶正是李老临床上辨治内伤疑难杂证常用的基本思想。

（2）重视脾胃、顾护胃气是《伤寒论》的重要思想 《伤寒论》是非常重视脾胃的，并影响深远。后世李东垣亦说"内伤脾胃，百病乃生"。脾胃为仓廪之官、后天之本，脾胃有病就会影响到其他脏器，所以张仲景治疗伤寒时非常重视脾胃，在用药上可以体现出来，如用白虎汤，因为生石膏比较寒凉，用量大可以伤胃气，所以佐用粳米以保护胃气。桂枝汤除了姜枣有调中焦、健脾和胃的作用以外，服桂枝汤还要喝热粥，这样促使汗出，也保护了胃气。即便是阳明腑实证热结于里，需要用大承气汤时先试服小承气汤，如果有矢气出，再服大承气汤。所以张仲景使用大承气汤、小承气汤、调胃承气汤的方法就不伤胃，这说明医圣对于用泻药容易伤脾胃是多么谨慎，所以李老指出在现实医疗活动中有些医生看到病人胃里不舒服就用泻药，大便秘结就用泻药，导致损伤脾胃。临床上李老非常注重保护脾胃之气，他的这一临证思想和用药特点即是通过对张仲景的《伤寒论》的学习，受到启发，并用于指导自己的临证治疗用药，形成了李老治病重视脾胃、顾护胃气的学术思想。

2. 温病的基本病机

中医所说的温病包括西医学所说的各种急性、热性传染病。其病因多为六淫之邪侵犯人体，其中与火湿之邪关系尤为密切，通常亦称为热毒之邪、湿毒之邪，其特点具有发病急、变化快、病情重、易伤脏腑等特点，并多具有传染性。由于温病多属于热邪，易损伤人体之津液而伤正，故李老提出损阴伤正是温病的病机基础。故在治疗上宜用辛凉透表、清热凉血、解毒等治法。忌辛温解表发汗而伤阴。李老用这个观点指导流脑、乙脑及其他热病治疗，取得了卓效，现将积累的经验和心得介绍如下。

（1）损阴伤正是温病的主要病机。温病，尤其各种热性传染病，系感受"杂气""戾气"热毒之邪，由口鼻而入，热毒严重损伤会人体之津液，故在治法上宜清热解毒，辛凉透表散热为主。

（2）热性传染病，宜按叶天士的卫、气、营、血辨证分期治疗。邪在卫分者用清热解毒，辛凉透表，方用银翘散为主加减治疗。邪在气分者宜重用白虎汤为主，加清热解毒之品治疗，生石膏用量大者可加粳米或生山药，以保护胃气。病入营血者，用清热凉血，息风透窍法，以清瘟败毒饮或犀角地黄汤加减清热解毒、息风透窍之品治疗。

（3）热性传染病，除注意热毒之邪外，还要注意湿邪，尤其是暑温，暑易夹湿，应注意减少清热之药，如生石膏；加芳香化湿之药如郁金、菖蒲、白蔻仁、佩兰、佛手花等。

（4）温热病之病机以损阴伤正为主，故治法上始终要注意保存津液。多一分津液，多一分生机。

（5）温热病在发热时，常用葛根清热生津；神智昏迷时，注意用安宫牛黄丸或紫雪丹以清热透窍。

（6）温热病后期，多因痰多而窒息死亡，用白矾5g，葶苈子15g，川贝母10g，水煎约200mL，用棉球浸药水，徐徐滴入患者咽喉，可以化痰防止窒息。此方多年来救活了不少因痰多将要窒息的患者。

（7）热性传染病在恢复期，身凉脉静，宜养阴和胃、扶正为主，方用沙参麦冬汤加减。有后遗症者可随证加息风、通络、透窍的虫类药物。

（8）在防治中，曾遇一患流脑死亡病例，服中药后症状加重死亡，查看其病例，表现出体温39.5℃，神志不清，自汗等症状。医者方用人参白虎汤加连翘、金银花、菖蒲，但其中有山萸肉33g，李老考之《本草纲目》"山萸肉在温热病中高热禁用"。其死亡是否与本药酸补收敛之性，影响热邪外散有关，值得参考。

温病治疗是用阴阳理论来解决阳证问题。阴阳是中医理论总的纲领，临床上可以用阴阳总的指导思想来解决温病的问题，温病治疗就是通过理解温病热邪损阴伤正的病机来解决阳热证的问题。李老运用阴阳学说为总纲之理论体系，以此指导思想方法来认识温病，并用于外感热病治疗，取得了卓效；以至于很多病，甚至没有治过的病，如热射病等，李老根据其症状、表现，用阴阳辨证的理论基础来指导治疗皆能取得良好的效果。

三、内伤杂病诊治思路

在内伤杂病的辨治上，李老对心阳学说、瘀血证治及四诊合参诸方面都有自己独到的学术见解。

1. 心阳学说——治心病重视心阳

心居胸中，为阳中之阳。心之阳气至关重要，"阳气者，若天与日，失其所则折寿而不彰"。临床上，心病患者多因心阳衰竭而致死亡，尤以冬季严寒、黎明阴盛之时居多，故李老治疗心脏病证，如治疗冠心病，既重视活血以通脉，又重视心阳的强弱。若心阳强盛，虽心脏血管狭窄，亦可促使心脏供血不致衰竭；若心阳衰弱，虽心脏血管狭窄不甚，亦可因心阳虚弱而致气虚血瘀且促使衰竭。因此在治疗冠心病时，主张在助心阳的基础上加理气活血之品，以使心脏血行通畅。冠心病特别是心肌梗死，虽有气阴两虚、痰湿阻滞、气滞血瘀、心肾阴虚等不同辨证，但在随证治疗的同时处方用药，更须时刻注意心阳。在这一学术思想指导下，对冠心病治疗以改善胸闷、气短、心绞痛以至心衰的症状，常收到非常显著的效果。在使用温心阳药的同时注意顾心阴，以达"阴中求阳"，阴阳平衡。

2. 治血瘀证的学术观点

气滞可致血瘀，气虚亦可导致血瘀，痰湿阻滞、热壅、寒凝以及外伤，均可致血瘀。在治血瘀证时，李老主张不能单纯用活血化瘀之品，对各种原因导致的血瘀，必须随因而施治。如理气活血化瘀，补气理气活血化瘀，通阳健脾燥湿而活血化瘀，清热凉血而活血化瘀，通阳温化而治寒凝血瘀。用药上，活血化瘀为治标，求因用药为本，以达治病必求其本之目的。

3. 诊病重视四诊合参

在诊法上，李老尤其重视望舌诊脉。若舌体胖大视为脾虚，对于舌体胖大舌苔正常者，常为能食不能消，其病偏脾气不能运化，甚则水湿排泄失常出现浮肿虚胖，由于脾虚无以运化水谷精微，亦可导致高脂血症、脂肪肝、心脑血管病等；舌体胖大、舌质淡、苔薄白则为脾胃虚寒之证；舌体胖大、舌苔白腻，则为脾胃气虚、阳虚，寒湿阻滞；舌体胖大、舌质淡、苔腻，则为脾虚湿阻；舌体胖大、舌苔黄腻，则为湿热蕴结，并据苔黄之轻重，舌质颜色的红绛与淡白，以辨其湿热的偏盛。

在诊脉上，若舌体胖大、苔腻，诊得脾胃脉弦，系逆脉，为木郁乘土脾胃病久久不愈之证；脉弦细、舌质淡、舌体肥大，则多属脾虚肝郁日久、化热伤阴，常见于妇女更年期综合征等。对患有脾胃病、心病、肝病等多种疾病，通过诊脉基本判断出主要症状，再加上望色、问诊、闻诊，这样四诊合参，综合分析，查明病机，提出治法、方药，便使不少疑难杂证取得很好的治疗效果。

四、中医治未病思想

治未病是医学未来发展方向。早在春秋战国以前，中医学就已开始重视治未病，如《素问·四气调神大论》说："圣人不治已病治未病，不治已乱治未乱……病已成而后药之，乱已成而后治之，譬犹渴而穿井，斗而铸锥，不亦晚乎。"

中医治未病分三个层次：一是未病先防，亦称养生或摄生；二是已病防变，及早根治已病，防止病机演化加重；三是病愈之后，防止复发或产生新病。故李老认为，真正的科学，一是有理论，二是能经得起长期实践的验证。治未病在方法上较之治已病更全面、更主动、更有利于健康恢复，先辈医家千年前提出的已病防变理论，仍有现代科学进一步深入研究的价值，可成为现代医学未来发展的方向。

五、辨证用药心得

"用药如用兵"，知己知彼，知利知弊，方能制胜。中医临床必须运用整体观念，通过四诊合参，综合分析，辨清疾病个性化的病因、病位、病机、病性（虚、实、寒、热等主次及程度）以及病机演变的可能，因人、因时、因地合理组方用药，才能发挥中药应有的作用，从而达到治疗目的。同时亦要注意药物用量之多少，服用时间的长短，如何中病即止等，这均需医者灵活的思想、清晰的分析。再经反复应用，证实疗效，心有所悟，取得经验，方可称得上用药心得。如果离开了中医的理论指导，缺乏深入细致的辨证分析和灵活运用原则，仅单纯根据药理研究，认为使用某几味特定药便可治疗某病，在中医临床中是很难站住脚的。李老从以下几个角度谈谈如何克服困难，深入临床，形成并总结自己的用药经验。

1. 疾病不会一成不变，用药也不能一成不变

任何疾病的发病机制都不是永恒不变的，可因时而异。即使是同一疾病也会因人因时因地而变化，因而，对某一疾病的用药也不是一成不变的。如眩晕，根据《素问》"诸风掉眩，皆属于肝"，常被认为与肝阳上亢有关，但其病因病机可以是多方面的，有情志不舒、肝郁气滞、气郁化热、肝火上逆等。如有肝火过盛，肝阳上亢，引起肝风内动，甚至抽搐者；有肝郁日久，化火耗伤肾阴，或平素阴虚肾亏导致水不涵木，肝之虚火上逆者；有脾虚日久，健运失职，水湿内停，阻滞气机，导致土壅木郁，肝失疏泄条达，郁而化热，肝火上逆而致眩晕者。总之，由于病因、病机、病程时间长短不同等原因，眩晕常轻重不等，症状各异。因此，对眩晕的治疗，必须根据不同的病因病机，轻重缓急，症状有别，采用不同的药物，不要单纯根据药理研究，认为使用某几味特定药便可治眩晕。

2. 病机错综复杂，用药合理配伍

中医整体观认为，各个脏腑相互依存，相互制约，方可维持人体的正常生理功能，达到生生之机旺盛而维持身心健康的作用。如果一脏有病，必然会波及其他脏器，甚至影响多个脏器的功能，使病机复杂化，因此疾病的发生和发展不可能是一个脏器孤立而为病。而且，各种疾病病机在演变中又会出现寒、热、虚、实不同。同时虚、实、寒、热的病机，有因实而致虚也有因虚致实；有寒郁化热或热久变寒；有以

虚为主和以实为主，且寒热主次又有分别等。这种虚、实、寒、热交错在慢性病中是很常见的。此外，虚实或寒热互见，也不是永恒不变的。如根据疾病虚、实、寒、热的主次变化，选择某种药可适用于本证之虚或实，某种药可适用于本证之寒或热以及药物的剂量大小，服用时间的长短、调整药物的组成等，均需医者具备扎实的基本功。以上均需医者以长期临床的精心辨证为基础，才能使矛盾之药物达到对立统一，补虚而不滞，祛实不伤正。由此得出的认识方可言是用药心得，能够充分体现中医的科学性。如湿热互结，是湿邪停留阻滞气机，气郁化热而成。但热为阳邪，湿为阴邪（寒邪）。湿来源于脾气虚，因脾失健运，水湿停滞，热是因水湿阻滞气机，郁而化热。治疗这种病患非常棘手，故有"湿热缠绵，病难速易"之说。因而在治疗中应先清其热，选择苦寒药为主（因苦能燥湿、寒能清热）；如栀子、黄连、茵陈、大黄等药物。但热清大半时急需停用苦寒药或减其大半，以防过用寒药伤脾，使湿邪更盛，甚至转变为寒湿，所以治法上需调整为健脾利湿，以治本为主。

3. 用经方，时方不可偏颇

在中医理论指导下，通过数千年的临床实践，运用中药治疗疾病逐步从运用单味药走向多味药配伍，由小方、大方而成复方，因此《素问·至真要大论》记载"有大、小、缓、急、奇、偶、复"七方之别。这不仅是方剂学之发展，也是中医学之科学发展。《伤寒杂病论》总结300余方，成为方剂之祖。汉以后至近代，又创立了数以万计的方剂。尽管经方、时方创立时代不同、药物不同，但都需要通过四诊合参，综合辨证才能取效。

有人说，李老用经方经验不强调辨证，有是证则用是方。还有人说，经方久远，须以时方解新生之疫病，李老心得良多。其实这些说法都不够全面。临床诊疗对经方、时方不可偏颇，都应根据中医理论进行应用。在经方与时方的选择和配合中摸索经验，才能有所启发而获得用药心得。

4. 不能照搬旧经验，不要怕用"毒药"

数千年来，中医通过临床实践发现的药物有万种以上，治疗同类疾病或症状的药物也不胜枚举。随着长期临床，人们发现许多药物合用，对某一疾病或症状具有独特作用，医者称为对药，并在临床中广为运用。如桃仁、红花并用加大活血之力，三棱、莪术合用加大化瘀之功。针对疾病表、里、虚、实、寒、热并见之矛盾，还创立了矛盾用药，如治疗寒积便秘的大黄附子汤；治疗烧心吐酸，黄连、吴茱萸寒热并用的左金丸等。但这些都应根据病情需要而定，不能机械地照搬、堆砌在一起，用别人的经验代替自己的思考。即使是名医推崇的方法，到了孟浪之医手中同样有可能失效，又何来经验之谈呢？在用药过程中，亦应注意防止药物引起的副作用。如用补药时先看其有无食滞纳呆的胃实证而能否受补；用克伐之药时，注意其正气强弱，克伐药物是否伤正；用寒凉之药时，注意有无脾胃之虚而损伤脾胃；用温热之药时，应防止患者阴虚内热而更加伤阴等。

随着社会的发展，疑难病症中如恶性肿瘤很多见。中医常运用有毒的动物药甚至毒性大的矿物药治疗这类疾病屡获奇效。但在现今的医疗环境下，很多医生担心运用有毒副作用的中药会惹来麻烦。其实，中医所谓的以毒攻毒，在《内经》中有"有故无陨亦无陨也"的理论基础。这是中医学独特的用药发现，也是西医学望而生畏的领域。如近代用白砒治白血病见奇效，就是一个实例。因此，我们应在准确掌握药性药效和辨证的基础上，在这些毒性药物中寻找更多有效的药物从而获得用药心得。

中医治病，有"法无常法，常法无法"之名言，关键在根据辨证得出的病理，据理善变；明理之后才有法，法之后方可言方药。因此，研究用药心得，必须在参透病因病机证治的基础上才有可能总结出来。

六、对于学习中医药，走好中医之路的建议

当前我国中医药事业正处在空前的大好发展形势下。更好更快地发展中医药事业的关键是人才的培养，根本在于中医的教育。李老从医从教多年，对中医的教育有深刻的思考，对如何学好中医，怎样才能走好中医路颇有体会。李老提出了一些见解和独特的思路，现归纳整理为以下五种观点，以供参考。

1. 领悟阴阳、五行的哲理，培养中医学思维

中医药学来源于博大精深的中华文化，主要集中体现在中华文化最早的巨著《易经》中。《易经·系辞》说"一阴一

阳之谓道"。道即是规律，天地万物虽多，其变易的根源，都是阴阳二气的对立及其相互推移的结果。阴阳动态的统一即成为《易经》认识宇宙万物的原始哲理。

《易经》对宇宙万物的认识，以客观作依据，以主观综合分析和看待事物。认为宇宙万物是相互对立，相互联系，相互依存，相反相成的。如《易经》的八卦和六十四卦象，既相异对立，又相互配合。将整个宇宙视为一个有机的整体，认为宇宙之间一切事物都是相互联系又相互制约的，并认为每个事物都有一个小的整体。除了它与其他事物之间相互联系、相互制约外，每个事物内部也呈现出多种因素、多种部件的相互联系和相互制约的普遍联系。如《易经》在解释卦象和爻象时，不是孤立地看待一卦一爻，而是从整个卦象中上经卦与下经卦的关系来分析，既是整体思维的体现，也是《内经》的整体观念。

和谐的思想是《易经》的精髓，也是《内经》的灵魂。正如《素问·生气通天论》："阴平阳秘，精神乃治。"中医的五行学说，是通过取象比类法，以金、木、水、火、土代表五脏，借以说明五脏彼此生克制化的关系。五脏之间都有生我、我生、克我、我克。相互生克、依存、制约，才能维持彼此的平衡和谐，以保持人体的生理功能。如果一个脏器受损，就会波及另一脏，甚至多个脏器。《素问·六微旨大论》"亢则害，承乃制，制则生化"，说明人体脏器是有机的整体，只有相互依存，相互制约，才能维持平衡和谐，否则，即亢而为害，出现疾病，因而绝不能彼此孤立。

学好中医学，在理论上必须明确阴阳、五行的哲理，切实了解人与自然、人与社会、个体之间脏腑等各个部位是不可分割的统一整体。首先要树立唯物辩证的哲学观点，整体地、恒动地认识人体的生理、病理，为临床治病奠定理论基础。绝不可孤立地、静止地，以局部定位的方法来分析人的生理、病理和疾病的治法。

2. 象思维是中医学辨证论治的核心

中医学"整体观""辨证论治""治未病"等理论，都与"象和辨证思维"有关；而且，"象和辨证思维"也是中医分析、认识疾病以及诊断、治疗、用药的理论核心，更是学好中医的思维方法。中医诊断疾病以四诊为法，并运用辨证思维综合分析，以掌握机体阴、阳、表、里、寒、热、虚、实病机所在，为辨证论治、立法用药奠定基础。因而象思维和辨证思维是中医诊治疾病不可或缺的核心内容。二者都是在中医阴阳五行、整体观的理论和个性化综合辨证分析相互结合基础上得出的结果。没有客观的象征，就得不到病变的部位和各种不同的现象表现；没有辨证的思维则得不出各种象征的虚实寒热等彼此变化的关系。中医正是运用了这种既唯物又辩证的科学观，才得出疾病的正确诊断和治疗。

数千年来，象思维和辨证思维已经成为中医诊治疾病的理论核心。象思维和辨证思维指导中医诊治疾病，如《伤寒论·辨太阳病脉证并治法上》有"太阳病，或已发热，或未发热，必恶寒，体痛，呕逆，脉阴阳俱紧者，名曰伤寒。太阳病，发热，汗出，恶风，脉缓者。名为中风"。张仲景辨别伤寒和中风认为，二者的区别关键在于伤寒发热必恶寒，体痛，呕逆，脉阴阳俱紧。中风则为发热，汗出，恶风，脉缓。即伤寒发热必恶寒，无汗；中风则发热汗出，恶风。同时伤寒体痛，呕逆，脉阴阳俱紧；中风则脉缓，无体痛呕逆。二者不同的体表反应，中医称之为"象"，并通过客观的"象"进行辨证思维认识其病机。在治疗上，治伤寒采用麻黄汤以解表祛寒；治中风则采用桂枝汤以调和营卫而驱风外出。又如"太阳病，项背强几几，反汗出恶风者，桂枝加葛根汤主之"。这说明桂枝汤加葛根以疏筋通络、解肌作用而治疗"项背强几几"的辨证用药关系。这种辨证用药的关键都是建立在客观"象"和"辨证思维"基础上的。再如黄疸，后世医者根据《伤寒杂病论》"黄家所得，从湿得之"这一病理，从不同的"象"表现，又区分为阳黄、阴黄、急黄。阳黄分热重于湿和湿重于热。如热重于湿，身目俱黄，黄色鲜明，发热口渴，舌苔黄腻，脉象弦数，治用茵陈蒿汤等。如湿重于热，身目俱黄，但不如热重于湿的黄色鲜明，而头重身困，胸闷痞满，食欲减退，腹胀，恶心呕吐，舌苔厚腻微黄，脉象弦滑或濡缓，以茵陈五苓散等治疗。阴黄，身目俱黄，黄色晦暗或如烟熏，纳少，腹胀，大便不实，口淡不渴，舌淡，苔白腻，脉象濡缓或沉迟，治疗宜茵陈术附汤等为主。急黄发病急骤，身目俱黄，黄色如金或如橘柚，高热烦渴，胁痛腹满，神昏谵语，肌肤出现瘀斑，或见便血，舌质红绛，舌苔黄而燥，脉弦滑数或细数，治疗以犀角散为主。以上，中医诊断同为黄疸，但根据黄疸的颜色、形态和自觉症状，这些客观"象"的不同，经过辨证思维，为同病异治奠定了理论根据和治法遵循。医圣张仲景通过四诊，观察疾病的现象和辨证思维方法，成为后世中医分析、认识、诊断、治疗疾病的唯一方法。由于它符合既唯物又辩证的现代哲学方法，因而在治疗各种病证中，收到了良好的效果。

人体无论在生理或病理上都有其外在表现。如生理和病理方面，会分别出现不同的形态表现或自我感觉。《内经》把病理上这些不同的表现和自我感觉统称为"象"。又把各种疾病的病理变化以及生、长、壮、老、已，统归于阴阳对立变化的结果，且都体现在"象"上。

中医诊断疾病以四诊为法，并运用辨证思维综合分析，以掌握病机所在，为辨证论治、立法用药奠定基础。因而象和辨证思维是中医诊治疾病不可或缺的核心内容。二者都是在中医阴阳五行、整体观的理论和个性化综合辨证分析相互结合的基础上得出的结果。没有客观的象征，就得不到病变的部位和各种不同的现象表现。没有辨证的思维则得不出各种象征的性质、演变和彼此变化的关系。中医正是运用了这种既唯物又辩证的科学方法，才得出疾病的正确诊断和治疗。数千年来，这种象和辨证思维成为了中医诊治疾病的理论核心。

由此可见，中医运用四诊，以"象"和"辨证思维"的方法，通过各种疾病的客观"象"表现，观外知内地分析、认识得出了不同病的诊断、病理和治法。

3. 调整阴阳，执和致平是中医论治的根本大法

中医学的治疗原则是调整机体内部阴阳的失调。正如《素问·至真要大论》所说："谨察阴阳之所在而调之，以平为

期。"机体产生疾病的原因是阴阳不和而失其平衡，如《素问·阴阳应象大论》说："阴盛则阳病，阳盛则阴病。"在治法上运用不同的药物或各种疗法，调整机体的脏器和功能，使之恢复和谐平衡。正与《中国中医药报》在 2015 年 6 月 1 日 8 版刊登王文远同志的文章《现代平衡针灸和现代平衡文化》提出的平衡文化、平衡疗法相吻合。他说："现在的基因修复理论认为，按照生命科学的规律，人类的生命就是程序化、自动化的控制系统，具有自身调节修复功能……根据人类进化的进程，当机体需要时就会按照生命科学程序，制造出大量的免疫物质、神经递质、激素、抗生素等来满足身体的心理与生理的需求。从生命科学方面来讲，人类基因客观存在一个庞大的自我修复系统，这个程序是天生的、自然的、强大的，在大脑中枢神经调节下，达到全身各个脏器组织中的自我修复。"他在"对正常人平衡针皮层痛觉诱发电位影响的实验研究"中发现："针刺信号和痛信号在大脑皮层的相应体感区汇聚，汇聚的结果是平衡针的针刺信号抑制痛信号……最终达到镇痛的目的，整个抑制过程发生在针刺后 45 毫秒之内。"现代研究也证明，针刺正常人的足三里穴可以使其白细胞明显增加，吞噬细胞功能加强，提高机体的新陈代谢和抗病能力。针灸治疗疟疾也是这个道理，不是针灸能不能杀死疟原虫，而是在针刺某些穴位时，可以激发体内的气血运行，使正气充盛，阴阳协调，而治愈疟疾。包括现在研究癌症治疗，杀死癌细胞最好的是自身的免疫细胞和吞噬细胞。总之，中医治病就是通过中药、针灸等各种疗法来帮助促进调整机体的平衡，使身体产生生生之机，而使疾病痊愈根治。

4.学习掌握治未病的理论核心，是引领世界医学的发展方向

中医治未病是在中医学整体观和辨证论治的个性化理论指导下，为保障人体健康、防治疾病形成的一种全面的学术理论体系。其内容主要包括三个方面，一是未病先防。二是已病防变，及早根治已病，防止病理演化加重，防微杜渐，形成已病的合病并病或转化为其他病变。三是病愈之后，防止复发。即用药或调养等方法以恢复气血，防止疾病复发和因抵抗力不足而产生新病。特别是在已病防变上应该重视，如现在临床常见的阴虚肾亏、肾阴虚弱证，早期出现头晕目眩等症状，中医之治法应首先滋补肾阴，亦叫壮水之主以制阳光，肾阴恢复，肝火上炎引起的头晕目眩可不治自愈。如果忽视治病必求其本，仅根据诸风掉弦皆属于肝，单纯清热平肝火而忽视补肾阴之本，虽可见一时之效，但病难根除，且易反复发作。由于肾阴亏虚得不到及时治疗而越来越重，水不涵木，肝火上炎也会日渐加重并发多种疾病。如因肝火日盛，肝阳上亢，又多因一时恼怒或劳累过度之诱因，血之与气并走于上，不仅血压升高，并可出现厥证，如脑栓塞、脑出血等脑血管意外，进而造成偏瘫、语言謇涩，以致神志不清等恶果。再者肾阴不足，不能抑制心火，另可导致心肾不交，失眠多梦，记忆力减退，乏困无力，精神不振，出现神经衰弱等。同时肾阴亏虚，阴阳失去平衡，肾阳偏盛亦可出现遗精、早泄、阳痿，甚至失去生殖能力等，出现未老先衰，虚弱性疾病丛生。以上这些诸多并发症即是不知已病防变，不重视治病求本之过。不是血压高，就单纯降压，而是应找到引起血压高的原因，从根本上治疗高血压，以及在治疗时防止疾病向纵深发展，防患于未然。

5. 中医中药并重，在中医理论指导下用好中药

中药和中医一样也是我国几千年来人们同疾病做斗争，从实践中逐步认识和积累经验，同中医相互结合而发展起来的。中药只有在中医理论的指导下，才能体现它的作用和发展。中医也只有更好更合理地运用中药，才能全面体现中医的理论和疗效。如失去中药，中医即会灭亡；失去中医，中药也只能成为一堆柴草。因而中医中药文化必须同步发展，密切不可分，这是中医学的独创特点。作为一个中医药从业人员，必须对中药有深入的了解，除中药的四气五味、性味归经、升降浮沉，同时须了解道地药材、药材炮制、存储保管等知识。只有对中药进行深入了解，掌握药性、疾病的性质，用药的分寸把握上才能恰到好处，取得满意的效果。

6. "中医为体，西医为用"的学术思想

李老认为，中西医是截然不同两种理论体系的医学科学，各有其长。中医在诊治疾病时，应以中医理法方药为体，通过四诊进行辨证治疗，同时以西医的各种检查仪器为用。西医的检查仪器是来帮助了解病情、确诊疾病的技术方法，通过它判断疾病、了解病变部位，病情轻重，疾病预后，治疗效果等，可为中医治疗提供数据。但非常不主张以此检查仪器得出的结果，作为中医辨证用药的根据。

　　总之，学好中医是一个长期、艰苦的奋斗过程，在思想上要热爱中医，要相信中医药学是一门科学。中医古文艰涩难懂，但只有文理通了才能更好地理解历代医家的精髓，有利于理解唯物辩证法的哲学观点。哲学是科学的结晶和灵魂，李老反复讲只有文理、哲理通了，重视理论的学习，学好四大经典这一中医基本功，才能达到医理真正的通。同时还要多临床，尤其要不断地请名医指点，多拜名师，运用理论指导临床实践。李老反复强调继承和创新的关系，任何科学都不能凭空创新，我们初学时应以继承为主，在临床中运用继承的知识，心有所悟而达创新，在创新中还要进一步继承。逐步达到了解病理而治愈疾病的目的，成为一个理法方药全面掌握的中医。

第三章

临证精粹

一、验方集锦

（一）肺系验方

1. 清肺理痨汤

组成：辽沙参 30g，麦冬 15g，天冬 12g，生百合、生白芍各 15g，百部、白及、贝母、杏仁各 9g，生桑白皮 12g，桔梗、炙紫菀各 9g，甘草 3g。

功效：滋阴清热，润肺杀虫。

主治：肺痨（阴虚肺燥型）。症见干咳少痰，咯吐不利，痰黏色黄，口燥咽干，胸部刺痛，五心烦热，或见午后潮热，夜间盗汗，有时咯血，或痰中带血，头晕失眠，食欲不振，体倦无力，逐渐消瘦。舌苔薄白或薄黄，质红，脉细数。

方解：本证乃肺阴耗伤，阴虚肺燥，肺失肃降，阴火灼肺，损伤肺络，肺气上逆所致。方中辽沙参、麦冬、天冬、生白芍滋肺阴、清肺热；生百合、白及、百部润肺、止血、杀虫（百部煎剂有抗菌作用，对结核杆菌有完全抑制作用）；杏仁、桔梗、贝母、生桑白皮、炙紫菀宣肺止嗽、清热化痰。故适用于本病阴虚肺燥之病理。

配伍加减：潮热骨蒸加丹皮、地骨皮、知母；咳血加白茅根、黑地榆；胸痛加全瓜蒌、檀香。

2. 滋阴理痨汤

组成：辽沙参 30g，麦冬 15g，五味子 9g，熟地、女贞子各 15g，山药 30g，百部 9g，生百合 15g，冬虫夏草 9g，生白芍 15g，丹皮 9g，地骨皮、龙骨、牡蛎 15g，白及 9g。

功效：补益肺肾，滋阴潜阳。

主治：肺痨（肺肾阴虚型）。症见骨蒸盗汗，午后潮热，两颧潮红，心烦失眠，急躁易怒，咳嗽气逆，反复咯血，胸胁刺痛，男子遗精，女子闭经，食欲减退。舌苔薄黄或无苔、质红或红绛，脉细数。

方解：本证乃肺肾阴虚，虚火内炎导致。方中辽沙参、麦冬养阴清肺；熟地、女贞子、五味子滋补肾阴；山药、冬虫夏草益肺补肾；生白芍、龙骨、牡蛎养阴敛肝、潜阳安神；生百合、白及、百部润肺清热、止血杀虫；丹皮、地骨皮清热退蒸。诸药共奏滋补肺肾之阴、清热止血潜阳等作用。

配伍加减：咳血加白茅根、黑地榆、仙鹤草；心烦易怒加炒栀子、莲子心；遗精加盐黄柏、金樱子。

3. 益气理痨汤

组成：黄芪 24g，党参 15g，白术 9g，茯苓 15g，山药 30g，炙百合 15g，炙紫菀 9g，炙麻黄 6g，阿胶 9g，鳖甲 15g，地骨皮 12g，炙甘草 9g。

功效：益气健脾，滋阴平喘。

主治：肺痨（肺脾气虚证）。症见畏风自汗，喘息气短，食少便溏，面浮肢肿，四肢无力，面色㿠白，潮热咳血。舌体胖大，质淡，苔薄白或白腻，脉沉细数无力。

方解：本证乃肺肾阴虚日久致肺脾之气亏虚所致。方中主药黄芪、党参、白术、茯苓、炙甘草、山药益气健脾补肺；

炙百合、炙紫菀、炙麻黄润肺止嗽、宣肺平喘；阿胶、鳖甲、地骨皮滋阴清热、养血止血。

配伍加减：痰白涎沫加半夏、厚朴、橘红；自汗加麻黄根、浮小麦；食少腹胀加砂仁、鸡内金、陈皮。

4. 加减拯阳理痨汤

组成：黄芪 30g，党参 15g，白术 9g，肉桂 6g，枸杞、山萸肉各 12g，炙远志、五味子各 9g，砂仁 6g，茯苓 15g，炙款冬花、白果、炙甘草各 9g，紫河车粉 3g（分 2 次冲服）。

功效：健脾温肾，补益精血。

主治：肺痨（脾肾阳虚证）。症见形寒畏冷，四肢欠温，面色苍白，咳喘气短，食少便溏，动则心悸汗出，面浮肢肿，声音嘶哑。舌苔白薄腻，质淡胖，脉细弱。

方解：本证乃肺脾气虚日久，脾肾阳虚所致。方中黄芪、党参、白术、茯苓、炙甘草益气健脾；肉桂、枸杞子、山萸肉、紫河车粉温肾补益精血；炙远志、五味子、炙款冬花、白果敛肺止嗽、祛痰平喘；砂仁行气调中，使补而不滞。

配伍加减：咳血加白茅根、白及、黑地榆；遗精加盐黄柏、莲须、金樱子；痰白涎沫加半夏、厚朴、橘红；自汗加麻黄根、浮小麦；食少腹胀加砂仁、鸡内金、陈皮。

5. 温肺止咳汤

组成：前胡、黄芩、干姜各 9g，细辛 5g，五味子、杏仁、炙桑白皮、炙款冬花、苏子、桔梗各 9g，陈皮 12g，半夏 9g，茯苓 12g，荆芥 9g，甘草 3g。

功效：疏风散寒，宣肺止嗽。

主治：咳嗽（风寒袭肺证）。症见喉痒咳嗽，痰白稀薄，头痛，鼻塞声重，鼻流清涕，或见发热恶寒无汗。舌苔薄白，质淡红，脉弦或浮紧。

方解：本证乃风寒束表，内合于肺，肺气壅遏，气机不畅所致。方中干姜、细辛、五味子温脾益肺、止咳平喘；前胡疏风止咳，荆芥、黄芩解表清热，制约干姜、细辛温燥之性；杏仁、炙桑白皮、炙款冬花、苏子、桔梗宣肺祛痰、平喘止嗽；陈皮、半夏、茯苓、甘草理气调中、燥湿祛痰。诸药共奏疏风散寒，宣肺止嗽的作用。

配伍加减：恶寒发热加桂枝；咳喘较甚加麻黄，配伍生石膏制约麻黄发汗之力，使平喘而不发汗伤津；痰稠咳吐不利加贝母。

6.益气补肺汤

组成：黄芪 30g，党参 15g，山药 24g，茯苓 12g，半夏、橘红、杏仁、冬虫夏草、炙款冬花、苏子、桔梗、炙甘草各 9g。

功效：补肺健脾，祛痰止嗽。

主治：咳嗽（肺气虚证）。症见咳嗽气短，动则喘息，迁延不愈，遇寒加剧，吐痰稀薄，色白或色质清量多，多自汗出，易于感冒，感冒后不易出现高热。舌苔薄白，质淡，脉象无力。

方解：本证乃久咳不已，肺气虚所致。方中黄芪、党参、山药、冬虫夏草补益肺气；党参、山药配茯苓、炙甘草，健脾祛湿；橘红、半夏、桔梗配茯苓，燥湿祛痰；杏仁、苏子、炙款冬花、炙紫菀宣肺行气、止嗽平喘。诸药共奏补肺健脾，祛痰止嗽平喘的作用。

配伍加减：食少纳差加鸡内金、谷芽、山楂；自汗加麻黄根、浮小麦。

7. 润肺止血汤

组成：辽沙参 24g，麦冬 15g，五味子 9g，生百合 15g，生山药 30g，白及、百部、川贝母、杏仁各 9g，黑地榆 12g，生地炭 15g，阿胶 9g，甘草 3g。

功效：养阴润肺，清热凉血。

主治：咳嗽，咳血（阴虚肺燥，热伤脉络证）。症见咳嗽痰少，咯吐不利，痰中带血或咯吐大量鲜血，口干咽干，或兼低热盗汗。舌苔薄白，质红，脉细数。

方解：本证乃肺阴亏虚，燥热灼伤脉络，迫血妄行所致。方中辽沙参、麦冬、五味子、生百合、生山药润补肺阴；白及、百部、黑地榆、生地炭、阿胶清肺凉血止血；川贝母、杏仁化痰止咳。

配伍加减：大量咳血加水牛角、牡丹皮、玄参；低热盗汗加牡丹皮、地骨皮、白芍；气短自汗加黄芪。

8. 健脾止嗽汤

组成：黄芪 30g，党参 15g，白术 9g，茯苓 15g，橘红、半夏各 9g，砂仁 6g，川厚朴、苏子、杏仁、桔梗各 9g，甘草 6g，生姜 9g。

功效：益气健脾，温中祛痰。

主治：咳嗽（肺脾气虚，痰湿壅肺证）。症见咳嗽气短，痰涎较多，胸闷胃满，食少纳呆，或有恶心呕吐，面色萎黄，消瘦甚至贫血，时自汗出。舌苔白腻，质淡，脉滑无力。

方解：本证乃肺脾气虚，痰湿内聚，上壅于肺所致。方中黄芪、党参、白术、茯苓、甘草益气健脾；白术、茯苓配砂仁、川厚朴，温中和胃；橘红、半夏、生姜、桔梗、苏子、杏仁燥湿祛痰、降逆止嗽。

配伍加减：胃胀满甚者减黄芪、党参用量，加神曲；心慌心悸者加炒酸枣仁、石菖蒲；便溏者加炒薏苡仁。

9. 益气生津汤

组成：党参 12g，辽沙参 24g，麦冬 15g，瓜蒌子、川贝母、牡丹皮各 9g，桔梗 9g，竹茹、陈皮各 9g，白及 9g，甘草 3g。

功效：益气养阴，清热润肺。

主治：咳嗽（气阴两亏证）。症见咳嗽气短，午后低热，五心烦热，自汗盗汗，咽干口渴，食少欲呕，头晕失眠，心烦不宁，痰少而黏，咯吐不利，有时痰中带血丝，精神疲倦。舌苔薄黄，质红绛或淡红，脉细数。

方解：本证乃高热耗气伤阴，肺胃气阴两亏所致。方中党参益气生津；辽沙参、麦冬养阴润肺、清热生津；瓜蒌子、川贝母、桔梗化痰止嗽；牡丹皮、地骨皮、白及清热止血；竹茹、陈皮、甘草清胃调中止呕。本方适用于本病恢复期，气阴耗伤，正气不足，余热未净。

配伍加减：盗汗重者加五味子、龙骨、牡蛎；咳血加白茅根、黑地榆。

10. 消痈排脓汤

组成：鱼腥草、生薏苡仁各30g，桔梗12g，冬瓜仁30g，金银花、败酱草各24g，白茅根30g，生地炭15g，全瓜蒌21g，枳壳、白及、贝母各9g，甘草6g。

功效：清热解毒，凉血排脓。

主治：肺痈（溃脓期）。症见咳嗽吐脓血，腥臭异常，或如米粥，有时咯血，胸中烦满而痛，喘息气促，甚则喘不能卧，发热，面赤，烦渴喜饮，时自汗出。舌苔黄腻，质红绛，脉滑数。

方解：本证乃热壅血瘀，蕴结不散，血败肉腐，痈脓溃破所致。方中生薏苡仁、桔梗、败酱草排脓消痈散肿；金银花、鱼腥草、冬瓜仁清热解毒、清肺润肠；白茅根、生地炭、白及清热凉血止血；全瓜蒌、枳壳、贝母宽胸止痛、理气化痰；甘草解毒，调和诸药。

配伍加减：口渴甚者加天花粉、辽沙参；气短无力者加黄芪。

11. 黄芪沙参汤

组成：黄芪24g，辽沙参30g，麦冬、生百合各15g，生薏苡仁30g，桔梗9g，鱼腥草21g，丹皮9g，地骨皮15g，贝母9g，甘草6g。

功效：益气养阴，托里排脓。

主治：肺痈（恢复期）。症见身热渐退，或午后潮热，咳嗽减轻，咳吐脓血减少，痰液转为清稀，臭味亦淡，气短，形体消瘦，面色不华，口燥咽干，盗汗自汗，或见胸胁隐痛，精神疲惫。舌苔黄少津，质红或淡红，脉细数无力。

方解：本证乃病程迁延较久，肺痈溃后余毒未净，正虚邪恋，气伤阴耗所致。方中黄芪、辽沙参、麦冬、生百合益气养阴、生津润肺；生薏苡仁、桔梗祛湿排脓；鱼腥草清热解余毒而消痈肿；丹皮、地骨皮可清血分气分之余热而退潮热；贝母止咳化痰、清热散结。全方共奏益气养阴，托里排脓以扶正祛邪的作用。

配伍加减：低热不退加青蒿、银柴胡；食欲不振加山楂、鸡内金；咳吐脓血加白及。

12. 清肺祛风汤

组成：连翘12g，金银花15g，生桑白皮15g，地骨皮12g，桔梗9g，麦冬15g，菊花12g，薄荷、前胡、苍耳子各9g，生石膏21g，黄芩9g，甘草6g。

功效：清肺泄热，祛风透窍。

主治：鼻渊（风热壅肺证）。症见鼻内干燥不适，有时呼吸不畅，常擤出黄色黏液或黄绿色脓，带有臭味，嗅觉减退，前额疼痛，咽干口干，易于感冒。舌苔薄黄、质红，脉浮或浮数。

方解：本证乃风热不解，或风寒之邪郁久化热，肺失宣肃，郁热上蒸，清窍壅阻所致。方中连翘、金银花、生石膏、黄芩配"泻白散"之生桑白皮、地骨皮、桔梗，辛凉解毒、清肺泄热；麦冬养阴润肺而治鼻咽干燥；前胡、菊花、薄荷、苍耳子宣肺祛风。全方共奏清肺泄热、祛风透窍的作用。

配伍加减：口干甚者加天花粉。

13. 润肺清燥汤

组成：辽沙参21g，麦冬、玉竹、生百合各15g，冬桑叶、菊花、丹皮各9g，生地15g，赤芍12g，甘草3g。

功效：养阴润肺，清热活血。

主治：鼻渊（肺阴耗伤证）。症见鼻腔干燥，无鼻液，呼吸过于通畅，遇冷时鼻腔有疼痛感，咽干口燥。

方解：本证乃肺阴耗伤所致。方中辽沙参、麦冬、玉竹、生百合甘寒养阴、生津润肺；丹皮、生地、赤芍活血凉血；菊花、冬桑叶轻散宣肺清热。肺热清、津液复、气血通畅，则萎缩的鼻黏膜有恢复的可能。

配伍加减：便秘加蜂蜜、枳实。口干甚者加天花粉。

14. 二花解毒汤

组成：金银花15g，连翘、知母各12g，生石膏、蒲公英各30g，葛根12g，薄荷、菊花各9g，天花粉15g，丹皮9g，马勃6g，穿心莲15g，桔梗、牛蒡子各9g，甘草6g。

功效：清热解毒，活血排脓。

主治：风热乳蛾（肺胃炽热证）。症见初则全身倦怠不适，继则恶寒高热，口渴引饮，面色潮红，咽喉剧痛，吞咽困难，口臭，干呕不食，小便黄。查体可见扁桃体发红肿大，表面有黄白色脓点，逐渐连为伪膜（一侧或两侧，或两侧轻重不同），甚者咽颊亦红肿，颌下淋巴结肿大有压痛。舌苔黄，质红，脉洪数。

方解：本证乃肺卫素热，复感风热，内外热搏，热毒炽盛，结于咽喉所致。方中金银花、连翘、蒲公英、知母、生石膏、穿心莲清热解毒、泄肺胃之热；葛根、薄荷、菊花辛凉透表散热；桔梗、牛蒡子、甘草清利咽喉；丹皮、天花粉、马勃、桔梗凉血活血、消肿排脓。

配伍加减：便秘加大黄；扁桃体脓肿加桃仁、冬瓜仁；咳吐黄痰加川贝母。

15. 清肺利咽汤

组成：辽沙参30g，麦冬、石斛、生地黄各15g，牡丹皮9g，赤芍15g，天花粉12g，桔梗、牛蒡子、川贝母各9g，甘草3g。

功效：养阴清肺，活血利咽。

主治：虚火乳蛾（肺阴亏虚证）。症见咽喉干燥，不喜多饮，吞咽时有梗阻感，咽痛时作，早轻晚重，夜间更甚，常因外感而复发，干咳无痰，扁桃体微红肥大或萎缩粘连。舌苔薄白、质红，脉细数。

方解：本证乃急性炎症，治未彻底，高热耗伤肺阴，虚火上炎咽喉所致。方中辽沙参、麦冬、石斛、天花粉养阴清肺、生津润燥；生地、丹皮、赤芍凉血活血、散瘀消肿；川贝母清肺化痰止嗽；桔梗、牛蒡子、甘草清利咽喉。共奏养阴清肺，凉血活血，清利咽喉的作用。

配伍加减：便秘加冬瓜仁，枳实；咳血加白茅根、黑地榆。

16. 滋肾利咽汤

组成：蒸首乌21g，山萸肉12g，乌梅肉9g，山药24g，女贞子15g，知母、黄柏各9g，麦冬、石斛各15g，桔梗、牛蒡子各9g，牡丹皮、赤芍各15g，甘草3g。

功效：滋阴降火，生津利咽。

主治：虚火乳蛾（肾阴亏虚证）。症见咽喉干燥，轻度充血，扁桃体肥大或萎缩粘连。伴有心烦失眠，头晕耳鸣，五心烦热，午后颧红。舌苔薄白，质红，脉细数。

方解：本证乃急性炎症，治未彻底，高热伤阴或肾阴素虚，阴虚内热，虚火循经上炎咽喉所致。方中蒸首乌、山萸肉、乌梅肉、女贞子滋补肾阴；知母、黄柏、麦冬、石斛清热生津；丹皮、赤芍凉血活血、散瘀消肿；桔梗、牛蒡子、甘草清利咽喉。适用于本病肾阴不足，虚火上炎证。

配伍加减：心烦失眠加炒栀子、柏子仁；头晕耳鸣加菊花、灵磁石；五心烦热或低热加地骨皮、鳖甲。

17. 固肺养心汤

组成：党参、麦冬15g，五味子9g，炙百合15g，生山药30g，炒远志9g，酸枣仁15g，石菖蒲、陈皮、贝母、杏仁各9g，甘草6g。

功效：补肺养心，滋阴安神。

主治：肺胀（心肺阴虚证）。症见咳嗽喘息，动则心悸，呼气困难，咯痰不利，心烦少寐，口干面红。舌苔薄白，质红，脉沉细数。

方解：本证乃心肺阴虚所致。方中党参、山药、百合、五味子、麦冬补肺养心、清心除烦；远志、酸枣仁、石菖蒲配麦冬、五味子养阴安神；陈皮、贝母、杏仁利痰止咳。共奏补肺养心，利痰止喘之作用。

配伍加减：口干加天花粉；语言无力、动则汗出加黄芪。

18. 益气养心汤

组成：党参15g，白术9g，茯苓15g，桂枝6g，半夏、炒远志各9g，酸枣仁15g，石菖蒲、苏子、桔梗、白果各9g，炙麻黄5g，炙甘草9g。

功效：益气健脾，养心平喘。

主治：肺胀（肺脾气虚，痰浊壅阻证）。症见咳嗽喘息，心悸气短，劳则尤甚，痰涎壅盛，恶风易汗，神疲乏力，面色白。舌苔白腻，质黯淡，脉细弱。

方解：本证乃肺脾气虚，痰涎壅阻，肺失肃降，气机不畅，久则累及心脏所致。脾为生痰之源，肺为贮痰之器，故本证以痰涎过多为特征。方中党参、白术、茯苓、炙甘草、半夏益气健脾、燥湿祛痰；桂枝通阳利水，使痰湿从小便而去；远志、酸枣仁、石菖蒲养心安神；苏子、桔梗、白果理气降逆、祛痰平喘；炙麻黄宣肺平喘。

配伍加减：语言无力、动则汗出去炙麻黄，加黄芪；脘腹胀满加砂仁、厚朴。

19. 温阳养心汤

组成：附子、桂枝、白术各 9g，茯苓 24g，泽泻、赤芍各 15g，干姜 9g，酸枣仁 15g，炒远志 9g，丹参 15g，炙甘草9g。

功效：温阳健脾，活血安神。

主治：肺胀（脾肾阳虚，水气凌心证）。症见心悸喘咳，吸气困难，不能平卧，面色灰暗，形寒畏冷，四肢不温，全身水肿，下肢尤甚，尿少便溏，口唇紫绀。舌苔白，质紫黯、体胖大，脉沉无力，或见结、代脉。

方解：本证乃肾阳虚衰，脾阳不振，水气上逆，犯肺凌心所致。方用大辛大温之附子、桂枝温脾肾之阳，助气化，为本方之主药；桂枝配干姜、白术、茯苓、泽泻温中健脾，通阳利水，使水湿下行，不上逆犯肺凌心，则心肺自安。因本证为正虚邪盛，故加远志、酸枣仁以养心安神；丹参、赤芍行血活血，血行通畅，心血得养，则心神自宁。

配伍加减：语言无力、动则汗出加黄芪、党参；食少纳差加砂仁、鸡内金。

20. 益气解表汤

组成：黄芪 21g，党参 15g，白术 9g，茯苓 15g，桂枝 6g，白芍 12g，前胡 9g，苏叶 6g，炙麻黄 5g，橘红、半夏、枳壳、桔梗各 9g，甘草、生姜各 6g，红枣 5 枚。

功效：益气固表，疏风散寒。

主治：肺胀（风寒犯肺证）。症见咳喘气逆，甚至倚息不能卧，吐痰色白而稀，恶寒重，发热轻，鼻塞流涕，头身酸痛。舌苔薄白，质淡，脉浮紧无力。

方解：本证乃肺卫气弱，感受风寒之邪所致。方中黄芪、党参、甘草益气固表；桂枝、白芍配姜、枣调和营卫；前胡、苏叶、炙麻黄宣肺平喘、疏风散寒；枳壳、橘红、半夏、桔梗理气宽中、燥湿祛痰；白术、茯苓配党参、甘草健脾益肺。本方在扶正的基础上，调和营卫，疏风散寒，故适用本病外感风寒证。

配伍加减：痰涎过多加葶苈子。

21. 益阴疏风汤

组成：辽沙参 15g，麦冬 12g，南沙参 15g，黄芩、前胡各 9g，葛根 12g，杏仁、白果、川贝母、桔梗各 9g，枳壳、甘草各 6g。

功效：益阴补肺，疏风清热。

主治：肺胀（风热蕴肺证）。症见咳喘气逆，不能平卧，发热自汗，吐痰黄稠，咯吐不利，口渴咽干。舌苔黄腻、质偏红，脉浮数无力。亦可用于治疗慢性肺源性心脏病，证属风热蕴肺者。

方解：本证乃风热伤肺，或阴虚肺热，外感风寒，郁而化热，肺失肃降所致病症。方中辽沙参、麦冬、炙百合益阴补肺；前胡、葛根、南沙参、黄芩疏风清热；杏仁、白果止嗽平喘；川贝母、桔梗清热化痰；枳壳宽中理气。故本方疏风清热而不损正伤阴。

配伍加减：自汗甚者加黄芪。

（二）心系验方

1.疏风安神汤

组成：当归 9g，赤芍 9g，忍冬藤 30g，防己 12g，牡丹皮 9g，地骨皮、龙骨、牡蛎各 15g，五味子 9g，柏子仁 15g，威灵仙、松节各 12g，生薏苡仁 30g。

功效：疏风清热，养阴安神。

主治：心悸（风湿化热，耗伤心阴证）。症见低热盗汗，心悸失眠，关节肿痛，初则心悸气短。舌苔薄白，质红，脉细数无力。

方解：本证乃风湿化热，日久伤及心阴所致。方中当归、赤芍、秦艽、忍冬藤、防己活血疏风；牡丹皮、地骨皮清热凉血；柏子仁、五味子、龙骨、牡蛎养阴安神；威灵仙、松节、生薏苡仁祛风除湿、通络止痛。

配伍加减：脘腹胀满加砂仁、鸡内金；口干加天花粉、麦冬。

2.益气安神汤

组成：黄芪 30g，党参 15g，白术 9g，茯苓、当归各 15g，川芎 9g，生地黄 12g，桂枝 6g，石菖蒲 9g，酸枣仁 15g，远志 9g，炙甘草 12g。

功效：益气补血，养心安神。

主治：心悸（气血亏虚，心脉失养证）。症见心悸，动则加剧，呼吸气短，时自汗出，面黄少华，失眠多梦，或见下肢浮肿。舌苔薄白，质淡胖，脉沉细无力。

方解：本证乃久痹不已，气血亏虚，内舍于心，心脉失养所致。方用党参、白术、茯苓、炙甘草，健脾胃补中益气；当归、川芎、白芍、生地补肝养血；黄芪、桂枝甘温而热，既可益气助阳、大补中气，又可温补肝血以养血活血；远志、酸枣仁、石菖蒲养心安神。气血生化有源，心血得养，脉络通畅，则诸症自可痊愈。

配伍加减：食少胃满者加砂仁、神曲。

3.活血安神汤

组成：黄芪30g，党参15g，当归、赤芍、生地黄各12g，桃仁9g，党参15g，桂枝6g，枳壳、石菖蒲各9g，酸枣仁15g，炙甘草9g，琥珀3g（分两次冲服）。

功效：补肺养血，益气活血。

主治：心悸（心肺阳虚，脉络瘀阻证）。症见心悸，胸闷气短，咳嗽喘息，有时咯血，头晕乏力，两颧紫红，唇甲青暗，胁下痞块胀痛（瘀血性肝肿大），肢体浮肿，下肢明显。舌苔薄白，质紫暗或有瘀点，脉细涩无力或见结代。

方解：本证乃心脉痹阻，肺气壅塞，心肺阳虚，气虚血瘀，脉络不畅所致。方中黄芪、党参、桂枝、炙甘草益气强心、温补心肺之阳；当归、赤芍、生地、桃仁、丹参配桂枝，行血活血化瘀；枳壳、石菖蒲宽胸理气；酸枣仁、琥珀配石菖蒲、当归、生地养血安神。本方配伍攻补兼施，适用于心肺阳虚，气虚血瘀的虚中夹实证。

配伍加减：食少纳差加砂仁、鸡内金。

4. 通阳安神汤

组成：党参 15g，制附子、干姜各 9g，桂枝 6g，白术 9g，茯苓 15g，泽泻 12g，丹参、酸枣仁各 15g，石菖蒲 9g，炙甘草 9g，琥珀 3g（分两次冲服）。

功效：通阳利水，活血安神。

主治：心悸（脾肾阳虚，水湿泛滥证）。症见心悸，咳嗽气喘，甚不能卧，面色黧黄，面浮肢肿，下肢尤甚，形寒畏冷，四肢欠温，口唇紫绀，胁下痞块刺痛。舌苔薄白，质紫暗，脉细涩无力或结代。

方解：本证乃风湿性心脏病之晚期，心、肺、脾、肾之阳俱虚，机体功能衰弱，水液不能排泄、气虚血瘀，水湿泛滥所致。方中用大辛大温之附子、干姜、桂枝配党参、炙甘草以期振诸脏之阳而消寒水；配白术、茯苓、泽泻健脾温中以复气血生化之源；配丹参、琥珀、石菖蒲、酸枣仁补气活血、养心安神。共奏通阳利水，活血安神的作用。

配伍加减：血虚加当归、龙眼肉；腰膝酸软加熟地黄、怀山药。

5. 导痰活血汤

组成：白术 9g，茯苓 15g，橘红、半夏、石菖蒲、枳壳、降香、厚朴各 9g，广木香 6g，桂枝 6g，丹参 21g，山楂 15g，甘草 3g。

功效：健脾豁痰，通阳活血。

主治：胸痹（痰浊内盛，血脉遏阻证）。症见胸闷气短，骤发性心前区疼痛，体倦乏力，四肢沉重，或逐渐肿胀，脘腹胀满，大便溏，头晕头沉，口干不欲饮，嗳气，心慌。舌苔白腻，质暗淡而胖，边有齿痕，脉弦滑或濡缓。

方解：本证乃脾虚失运，痰浊内生，痰阻气机，滞塞脉络，心脉瘀滞所致。方中白术、茯苓健脾利湿；广木香、厚朴醒脾理气、燥湿化浊；橘红、半夏降逆豁痰；桂枝通阳利水，配白术、茯苓以增强脾之运化功能；枳壳、降香、丹参、山楂宽胸理气、活血化瘀。共奏健脾豁痰，通阳活血之功。

配伍加减：心前区疼痛甚者加薤白、高良姜；下肢浮肿加玉米须、泽泻；口干苦，头晕头痛，舌苔黄腻，脉滑数，去桂枝、厚朴、半夏，加龙胆草、黄芩、地龙、菊花。

6. 理气活血汤

组成：当归、川芎各9g，赤芍15g，柴胡、香附、枳壳、降香、石菖蒲各9g，丹参21g，红花、延胡索各9g，甘草3g。

功效：宽胸理气，活血化瘀。

主治：胸痹（气滞血瘀，心脉阻滞证）。症见心胸绞痛阵作，痛有定处，或痛引左肩臂手，甚则心痛彻背，汗出肢冷，面白唇紫，手足发青。平素胸闷气短，精神抑郁，心烦易怒，头晕，咽干。舌苔薄白，质紫黯或有紫斑，脉沉弦而涩或结脉。

方解：本证乃肝郁气滞，气滞血瘀，血行不畅，心脉瘀阻所致。方中柴胡、香附、枳壳、降香疏肝解郁、宽胸理气；当归、川芎、赤芍、丹参、红花、延胡索活血化瘀、行血止痛；石菖蒲、甘草芳香开窍、益气和中。

配伍加减：头晕头痛，口干苦，舌苔薄黄，脉弦数者去川芎、石菖蒲，加龙胆草、菊花。

7. 通阳活血汤

组成：桂枝 9g，薤白 12g，全瓜蒌、党参各 15g，肉桂 6g，石菖蒲、降香各 9g，丹参 21g，川芎、炙甘草各 9g。

功效：通阳宣痹，补气活血。

主治：胸痹（心肾阳虚，心脉瘀滞证）。症见心悸气短，胸闷，心痛时作，面色㿠白，体倦无力，喜热恶寒，多梦，健忘。舌苔薄白，质淡，脉沉缓无力。

方解：本证乃心肾阳虚，心阳不足，脏器失调，血行无力，心脉瘀滞所致。方中桂枝、薤白、党参、肉桂温心肾之阳、通阳宣痹，全瓜蒌、降香、丹参、川芎宽胸理气、活血散瘀；石菖蒲、炙甘草理气透窍、强心安神。

配伍加减：形寒肢冷，自汗气促，腰膝无力甚，加附子、黄芪。

8. 养阴活血汤

组成：党参 15g，麦冬 12g，五味子 9g，蒸首乌 21g，枸杞 12g，丹参 15g，枳壳、降香各 9g，琥珀 3g（分两次服），酸枣仁、黄精各 15g，生地 12g，甘草 3g。

功效：滋阴通络，交通心肾。

主治：胸痹（心肾阴虚，心脉瘀滞证）。症见心悸，胸闷气短，阵发心痛，夜间较多，头晕失眠，耳鸣目眩，烦热口干，手足心热，腰酸无力。舌苔薄白，质红绛，脉沉细而数。

方解：本证乃心肾阴虚，精亏血虚，脉络不充，血行不畅，心血失养所致。方中党参、麦冬、五味子、蒸首乌、枸杞、黄精、生地益气而补心肾之阴，养血生脉；枳壳、降香、丹参、琥珀宽胸理气、活血散瘀；琥珀配酸枣仁，养血安神、交通心肾。共奏滋阴通络，交通心肾之效。

配伍加减：心痛频作加三七、乳香；五心烦热，头晕者加丹皮、菊花。

（三）脾胃系验方

1. 芍苓汤

组成：当归9g，白芍15g，白术9g，茯苓15g，猪苓、泽泻各9g，桂枝5g，广木香、黄连各6g，黄芩9g，焦山楂15g，香附9g，黑地榆12g，甘草3g。

功效：清热利湿，调气行血。

主治：湿热痢（湿热相兼）。症见突然出现阵发性腹痛、腹泻，便时有少量粪便，后转为白色黏液伴有血丝，继而呈红白黏液相杂，里急后重，肛门灼热，小便短赤。舌苔黄，根部黄腻，质红，脉滑数。

方解：本方证乃湿热疫毒侵入胃肠，气血阻滞，大肠传导失司所致。方中广木香、香附、当归、白芍调气行血；五苓散健脾利湿；黄芩、黄连清热燥湿；焦山楂、黑地榆凉血、止血、收敛。共奏清热利湿、调气行血、止血收敛之效。

配伍加减：发热恶寒，表证者加柴胡、葛根；腹痛拒按、痢下不爽加大黄、枳实。

2. 温中止痢汤

组成：党参 15g，白术 9g，茯苓 15g，干姜 9g，肉桂 6g，诃子肉、炙米壳各 9g，赤石脂 30g，当归 9g，白芍 15g，炙甘草 6g。

功效：温中健脾，收涩固脱。

主治：虚寒痢（脾肾阳虚）。症见精神疲倦，形体消瘦，腹痛绵绵，痢下稀薄，色暗淡如鱼脑或白黏液，且伴见里急后重，甚至大便滑脱不禁，口淡食少，四肢欠温。舌苔白，质淡，脉象沉细无力。

方解：本证乃久痢不止，湿邪寒化，脾肾阳虚所致。方中以桂附理中汤去附子加茯苓，以温脾肾之阳；赤石脂、炙米壳、诃子肉温脾涩肠、固脱止痢；当归、白芍益阴养血。共奏健脾温肾，涩肠固脱之效。

配伍加减：形寒畏冷、四肢欠温加附子；久痢不止、中气下陷加黄芪、升麻。

3. 和胃化食汤

组成：陈皮、半夏各 9g，茯苓 15g，藿香 9g，砂仁 6g，川厚朴 9g，山楂、神曲各 15g，枳实 9g，甘草 3g，生姜 9g。

功效：消食化滞，调和胃气。

主治：呕吐（饮食伤胃）。症见上腹部疼痛，胀满拒按，恶心呕吐，呕吐物多为食物残渣，伴酸腐的食臭味，嗳气厌食，大便溏或结。舌苔腻，脉滑有力。

方解：本方证乃宿食停积于胃，气血壅滞，胃失和降所致。方中陈皮、半夏、茯苓、生姜降逆止呕和胃；藿香、砂仁、川厚朴、枳实理气止痛、祛湿化浊；山楂、神曲消肉食之积。故本方对饮食伤胃，宿食停积，胃未化热者有效。

配伍加减：口干苦臭、渴饮、舌苔黄腻、脉滑数去藿香、砂仁、川厚朴，加竹茹、黄芩、知母；便秘、腹痛拒按加大黄、芒硝。

4. 清热养胃汤

组成：辽沙参21g，麦冬、石斛各15g，知母9g，天花粉12g，白芍15g，陈皮9g，莱菔子30g，丹皮9g，谷芽、山楂各15g，甘草3g。

功效：疏肝泄热，养阴和胃。

主治：胃脘痛（胃阴不足）。症见胃脘时痛，偶尔疼痛剧烈，胃部有灼热感，自觉饱闷嘈杂，口干口苦，心烦易怒，饮食减少，有时反复吐血。舌苔薄黄缺津或无苔，质红或见有瘀点，脉弦细而数。

方解：本证乃肝胃郁热，耗伤胃阴所致。方中白芍、陈皮、莱菔子疏肝理气而不燥；辽沙参、麦冬、知母、天花粉、丹皮清热养胃阴；谷芽、山楂和胃；配丹皮亦行血中之气。

配伍加减：吐血便血加三七。

5. 香砂温中汤

组成：党参12g，白术9g，茯苓15g，陈皮、半夏各9g，广木香、砂仁各6g，川厚朴9g，干姜6g，丁香5g，川芎9g，甘草3g。

功效：益气健脾，温中和胃。

主治：胃脘痛（脾胃虚寒）。症见胃脘隐痛，喜暖喜按，泛吐清水，怕冷乏力，食欲减退，饭后胀满，形体消瘦，神疲健忘，四肢欠温，面黄少华。舌苔薄白，质淡，舌体胖，脉沉细无力。

方解：本证乃脾胃虚寒，中气不足所致。方中香砂六君子汤加川厚朴、干姜、丁香以益气健脾、温中和胃；配川芎以行气活血。

配伍加减：大便溏稀加炒薏苡仁、芡实；畏寒肢冷甚加附子、肉桂。

6. 健脾止泻汤

组成：党参 12g，白术 9g，茯苓 15g，泽泻 12g，桂枝 6g，白芍 12g，砂仁 6g，薏苡仁 30g，煨肉豆蔻 9g，诃子肉 12g，炙甘草、生姜各 9g，大枣 5 枚。

功效：益气健脾，温中和胃。

主治：泄泻（脾胃虚弱）。症见长期大便溏稀，次数增多，每食较难消化之食物或生冷食物以及气候变冷则泄泻加重，甚至泻出完谷不化的食物残渣，面色萎黄，形体消瘦，体倦无力，饮食减少，食后脘腹胀满。舌苔白或白腻，质淡胖，脉缓无力。

方解：本证乃脾胃虚弱，脾失健运，中焦虚寒，水湿不化所致。本方以温中健脾为主，方中党参、白术、茯苓、泽泻、薏苡仁、炙甘草益气健脾，利湿止泻；桂枝、白芍、生姜、大枣温中补虚，调和肝脾；诃子肉、煨肉豆蔻涩肠止泻，收敛固涩；砂仁调中行气，温脾止泻，使补而不滞。

配伍加减：滑泻不止加赤石脂，必要时加炙米壳；如脾胃虚寒、腹中绵绵作痛、肠鸣腹泻清水者，加炮姜、附子。

7. 清热散痈汤

组成：连翘 12g，金银花 24g，蒲公英 30g，枳壳 9g，青皮、延胡索各 9g，丹皮 12g，赤芍 15g，大黄 9g（后煎），广木香 6g。

功效：清热解毒，行气活血。

主治：肠痈（气血瘀滞，湿热蕴结）。症见腹痛从中上腹或脐周围开始，数小时后转移至右下腹部，呈持续性或阵发性疼痛，并越来越剧烈，痛处拒按，一般有反跳痛，伴有恶心呕吐、不欲饮食、发热、微恶寒、小便短赤、大便溏或秘。舌苔白腻或微黄，质稍红，脉滑数有力。

方解：本证乃气血瘀滞，湿热蕴结，肠痈初起，痈脓未成所致，多见于急性单纯性阑尾炎的初期阶段。方中连翘、金银花、蒲公英清热解毒；枳壳、青皮、广木香行气散结：延胡索、丹皮、赤芍活血化瘀；大黄除能活血化瘀外，并能荡涤热结，通利大便，使湿热从大便排出。

配伍加减：恶心呕吐加藿香、竹茹；发热重加黄芩；大便溏，去大黄，加薏苡仁、白豆蔻。

8. 活血消痈汤

组成：当归 9g，赤芍 15g，丹皮 12g，桃仁、枳壳各 9g，乳香、没药各 6g，金银花 24g，蒲公英 30g，皂角刺 9g，败酱草 30g，天花粉 15g，生薏苡仁 30g，大黄 15g，甘草 6g。

功效：活血散瘀，排脓消肿。

主治：肠痈（湿热壅盛，腐肉蒸脓）。症见右下腹疼痛剧烈，痛处拒按，反跳痛明显，或触及包块，腹壁拘急紧张，高热自汗出，咽干口渴，便秘尿赤。舌苔黄腻，质红，脉洪数。

方解：本方证乃湿热过盛，热毒壅蓄肠中，气血瘀滞，腐肉成脓所致。多见于重症阑尾炎，或阑尾炎化脓早期合并轻度腹膜炎。方中当归、赤芍、没药、丹皮、桃仁、乳香、枳壳行气活血散瘀；生薏苡仁、败酱草、皂角刺、天花粉渗湿消肿排脓；金银花、蒲公英、甘草清热解毒；大黄荡涤热结、散瘀通便。

配伍加减：高热、口渴喜饮、面红目赤、尿赤便秘、舌苔黄燥、舌质红、脉洪数加黄连、黄芩、生石膏；舌质绛红少苔、脉细数，甚至鼻衄加水牛角、生地。

9. 养阴疏肝汤

组成：辽沙参 24g，麦冬、石斛、白芍各 15g，青皮、陈皮、甘松各 9g，刘寄奴 12g，吴茱萸 5g，黄连 6g，白及 9g，甘草 3g。

功效：养阴和胃，疏肝泄热。

主治：胃痛（肝火犯胃）。症见痛势急迫，胃中灼热，痛处不喜按，口干而苦，心烦易怒，吐酸嘈杂，食后疼痛无明显缓解，尿黄便秘。舌苔薄黄缺津，质红，脉弦数。

方解：本证乃肝郁化火，横逆反胃，耗伤胃阴所致。方中沙参、麦冬、石斛、黄连滋阴清热，白芍、青皮、陈皮、甘松、吴茱萸疏肝开郁，理气止痛；刘寄奴通经活血，消瘀止痛；白及消肿止痛、收敛止血；同时吴茱萸和黄连并用即为"左金丸"，辛开苦降，可解反酸嘈杂。诸药共奏养阴清热、疏肝活血、收敛升肌之效。疼痛缓解，胃火已清后，可酌减清热之品，加入健脾而不温燥之山药、薏苡仁、茯苓等常服，以促进脾胃功能恢复。

10. 愈疡建中汤

组成：党参15g，白术9g，茯苓15g，桂枝6g，白芍12g，砂仁6g，川厚朴、甘松各9g，刘寄奴2g，延胡索9g，乌贼骨9g，甘草6g。

功效：温中健脾，理气活血。

主治：胃痛（脾胃虚寒）。症见胃脘隐痛，饥饿时痛甚，胃部有凉感，痛处喜按，有时泛吐清水，喜热恶寒，每在秋冬季节疼痛加剧，神疲乏力，口淡食少，胃脘嗳气，手足欠温，大便溏。舌苔白润，质淡，脉细弱。

方解：本证乃脾胃虚寒所致，方由四君子汤和小建中汤加减而成。方中四君子汤合小建中汤，温中健脾；砂仁、川厚朴、甘松理气疏肝，醒脾止痛；刘寄奴、延胡索活血化瘀止痛；乌贼骨收敛止血生肌。故本方适用于经久不愈，脾胃虚寒的溃疡症。如气虚重者亦可予香砂六君子汤加减应用。

配伍加减：语言无力、形寒肢冷加黄芪，甚者加制附子。

11.愈疡活血汤

组成：当归、川芎各9g，赤芍15g，五灵脂、炒蒲黄、延胡索各9g，三七3g（分2次冲），香附、西茴各9g，广木香6g，甘草3g。

功效：活血化瘀，理气止痛。

主治：胃痛（气滞血瘀）。症见胃脘部刺痛，痛处多固定不移，严重时可持续疼痛，痛如锥刺刀割而拒按，食后更甚，甚至不能进食。有时呕血，大便呈灰黑色或柏油样。舌苔薄白，质绛红，边多有紫斑，脉弦细而涩。

方解：本证乃系久痛伤络，气滞血瘀所致。本方在四物汤合失笑散的基础上去生地加延胡索、三七以活血化瘀，行血止血；香附、广木香、小茴香疏肝理气，促使气行血行。气血通畅，则疼痛与出血自解。

配伍加减：腹胀嗳气加丁香、柿蒂。

（四）肝胆系验方

1.健脾疏肝汤

组成：白术9g，茯苓15g，泽泻12g，郁金、青皮各9g，川楝子12g，川厚朴9g，砂仁、广木香各6g，神曲、麦芽各15g，甘草3g。

功效：健脾利湿，疏肝理气。

主治：胁痛（脾虚肝郁）。症见胸脘闷胀，干呕恶心，食欲不振，食后腹胀，午后较甚，两胁胀痛，肢体困倦，自觉行走时肢体沉胀，甚至面部及四肢浮肿，大便溏。舌体胖大，边有齿痕，舌质淡，苔白腻，脉弦滑。

方解：本证乃脾失健运，湿阻中焦，阻滞气机，肝气不疏所致。方中白术、茯苓、泽泻、甘草健脾利湿；川厚朴、砂仁、广木香调中行气、醒脾化湿；神曲、麦芽消积化食、和胃消胀；郁金、青皮、川楝子疏肝理气、散郁止痛。

配伍加减：面色萎黄、浮肿，舌苔白腻而厚，脾虚盛者加桂枝、藿香；舌苔黄腻，质偏红，气郁化热者去川厚朴、砂仁，加龙胆草、栀子、茵陈。

2. 疏肝养阴汤

组成：当归 9g，白芍 15g，蒸首乌 18g，枸杞 15g，五味子 9g，柴胡 6g，山药 24g，茯苓 12g，郁金 9g，川楝子 12g，丹皮、栀子各 9g，甘草 3g。

功效：疏肝养阴，健脾清热。

主治：胁痛（肝肾阴虚）。症见胁肋疼痛，以右胁为主，平时隐痛，疲劳后疼痛加剧，头晕目眩，心烦急躁，失眠多梦，口干咽干，腰膝无力，甚则五心烦热。舌苔薄，质红，脉弦细。

方解：本证乃肝郁气滞日久、化热耗伤肝肾之阴，或素体阴虚肾亏所致。本方由滋水清肝饮演化而来。方中当归、白芍、蒸首乌、枸杞子、五味子、柴胡疏肝养肝、滋阴养血；郁金、川楝子疏肝理气；配丹皮、栀子，散郁清热；山药、茯苓、甘草健脾祛湿而不伤阴。本方具有滋阴养肝而不助湿伤脾，健脾理气而不伤阴，肝、脾、肾三脏兼顾，药物相互为用的特点。

配伍加减：腹胀者加莱菔子；脾脏肿大者去五味子、栀子、枸杞，加鳖甲、穿山甲、延胡索、桃仁；失眠去蒸首乌，加夜交藤；齿衄加生地炭。

3. 疏肝利胆汤

组成：当归 9g，白芍 12g，白术 9g，茯苓 15g，柴胡、黄芩、香附各 9g，郁金、川楝子各 12g，龙胆草 9g，茵陈 15g，丹皮、莪术各 9g，甘草 3g。

功效：疏肝理气，清热利胆。

主治：胁痛（肝胆气滞）。症见右胁下隐痛，胃脘胀满，嗳气则舒，胸闷气短，反复发作，口干口苦，食欲减退，不喜油腻食物，心烦易怒。舌苔薄腻微黄，质边红，脉弦。

方解：本证以肝胆气滞为主，兼有中焦湿热。方中当归、白芍、柴胡、香附、郁金、川楝子疏肝理气；龙胆草、茵陈、黄芩苦寒燥湿清热；配白术、茯苓，以增强脾之健运，使除湿务尽；当归、白芍配丹皮、莪术行气活血、消除气滞而产生的血瘀。气血通畅、湿祛热清，则炎症自消。

配伍加减：右胁下持续刺痛、舌质黯红、脉涩去龙胆草、黄芩，加延胡索、五灵脂。

4. 疏肝活瘀汤

组成：当归 12g，赤芍 15g，白术 9g，茯苓 24g，柴胡 6g，香附 9g，郁金 12g，延胡索 9g，丹参 24g，莪术、丹皮各 9g，鳖甲 21g，穿山甲、泽泻各 9g，车前子 15g。

功效：疏肝健脾，活血化瘀。

主治：鼓胀（肝脾血瘀）。症见腹水明显，腹部胀满，两胁刺痛，痛处固定不移，腹现青筋，面色苍黑，口唇紫黯，胸背及上腹部皮肤有出血点，面颈和上肢有蜘蛛痣，肝掌明显，牙龈及鼻腔不断出血，小便色黄量少。舌苔薄白，舌质暗红，脉弦涩。

方解：本证系肝脾失调，肝郁气滞日久，气滞血瘀，脾虚水湿不运，阻滞气机，使瘀血更甚。在气滞、血瘀、水湿的病理中，以血瘀为主。本方具有协调肝脾，行气活血化瘀的作用。方中柴胡、郁金、香附疏肝理气、行气解郁，使气行则血行；当归、赤芍、牡丹皮、丹参、莪术、延胡索活血化瘀、行气清热；穿山甲、鳖甲通经活络，育阴破癥；白术、茯苓、泽泻、车前子健脾除湿、甘淡利水。诸药相互为用，共奏疏肝健脾、行气化瘀之功。

配伍加减：大便潜血加三七、黑地榆。

5. 祛湿通络汤

组成：白术 9g，茯苓 15g，橘红、半夏各 9g，泽泻 12g，荷叶 30g，石菖蒲、黄芩各 9g，地龙 21g，鸡血藤 30g，川木瓜 21g，乌梢蛇 12g，蜈蚣 3 条，甘草 3g。

功效：豁痰利湿，息风通络。

主治：中风（风痰上逆）。症见头晕头沉，突然口眼㖞斜，舌体不正，语言不利，痰涎较多，手足重滞，半身不遂。舌苔黄腻，体胖大，边有齿痕，脉沉滑。

方解：本证系平素脾虚，痰湿内盛，郁而化热，复因一时将息失宜或情志内伤，导致心肝火盛，肝风内动，风痰上逆，痰随气升，上扰清窍，横窜经络。方中白术、茯苓、泽泻、橘红、半夏豁痰利湿；荷叶、石菖蒲、黄芩化浊清热；地龙、鸡血藤、蜈蚣、乌梢蛇活血通络息风。本方适用于中经络之风痰上逆证及阴闭的后遗症。

配伍加减：肢体浮肿甚加玉米须；头晕头痛、口干苦热胜加生石膏。

6.养阴通络汤

组成：蒸首乌 21g，川牛膝、白芍各 15g，丹皮 9g，地龙 21g，全蝎 9g，蟅虫 12g，珍珠母 30g，菊花 12g，乌梢蛇 12g，鸡血藤 30g，天麻 9g，甘草 3g。

功效：滋阴潜阳，息风通络。

主治：中风（阴虚阳亢）。症见头晕头痛，突然晕倒，口眼㖞斜，舌体不正，语言不利，半身不遂。舌苔薄黄，质红，脉弦细数。

方解：本证为肾阴虚亏，肝阳上亢，肝动化风，风火上扰清窍，走窜经络，气血不畅所致。方中蒸首乌、川牛膝、白芍、丹皮、珍珠母滋阴清热潜阳；地龙、全蝎、蟅虫、乌梢蛇、鸡血藤、菊花、天麻息风通络。故适用于风中经络的阴虚阳亢证及中脏腑的阳闭证所致的半身不遂后遗症。

配伍加减：语言謇涩加石菖蒲、远志；痰多加川贝母、天竺黄。

7. 通窍止痛汤

组成：当归 12g，川芎 9g，赤芍 15g，桃仁、红花各 9g，丹参 24g，蒸首乌 15g，石菖蒲 9g，肉苁蓉 15g，麝香 0.3g，白芷 9g，细辛 5g，天麻、菊花各 9g，葱白 3 寸，甘草 3g。

功效：通窍活血，化瘀止痛。

主治：外伤头痛（瘀血阻滞）。症见外伤后立即发生短时间的神志恍惚或丧失，持续时间可数分钟到半小时，苏醒后对受伤情况不能记忆。具体表现为头痛头晕，记忆力明显减退，失眠，耳鸣，有时有恶心。舌质黯，脉涩。亦可用于治疗脑震荡后遗症，证属瘀血阻滞者。

方解：方中当归、川芎、赤芍、桃仁、红花、丹参、蒸首乌活血化瘀，行血通络；石菖蒲、肉苁蓉、麝香、葱白、细辛配天麻、白芷、菊花温通透窍，散瘀止痛。

配伍加减：失眠、头晕耳鸣甚加酸枣仁、菊花。

8. 清肝汤

组成：栀子、黄芩各 9g，菊花 15g，龙胆草 9g，夏枯草、地龙各 15g，生石膏 21g，灵磁石 30g，麦冬 15g，甘草 3g。

功效：清肝泄热，潜阳息风。

主治：眩晕（肝阳亢盛）。症见头晕目眩，头痛面赤，口苦口干，烦躁易怒，便秘溺黄。舌苔黄缺津，边尖红，脉弦有力或弦数有力。

方解：本证乃肝火内盛，肝阳上亢所致。本方以清肝泄热为主，方中栀子、黄芩、龙胆草、菊花、夏枯草、生石膏清肝泄热、除烦止渴；灵磁石、地龙潜阳镇肝、息风清热；麦冬清热养阴。

配伍加减：失眠加夜交藤；便秘加大黄。

9. 滋阴清肝汤

组成：蒸首乌 21g，川牛膝、白芍、枸杞各 15g，珍珠母 30g，地龙 21g，炒杜仲 15g，菊花 12g，草决明、钩藤、山楂各 15g，甘草 3g。

功效：滋肾养肝，清热潜阳。

主治：眩晕（阴虚阳亢）。症见头痛头晕，目眩，耳鸣，劳则加重；失眠多梦，健忘，易疲劳，腰膝酸软，五心烦热。舌苔薄白，质红，脉弦细或弦细数。

方解：本方证乃肾阴亏虚，髓海不足，肝失滋养，阴虚阳亢所致。方中蒸首乌、川牛膝、白芍、枸杞、炒杜仲滋阴养肝、益精补肾；珍珠母、草决明、菊花、钩藤镇肝潜阳、凉肝清热；山楂消积化瘀，使补而不滞。

配伍加减：血压高加生石膏；肢体麻木加鸡血藤、桑枝、丹参；失眠重加琥珀、酸枣仁；恶心呕吐加姜竹茹；失眠多梦加夜交藤。

10. 健脾平肝汤

组成：白术 9g，茯苓 15g，泽泻 12g，玉米须 30g，荷叶 30g，地龙 21g，珍珠母 30g，钩藤 15g，菊花 12g，天麻 9g，甘草 3g。

功效：健脾利湿，平肝潜阳。

主治：眩晕（脾虚肝旺）。症见头晕头沉，体倦乏力，四肢浮肿，下肢为甚，胸脘满闷，行走时自觉肢体沉胀，梦多，健忘。舌苔腻，质淡胖，边有齿痕，脉弦滑。

方解：本证乃脾虚失运，湿阻气机，肝郁化热所致。方中白术、茯苓、泽泻、玉米须、荷叶、甘草健脾利湿、化浊消肿；珍珠母、地龙、钩藤、菊花、天麻平肝潜阳、息风通络。本方具有协调肝脾的作用。脾能健运，肝气条达、气机通畅，则诸症自消。

配伍加减：食少胃满加砂仁；头晕甚加细辛。

11. 祛痰止眩汤

组成：白术 9g，茯苓 15g，泽泻 12g，橘红 9g，半夏、枳实各 9g，竹茹 12g，胆南星、龙胆草、天麻各 9g，菊花 12g，钩藤 15g，甘草 3g。

功效：健脾祛痰，清热平肝。

主治：眩晕（痰湿阻滞，肝火上逆）。症见突然发作旋转性眩晕，自觉房屋和床都在旋转欲倒，或有摇晃的错觉，视物时旋转更甚，故常闭目静卧，不敢转动头部，同时伴有恶心呕吐、耳鸣，检查眼球有短时间震颤，一般需 3～5 日眩晕逐渐缓解，多数患者常数月发作 1 次，多因疲劳过度而诱发。反复发作可见听力逐渐减退。在不发作期间，伴有胸闷食少，头部沉重，倦怠无力，口干口苦，不欲多饮，吐痰较多。舌苔黄腻，质边红，脉滑数。

方解：方中白术甘、苦、温，健脾燥湿；茯苓、泽泻淡渗利湿，以使湿从小便而去；橘红、半夏、胆南星燥湿祛痰，降逆止呕；枳实、竹茹行气下痰，清热止呕；龙胆草、天麻、菊花、钩藤平肝清热，可止头目眩晕。

配伍加减：耳鸣、寐差加灵磁石、夜交藤。

（五）肾系验方

1.清热除湿汤

组成：白术 9g，茯苓 15g，泽泻 12g，白茅根 30g，黄柏 9g，蒲公英 24g，金银花 15g，黄连 6g，柴胡、黄芩各 9g，石韦 30g，乌药 9g，黑地榆 15g，滑石 18g，甘草 3g。

功效：清热解毒，健脾利湿。

主治：淋证（湿热蕴结，热伤血络证）。症见突然寒战高热，一般呈先寒后热，汗出热退如疟状，一日寒热发作可数次，同时出现尿急、尿频、尿热、尿痛、尿少色黄赤或呈血尿，少腹坠痛，腰痛或肾区有叩击痛。舌苔后部黄腻，质红，脉滑数。

方解：本证系湿热之邪，蕴结下焦，肾与膀胱气化失常，热盛化火，损伤血络而成。邪热正盛，邪盛则病进，发病迅速，见于本病急性发作。方中黄柏、黄连、黄芩、蒲公英、金银花清热解毒、苦寒燥湿；柴胡配黄芩，疏表退热；白茅根、石韦、黑地榆清热利湿、凉血止血；滑石、甘草为六一散，善清下焦湿热，使湿热从小便而去；白术甘温，配淡渗之茯苓、泽泻，以达健脾扶正、利湿引水之用；乌药善行下焦之气，使气行湿行，气行热散，缓解蕴结之湿热。诸药相互为用，共奏清热解毒，健脾利湿之功。以祛邪为主，兼顾健脾扶正，故适用于本病急性发作期。

配伍加减：血尿，加黑柏叶、仙鹤草。

2. 益肾利湿汤

组成：白术 9g，茯苓 15g，泽泻 12g，白茅根 30g，黄柏 9g，石韦 30g，川续断 21g，狗脊 15g，生薏苡仁 30g，甘草 3g。

功效：健脾固肾，利湿清热。

主治：淋证（脾肾气虚，正虚邪恋证）。症见每因劳累发作，发病后少腹坠或痛，腰痛，上睑及下肢浮肿，小便量少色黄，常伴有尿急、尿频，甚则尿痛等。舌苔后部微黄而腻，舌质淡、体胖，边有齿痕，脉滑或濡。

方解：本证系湿热久留下焦，熏蒸于肾，以致脾肾气虚，正虚邪恋，迁延不愈。方中白术、茯苓、泽泻、生薏苡仁、甘草甘温健脾、淡渗利湿；川续断、狗脊温补肝肾、强腰止痛；黄柏、石韦、白茅根燥湿清热，凉血止血。诸药合用，扶正祛邪，标本兼治。

配伍加减：语言气短、行动汗出、畏寒怕冷加黄芪。

3. 健脾补肾汤

组成：党参 15g，白术 9g，茯苓 15g，泽泻 12g，桂枝、广木香各 6g，川续断 21g，补骨脂 12g，益智仁 9g，炒杜仲 15g，山药 24g，生薏苡仁 30g，甘草 6g。

功效：温阳补肾，健脾利湿。

主治：淋证（脾肾阳虚，寒湿留注）。症见面色㿠白，食少便溏体倦无力，早晨面部浮肿，午后下肢浮肿，形寒畏冷，四肢欠温，行动自汗，腰部困痛。每因劳累则尿急、遗尿、少腹坠胀、腰痛等症状加剧。舌苔白润，舌质淡肥，边有齿痕，脉细缓无力。

方解：本证系湿热蕴结下焦，迁延不愈，损伤脾肾，脾肾阳虚，湿从寒化，湿寒凝滞，注留下焦。本方具有温阳补肾，通阳利湿的作用。方中党参、白术、茯苓、泽泻、甘草、山药、生薏苡仁温补元气、健脾利湿；配桂枝，温中健脾、通阳利水（桂枝又可助膀胱之气化，温通下焦，以散凝滞之寒湿）；川续断、补骨脂、益智仁、炒杜仲温阳补肾、强腰、缩小便；广木香理气醒脾、燥湿止痛。脾肾阳复，运化固摄得司，则诸症可愈。

配伍加减：形寒肢冷，自汗气促，腰膝无力甚，加附子、黄芪。

4. 祛湿消肿汤

组成：白术9g，茯苓30g，泽泻12g，生薏苡仁30g，防己15g，黄柏9g，石韦30g，槟榔15g，白蔻仁9g，赤小豆30g，滑石18g，白茅根30g。

功效：健脾利湿，清热解毒。

主治：水肿（湿热互结证）。症见全身水肿，肿势较剧，腹部胀满，胸闷气短，干呕食少，口渴不欲多饮，腰痛肢沉，小便短赤，或见皮肤疮毒。舌苔黄腻，质淡红、体肥大，脉滑或滑数。

方解：本证系脾虚失运，湿郁化热，湿热互结，三焦气化失宣，水湿泛溢肌肤所致。方中白术、茯苓、泽泻、生薏苡仁健脾利湿；防己、黄柏、石韦、滑石、白茅根燥湿清热利水；槟榔、白蔻仁行气化浊消胀。

配伍加减：肌肤溃疡去茯苓，加金银花、蒲公英、土茯苓；便秘腹胀加二丑、大黄。

5. 通阳消肿汤

组成：白术 9g，茯苓 30g，泽泻 15g，桂枝 9g，广木香、砂仁各 6g，干姜 9g，川椒目 6g，薏苡仁 30g，川续断 21g。

功效：温中健脾，通阳利水。

主治：水肿（寒湿困脾证）。症见全身浮肿，时轻时重，腰以下肿甚，脘腹胀满，食少纳呆，口泛清水，四肢沉重，精神困倦，腰凉重痛，面色萎黄，小便量少，色清或微黄，大便溏。舌苔白腻，质淡、体肥大，脉沉濡。

方解：本证系脾阳不振，水湿内聚，湿从寒化，寒湿困脾，水泛滥肌肤所致。方中以桂枝、干姜、川椒目等大辛大热之药温中祛寒、振奋脾阳；桂枝配白术、茯苓、泽泻健脾利水，且助膀胱之气化；广木香、砂仁行气消胀，芳香燥湿；川续断固肾通络，以治腰疼。脾阳复得，水湿能运，则肿自消，胃纳自愈。

配伍加减：心慌气短，上午头面肿甚，下午腿足肿甚，尿量不少者去泽泻，茯苓减为 12g，加黄芪、党参。

6. 温阳消肿汤

组成：白术 9g，茯苓皮 30g，泽泻 12g，川椒目 9g，制附子 12g，肉桂 6g，干姜 9g，砂仁 6g。

功效：健脾温肾，通阳利水。

主治：水肿（脾肾阳虚证）。症见水肿严重，两足跗尤甚，面色㿠白，食少腹胀，腰酸腿软，四肢不温，形寒肢冷，大便稀溏，小便色清量少。舌苔白微腻，质淡、体肥大，脉沉细弱。

方解：本证系脾肾阳虚证，水湿不能蒸化，水聚为肿。本方在祛湿消肿汤的基础上，加附子、肉桂，以增强温肾之力。阳气得复，寒水自化，肿自消失。唯在用药上注意脾肾偏虚，区别主次。

配伍加减：面色灰暗、祛寒冷甚、神疲倦怠、脉细无力可减分利之药，加黄芪、党参。

7. 滋阴潜阳汤

组成：蒸首乌 21g，川牛膝、白芍各 15g，枸杞子 12g，炒杜仲 15g，山药 30g，茯苓 12g，丹皮 9g，车前子 12g，珍珠母 30g，菊花 12g，钩藤 15g。

功效：滋阴补肾，平肝潜阳。

主治：水肿（阴虚阳亢证）。症见头晕头痛，耳鸣目眩，视力减退，心悸失眠，烦躁，腰酸遗泄，或有微肿，唇红口干。舌苔薄白，质红，脉弦细数。

方解：本证系肾阳不足，阳虚及阴，或平素肾阴亏虚。多见于肾炎发病后水肿不严重或水肿消退之后，自觉上述症状不减（多伴有高血压症）。方中蒸首乌、川牛膝、白芍、枸杞子、炒杜仲滋阴补肾；白芍配珍珠母、菊花、钩藤敛肝平肝潜阳；山药、茯苓、车前子益肾健脾利湿。本方由济生肾气汤化裁而来，熟地易为蒸首乌，山萸肉易为枸杞子，免其腻滞伤胃以利常服，去泽泻以免过于分利伤阴。同时加平肝潜阳之药，故适用于慢性肾炎肝肾阴虚，阴虚阳亢证。

配伍加减：血压高甚加生石膏；失眠甚加琥珀、酸枣仁。

8.清利排石汤

组成：当归 9g，赤芍 15g，丹皮 9g，川牛膝 12g，金银花 15g，蒲公英 24g，川木通、防己、黄柏各 9g，金钱草、石韦各 30g，萹蓄 24g，海金沙 15g，滑石 18g，甘草 3g。

功效：清热利湿，活血排石。

主治：石淋（湿热蕴结证）。症见有血尿，或尿中有时夹有砂石，或排尿时有中断，腰部酸痛，或突然发生肾绞痛等，舌苔黄腻，质红，脉滑数。

方解：本证由湿热蕴结所致。方中以当归、赤芍、丹皮行血化瘀；川牛膝引血下行；金银花、蒲公英消肿清热；川木通、防己、黄柏、石韦、萹蓄苦寒燥湿清热；金钱草、海金沙利下焦水而治砂淋；滑石、甘草清热通淋。共奏清热利湿，活血排石的作用。

配伍加减：尿血加白茅根、黑地榆；腰腹疼痛加乌药。

（六）其他验方

1.解毒消疹汤

组成：当归、川芎各 9g，赤芍 15g，连翘 12g，金银花、蒲公英各 24g，土茯苓 30g，荆芥 9g，地肤子、白鲜皮、苦参各 15g，蛇床子、苍术、黄柏各 9g，甘草 6g。

功效：祛风燥湿，清热解毒。

主治：湿疹（风湿热毒证）。症见皮肤突现红斑、丘疹、水疱，周围潮红，呈对称性，继而水疱顶成脓疱，溃破后黄水淋漓，味腥而黏，或渐成糜烂面，瘙痒难忍，炎症消退后，表面干燥结痂，常发于头面部、颈部、四肢屈侧、阴囊、女阴、下肢及脚趾等处，小便黄，大便秘或溏。舌苔黄腻，质红，脉滑数。

方解：本证乃风湿热毒，聚结皮肤所致。方中当归、川芎、赤芍、荆芥、地肤子活血，可祛皮肤之风；苍术、黄柏、苦参燥湿清热；蛇床子配地肤子清热燥湿，善治周身瘙痒。

配伍加减：大便溏加薏苡仁；湿疹发于头面部加菊花、桑叶；湿疹发于下部加川木瓜。

2. 燥湿愈疹汤

组成：当归、川芎各 9g，赤芍 12g，蒸首乌 15g，白术 9g，茯苓 15g，生薏苡仁 30g，苍术、黄柏各 9g，地肤子 15g，防风 9g，蛇床子 12g，甘草 6g。

功效：养血祛风，健脾除湿。

主治：湿疹（血虚生风证）。症见常由急性湿疹演变而来，亦有初期呈慢性者。皮损特点为片状变厚而粗糙，皮纹加深，皮疹突起，边缘清楚，呈暗褐色，上覆痂皮或鳞屑，或成苔藓样变，阵发性奇痒，夜间尤甚，反复发作，时轻时重，常在夏秋之交，雨湿之季复发或加剧。好发于头面部、四肢屈侧、小腿、阴囊、肛周等部位。舌苔薄白，质淡红，脉多濡细。

方解：本证乃脾虚生湿，血虚生风，风湿长期聚结于皮肤所致。方中当归、川芎、赤芍、蒸首乌养血活血；防风、地肤子、蛇床子燥湿清热，祛皮肤之风而治瘙痒；白术、茯苓、生薏仁、苍术、黄柏、甘草健脾除湿清热，共奏养血祛风，健脾除湿的作用。

配伍加减：皮肤干燥、头晕失眠、心急烦躁、舌质红、脉细数，去苍术、黄柏，加丹皮、地骨皮、玄参。

3. 解表透疹汤

组成：当归、川芎各 9g，赤芍 15g，羌活、防风、荆芥各 9g，地肤子、甘草各 6g。

功效：活血祛风，燥湿透表。

主治：风疹（肌肤有湿，外感风邪证）。症见突然皮肤瘙痒，很快发生疹块，愈抓愈痒，疹块逐渐增大，甚至连成大片，时起时消，一天发作数次，疹块苍白，遇冷风加重，得暖可缓解。舌苔薄白或微腻，脉象濡缓。

方解：本证乃素体脾虚，水失健运，肌肤有湿，外感风寒，湿郁肌表，营卫不和，湿邪不能透达所致。祛风先活血，血活风自灭。方中当归、川芎、赤芍行血活血；羌活、防风、荆芥祛风燥湿；地肤子能外散皮肤之风而治皮肤瘙痒；甘草益气调和诸药。故适用于肌肤有湿，外感风寒而致的荨麻疹。

配伍加减：食少胃满加陈皮、砂仁。

4. 燥湿消疹汤

组成：当归、川芎各 9g，赤芍 15g，荆芥、防风各 9g，地肤子 15g，苍术、黄柏、川厚朴、广木香各 9g，甘草 6g。

功效：活血祛风，健脾燥湿。

主治：风疹（脾胃湿热，外感风邪证）。症见突然皮肤瘙痒，很快发生疹块，愈抓愈痒，疹块逐渐增大，甚至连成大片，时起时消，并伴有消化道的症状，如腹部疼痛，大便秘结或溏泄，甚至恶心呕吐，食欲不振，精神疲倦。舌苔黄腻，质红，脉象滑数。

方解：本证乃胃有湿热，复感外邪，营卫不和所致。方中当归、川芎、赤芍行血活血；荆芥、防风祛风解表；苍术、黄柏为"二妙散"善治湿热；川厚朴、广木香理气止痛、化湿导滞；地肤子祛皮肤之风而治瘙痒。

配伍加减：大便秘结，肠有寄生虫加大黄、槟榔；便溏加生薏苡仁、泽泻。

5. 补气消疹汤

组成：黄芪 30g，党参 15g，白术 9g，茯苓 12g，当归、川芎各 9g，赤芍 12g，羌活 6g，防风 6g，地肤子 12g，甘草 6g。

功效：补气健脾，活血祛风。

主治：风疹（气血虚弱，风湿郁表证）。症见疹块反复发作，迁延数月或数年不愈，遇风即发，或在劳累后发作症状加剧。同时伴有神疲乏力，心慌气短，时自汗出等症状。舌苔薄白，质淡，脉细弱。

方解：本证乃气血不足，卫外不固，血虚受风，风湿之邪，郁于肌表所致。方中黄芪、党参、甘草补气固表；白术、茯苓健脾利湿，配党参，益气健脾以增强气血生化之源；当归、川芎、赤芍配黄芪，可补血活血；羌活、防风、地肤子祛风透表，散皮肤之风湿而治瘙痒。由于气血不足，故祛风透表之羌活、防风、附子的用量均少于上方，以免祛邪伤正。故适用于气血虚弱，风湿郁表而发的荨麻疹。

配伍加减：心悸气短加酸枣仁、石菖蒲；食欲不振加砂仁、川厚朴。

6. 清热燥湿汤

组成：白术 9g，茯苓 15g，泽泻 12g，生薏苡仁 30g，黄柏 9g，蒲公英 15g，丹皮、乌药各 9g，广木香 6g，炒栀子 9g，黑地榆 12g，甘草 3g。

功效：健脾燥湿，清热凉血。

主治：月经先期（湿热下注证）。症见月经先期量多色红，质黏稠有臭味，少腹坠痛，平时黄带较多。舌后部苔黄腻，质偏红，脉滑数。

方解：本证乃脾虚湿热下注，热在下焦，冲任为热逼迫所致。本证多属慢性子宫内膜炎和慢性宫颈炎症。方中白术、茯苓、泽泻、生薏苡仁健脾利湿；黄柏、炒栀子、蒲公英苦寒燥湿清热；丹皮、黑地榆凉血止血；乌药、广木香行下焦之气，使气行湿行，凉血止血而不凝滞。故经前经期都可服用。

配伍加减：出血过多加阿胶。

7. 清热养血汤

组成：当归 9g，白芍、生地各 15g，山药 24g，茯苓 12g，丹皮 9g，地骨皮 12g，炒栀子 9g，炒酸枣仁、麦冬各 15g，阿胶、菊花各 9g，甘草 6g。

功效：滋阴清热，养血补血。

主治：月经先期（阴虚内热证）。症见月经先期，量少色红，咽干口渴，渴不多饮，午后低热，两颧潮红，心烦盗汗，五心烦热，头晕目眩，心悸气短，易于疲倦。舌苔薄或无苔，质红，脉细数。

方解：本证因阴虚内热所致。方中当归、白芍、生地、阿胶、酸枣仁滋阴养血、补血安神；丹皮、骨皮、炒栀子、菊花清热益阴凉肝；山药、茯苓、甘草健脾益气、调和诸药。共奏滋阴清热，养血补血的作用。

配伍加减：盗汗甚加五味子。

8. 加减益气补血汤

组成：黄芪 24g，党参 15g，白术 9g，茯苓 12g，当归 9g，白芍、熟地各 15g，远志 9g，酸枣仁 12g，阿胶 9g，川续断 15g，炒杜仲、川牛膝各 12g，肉桂 6g，炙甘草 9g。

功效：益气健脾，补血安神。

主治：月经后期（气血虚弱证）。症见月经后期，量少，色淡红，面色萎黄少华，体倦无力，腰部困痛，头晕目眩，心慌气短，梦多，健忘。舌苔薄白，质淡，脉细弱。

方解：本证乃因生育过多，或大病久病之后，气血亏损，营血不足，血海不盈，不能按时满溢所致。方中黄芪、当归、白芍、熟地、阿胶、远志、酸枣仁益气补血、养血安神；党参、白术、茯苓、炙甘草配黄芪、肉桂，温中助阳、益气健脾，增强气血生化之源；续断、炒杜仲、川牛膝配肉桂，壮阳补肾，培补冲任，引药入经。诸药配合，补血安神，温阳补肾，益气健脾，增强气血生化之源。故适用于气血亏虚所致的月经后期。

配伍加减：食少脘闷去熟地，加砂仁。

9. 益肾调经汤

组成：熟地、山茱萸各 15g，山药 24g，枸杞子 12g，菟丝子 24g，巴戟天 9g，怀牛膝 12g，肉桂、艾叶各 3g，丹参、党参各 15g，炙甘草 9g。

功效：补肾培元，调和冲任。

主治：月经先后无定期（肾气不固证）。症见经期或先或后，量少色淡红，腰部困痛，少腹有空坠感，形寒畏冷，神疲易倦，头晕，夜尿增多。舌苔薄白，质淡，脉沉细弱。

方解：本证乃肾气不固，冲任失调，血海蓄溢失常所致。方中熟地、山萸肉、枸杞子、巴戟天、菟丝子、肉桂温补肾气；党参、山药、炙甘草益气健脾、补肾培元；怀牛膝、丹参、艾叶走下焦，温经活血，调和冲任。诸药共奏补肾培元，调和冲任之功。

配伍加减：失眠多梦加酸枣仁、石菖蒲；食少胃满加砂仁、广木香。

10. 清热调经汤

组成：当归 9g，白芍、生地各 15g，山药 24g，茯苓 12g，丹皮 9g，地骨皮 12g，炒栀子 9g，广木香、甘草各 6g，黑地榆 12g。

功效：清热凉血，调经止血。

主治：月经过多（血热妄行证）。症状月经量多或过期不止，经色深红或紫红，质黏稠，腰腹胀痛，心烦急躁，口干欲冷饮，面红头晕，小便色黄，大便秘结。舌苔薄黄，质红，脉数有力。

方解：本证乃素体阳盛，热伏冲任，逼血妄行所致。方中当归、白芍、生地养血凉血，清热调经；生地配丹皮、地骨皮、炒栀子、黑地榆清热除烦、凉血止血；山药、茯苓、广木香、甘草益气健脾、理气消胀。诸药相互为用，血分热清则血不妄行而经血自少，益气健脾则血有生化之源。热清血充则经血自调。

配伍加减：大便秘结加大黄；头晕加菊花、细辛。

11. 益气调血汤

组成：黄芪 30g，党参 15g，白术 9g，茯苓 15g，当归 9g，白芍 15g，远志 9g，酸枣仁 15g，广木香 6g，阿胶 9g，黑地榆 12g，炙甘草 9g。

功效：益气健脾，养血调经。

主治：月经过多（脾肺气虚证）。症见月经量多或过期不止，月经色淡质稀，面及四肢浮肿，面黄少华，心悸气短，头晕，时自汗出，畏风怕冷，精神倦怠无力。舌苔薄白，质淡红、体肥大，脉缓弱无力。

方解：本证乃脾肺双虚脾失统血，气失升摄所致。方中黄芪、党参、白术、茯苓、炙甘草补肺气健脾为本证之主药；当归、白芍、阿胶、黑地榆补血养阴、凉血止血；远志、炒酸枣仁宁心安神；广木香理气醒脾，使补而不滞。本方补肺气健脾为本，养血安神，调经止血为标，标本兼顾，故适用于肺脾气虚而导致的月经过多证。

配伍加减：头晕甚加细辛；经血过多加三七粉；心悸汗出甚加龙骨、牡蛎。

12. 活血止痛汤

组成：当归、川芎各9g，赤芍15g，桃仁、红花、香附、小茴香、乌药各9g，广木香6g，川牛膝15g，丹参21g，延胡索、五灵脂各9g，甘草3g。

功效：行气活血，祛瘀止痛。

主治：痛经（气滞血瘀证）。症见经前或行经期，少腹疼痛拒按，痛引腰脊，月经量少，或血行不畅，忽有忽无，经色紫暗有血块，经前乳房胀痛，心烦易怒，口苦，头晕。舌苔薄白，质紫暗或有瘀点，脉沉弦或沉涩。

方解：本证乃气滞血瘀，胞宫血行不畅所致。方中当归、川芎、赤芍、桃仁、红花、丹参、延胡索、五灵脂通经活血、祛瘀止痛；香附、小茴香、乌药、广木香疏肝理气，气行血行；川牛膝引血下行。本方宜在月经将来，少腹及乳房出现痛胀时，服药3剂。这时服药，效果好于平时。下次月经将来，疼痛仍有者，可继服 3 剂。

配伍加减：五心烦热、头晕头疼、口干苦加丹皮、栀子、菊花。

13. 温经止痛汤

组成：当归、川芎各 9g，赤芍 15g，桂枝、吴茱萸各 6g，香附、小茴香、乌药各 9g，广木香 6g，白术 9g，细辛 5g，甘草 3g。

功效：温经祛湿，理气活血。

主治：痛经（寒湿凝滞证）。症见经前或行经期少腹剧痛并有凉感，疼痛部位拒按，得热痛减，月经量少，色暗红而紫。舌苔薄白、根部白腻，质淡，脉沉紧。

方解：本证乃寒湿凝滞胞宫，气血不畅所致。方中桂枝、吴茱萸、细辛温经散寒；白术、广木香、甘草健脾醒脾、理气燥湿；当归、川芎、赤芍配桂枝，温通经血。诸药共奏温经散寒，活血止痛的作用。

配伍加减：少腹剧痛、手足不温、舌质淡暗、脉沉迟加附子、炮姜。

14. 健脾止血汤

组成：黄芪 30g，党参 15g，白术 9g，茯苓 15g，当归 9g，醋白芍 15g，远志 9g，炒酸枣仁 15g，醋柴胡、升麻各 6g，黑地榆 12g，阿胶 9g，广木香 6g，炙甘草 9g，米醋 120mL（晚煎）。

功效：益气健脾，养血止血。

主治：崩漏（气虚证）。症见阴道突然大量出血，或淋漓不断，血色淡红质稀，面色苍白或萎黄，肢体浮肿，倦怠无力，心慌气短，食少便溏，胸脘满闷。舌苔薄白，质淡、体肥大，边有齿痕，脉虚弱无力。

方解：本证乃脾虚之中气下陷，统摄无力所致。方中黄芪、党参、白术、茯苓、炙甘草益气健脾；醋柴胡、升麻升阳固脱，与上药相辅相成，以增强统血摄血之力；广木香醒脾理气，使补而不滞；当归、醋白芍、阿胶、远志、酸枣仁养血补血、安神宁志；黑地榆配阿胶，凉血止血。重用米醋者，以其酸涩收敛，可达迅速止血的目的，此系老中医施今墨独到经验。

配伍加减：少腹痛加醋香附。

15. 清热止血汤

组成：生白芍、生地各15g，玄参12g，地骨皮15g，丹皮、阿胶、黑栀子各9g，黑地榆、黑柏叶各12g。

功效：滋阴清热，凉血止血。

主治：崩漏（血热证）。症见突然出血，量多色红，咽干口渴，心急烦躁，头晕目眩，失眠多梦。舌苔薄黄，质红，脉洪数或弦数。

方解：本证乃阳盛于内，血分有热，阴血失守，热迫血行所致。方中生白芍、生地、玄参、阿胶、地骨皮滋阴清热；黑栀子、黑地榆、黑柏叶凉血止血；丹皮凉血行血，可防凉血而致凝血。本方滋阴清热，凉血止血，故适用于血热而致的崩漏证。

配伍加减：头晕头痛加菊花；失眠甚加夜交藤、柏子仁。

16.温肾止带汤

组成：菟丝子 24g，补骨脂 12g，肉桂 6g，炒杜仲 15g，桑螵蛸 12g，益智仁 9g，山药 30g，薏苡仁 30g，芡实 15g，泽泻 12g，炙甘草 9g。

功效：温阳补肾，固精止带。

主治：带下病（肾阳亏虚证）。症见带下量多，清稀如水，或如鸡蛋清，淋漓不断，腰部酸痛，少腹发凉，小便频数，夜间较甚，形寒畏冷，四肢欠温，面色㿠白。舌苔白，质淡，脉沉缓无力。

方解：本证乃肾阳亏虚，失其闭藏，任脉不固，带脉失约，阴液滑脱所致。方中菟丝子、补骨脂、肉桂、炒杜仲、桑螵蛸、益智仁温阳补肾、固精止带；山药、薏苡仁、芡实、泽泻、炙甘草健脾利湿，益肾固任带。诸药共奏温阳补肾，固精止带的作用。

配伍加减：形寒肢冷、四肢欠温加附子；食少便溏、腹满甚加白术、砂仁。

17.滋肾固带汤

组成：蒸首乌 15g，山萸肉 12g，山药 24g，牡丹皮 9g，女贞子、黄精各 15g，枸杞子 12g，知母、黄柏各 9g，怀牛膝 12g。

功效：滋阴补肾，清热止带。

主治：带下病（肾阴不足证）。症见带下色黄，甚则呈赤带，量少质黏，阴部瘙痒，或干涩有灼热感，头晕耳鸣，五心烦热。舌苔薄白，质红，脉沉细而数。

方解：本证乃肾阴不足，精血亏虚，阴虚内热，任脉不固，带脉失约所致。方中蒸首乌、山萸肉、枸杞子、女贞子、黄精、山药滋阴补肾而不助湿；丹皮、知母、黄柏清热燥湿；怀牛膝固肾益冲脉，又可引药下行。

配伍加减：赤带加黑地榆；阴部瘙痒加苦参、蛇床子。

18. 清热止带汤

组成：白术 9g，土茯苓 24g，泽泻 12g，生薏苡仁 30g，川木通、防己各 9g，蒲公英 21g，黄柏、牡丹皮各 9g，蛇床子 12g，苦参、白鲜皮各 15g，白果 9g，滑石 18g，甘草 3g。

功效：清热燥湿，杀虫止带。

主治：带下病（湿热下注证）。症见带下量多，色黄如脓，或赤白相间，质黏稠，或浑浊如米泔水样，气味秽臭，阴部瘙痒，或有灼热感，小便色黄量少，口苦咽干。舌苔黄腻，质红，脉滑数。

方解：本证乃脾虚水湿下注，湿阻气机，郁而化热，湿热生虫所致。方中白术、土茯苓、泽泻、生薏苡仁、白果健脾利湿，重用土茯苓除增强除湿作用外，配蒲公英并有清热解毒作用；川木通、黄柏、防己、丹皮，其味苦寒，清热燥湿；蛇床子、苦参、白鲜皮清热杀虫止痒；滑石、甘草为"六一散"，清利下焦湿热，诸药共奏清热燥湿，杀虫止带的作用。

配伍加减：赤带甚加生地炭、黑地榆。

19. 清肝和胃汤

组成：黄连、吴茱萸各 6g，香附 9g，柴胡 4g，栀子、陈皮、半夏各 9g，茯苓、竹茹各 12g，黄芩 9g，麦冬、石斛各 15g，甘草 3g。

功效：清肝泄热，和胃降逆。

主治：妊娠恶阻（肝热证）。症见妊娠初期，呕吐酸水或苦水，口干口苦，头晕头痛，心急烦躁，胸胁胀满，溺黄量少，大便干结。舌苔薄黄缺津，质红，脉弦数。

方解：本证系肝阳较盛，肝气横逆，复加冲气上逆，胃失和降，而致呕吐。方中吴茱萸、黄连辛开苦降、调肝清热；香附、柴胡、栀子疏肝理气、平肝清热；陈皮、半夏、茯苓、竹茹、黄芩降逆止呕、清热和胃；麦冬、石斛清热生津。诸药共奏清肝泄热、和胃止呕的作用。

配伍加减：大便秘结加火麻仁。

20. 燥湿止呕汤

组成：白术 9g，茯苓 15g，贼邪恶、橘红、半夏、藿香各 9g，砂仁 6g，川厚朴、生姜、甘草 9g。

功效：健脾除湿，祛痰降逆。

主治：妊娠恶阻（脾虚湿阻证）。症见呕吐痰涎，胸脘满闷，不思饮食，口干不欲饮，四肢无力，或见浮肿，精神倦怠，头晕头沉。舌苔白腻，舌质淡肥，脉滑。

方解：本证系素体脾虚，痰湿较盛，怀孕后冲脉之气上逆，胃失和降，痰随气升，而致呕吐。方中白术、茯苓、泽泻健脾除湿；橘红、半夏、藿香、砂仁、川厚朴、甘草、生姜降逆祛痰、和胃止呕。脾健湿除，胃得和降，则呕吐自止。

配伍加减：口干、干呕加知母、竹茹。

21. 益气养胃汤

组成：党参、麦冬各 15g，石斛 20g，白芍、生地各 15g，知母 9g，竹茹 12g，陈皮 9g，玄参 12g，代赭石 15g，甘草 3g。

功效：益气养阴，和胃止呕。

主治：妊娠恶阻（气阴两亏证）。症状呕吐较剧，反复发作，或呕出血性黏液，精神倦怠，形体消瘦，皮肤干燥，目眶下陷，二目少神，咽干口渴，尿少便秘。舌苔薄黄缺津或无苔、质红，脉细数无力。

方解：本证系呕吐日久，反复发作，气阴耗伤，为妊娠恶阻的重症。西医学认为是长期呕吐，以致脱水、电解质紊乱、代谢性酸中毒，临床亦称"妊娠剧吐"。方中党参、麦冬、石斛、白芍、玄参、生地黄益气生津、养阴清热；知母、竹茹、代赭石、陈皮清热止呕、和胃降逆。诸药共奏益气养阴，和胃止呕的作用。

配伍加减：大便秘结加火麻仁。

22. 补肾安胎汤

组成：熟地 15g，山萸肉 12g，山药 24g，菟丝子 15g，桑寄生 12g，炒艾叶 3g，阿胶 9g，炒杜仲 12g，党参 15g，白术 9g，炙甘草 6g。

功效：补肾益气，养血安胎。

主治：胎动不安（肾气不足证）。为先兆流产。症见妊娠期中，腰部酸困，少腹下坠，或见阴道出血，胎动不安，头晕耳鸣，小便频数，畏寒怕冷。舌苔薄白，质淡，脉沉细无力。

方解：本证系肾气虚弱，冲任不固，胎失所系，以致出现先兆流产症状。方中熟地、山萸肉、山药、菟丝子、桑寄生、炒艾叶补肾益气，固冲任，暖宫安胎；阿胶、炒杜仲养血益肾而止血；党参、白术、炙甘草益气健脾、补益中气，中气足自可安胎。

配伍加减：食少腹满加砂仁。

23. 益阴安胎汤

组成：当归 9g，白芍、生地各 15g，玄参 12g，蒸首乌 15g，白术、黄芩、阿胶、炒栀子各 9g，地骨皮 12g，菊花 9g，甘草 6g。

功效：滋阴清热，凉血安胎。

主治：胎动不安（血热阴亏证）。症见妊娠期中，胎动不安，少腹时痛，或阴道下血，五心烦热，心情急躁，咽干口渴，头晕面赤，尿少色黄。舌苔薄黄，质红，脉细数。

方解：本证系素体阳盛，或阴虚内热，热扰冲任，而出现先兆流产。方中当归、白芍、生地、玄参、蒸首乌滋阴养血、清热凉血；白术、黄芩健脾清热安胎；阿胶、炒栀子、地骨皮、菊花清热凉肝、养血止血。共奏滋阴清热、凉血安胎的作用。

配伍加减：口干加知母、花粉。

24. 益气通乳汤

组成：黄芪 30g，党参 15g，当归 12g，川芎 9g，熟地 15g，青皮、香附、桔梗、穿山甲、通草各 9g，王不留行 15g，紫河车粉 3g（分 2 次服），甘草 6g。

功效：益气养血，疏肝通乳。

主治：缺乳（气血亏虚证）。症见乳少或无，或乳汁清稀量少，乳房柔软，面黄无华，心悸气短，倦怠无力，头晕目眩，时自汗出。舌苔薄白，质淡，脉细弱。

方解：本证系气血亏虚，乳汁化源不足所致。必须补益气血，佐以疏肝通乳，则乳汁自生。补血先补气，即补无形之气，可生有形之血。同时气血又赖于脾胃对水谷精微的生化。为此，方中黄芪、党参、紫河车粉、甘草益气健脾，增强气血生化之源；当归、川芎、熟地养血补血；配香附、青皮养肝疏肝；桔梗、穿山甲、通草、王不留行通络下乳。共奏益气养血，疏肝通乳的作用。

配伍加减：如产后仍出血者，上方可去穿山甲。

25. 理气通乳汤

组成：当归 9g，白芍 12g，柴胡、广木香各 6g，香附、青皮、桔梗、通草各 9g，王不留行 15g，穿山甲、龙胆草各 9g，甘草 3g。

功效：疏肝理气，通乳下乳。

主治：缺乳（肝郁气滞证）。症见乳汁突然中断，或分泌量少，乳房胀痛，两胁胀满，胸闷气短，食欲减退，口苦咽干，心烦失眠，急躁易怒，有时头晕头痛。舌苔薄白，质边红，脉弦。

方解：本证系肝气郁滞，气机不畅，经脉受阻，影响乳汁分泌而致缺乳。方中当归、白芍、柴胡、香附、青皮、广木香疏肝理气；桔梗、王不留行、穿山甲、通草通络下乳；龙胆草清肝胆之热。共奏疏肝理气、通络下乳的作用。

配伍加减：食欲不振加小茴香、鸡内金。

26. 软坚消癖汤

组成：当归9g，白芍12g，白术9g，茯苓12g，柴胡6g，香附、小茴香各9g，牙皂5g，半夏9g，昆布、海藻各12g，穿山甲9g，牡蛎15g，石菖蒲9g，广木香6g。

功效：疏肝理气，软坚化瘀。

主治：乳癖（肝气郁结证）。症见为两侧或一侧乳房发生1～2个肿块，有的如红枣大，甚至如胡桃或鸡蛋大。质韧实或有囊性感，表面光滑，边界不清，与皮肤和胸肌筋膜无粘连，可活动。患者常感乳房疼痛，有时痛连胸臂，每在月经前、疲劳过度或精神不愉快时疼痛加剧，月经后疼痛减轻或消失。常伴有胸闷气短，心烦易怒，头晕头痛，口干口苦等症。舌苔薄白，边稍红，脉弦。

方解：方中当归、白芍、柴胡、香附、小茴香、广木香疏肝理气；白术、茯苓、半夏、牙皂、石菖蒲祛湿消痰；昆布、海藻、穿山甲、牡蛎软坚化瘀而消肿块。共奏疏肝理气，软坚活瘀的作用。

配伍加减：乳房疼痛甚、口干苦、烦躁、脉弦数去半夏、牙皂，加蒲公英、金银花、栀子。

27.香兰汤

组成：藿香、佩兰9g，青蒿21g，白蔻仁、薄荷、郁金、石菖蒲各9g，板蓝根、金银花各15g，滑石18g，甘草3g。

功效：芳香化浊，清热解毒。

主治：伏暑（暑热夹湿证）。症见发热身重，头痛而沉，不渴不饮，胸脘满闷，恶心不食，神志呆滞，嗜睡不语，面及口唇色白。舌苔白腻或黄腻，质淡红，脉濡数。可用于治疗流行性乙型脑炎初热期。

方解：本方证乃暑热夹湿，客于卫分与气分所致。暑为热邪、阳邪；湿为阴邪。阴邪主静，故出现嗜睡、不语不烦，不渴不饮，胃满、恶心不食，苔白腻等症状。方中藿香、佩兰、青蒿、白蔻仁、郁金、石菖蒲芳香化浊、行气祛湿；郁金、石菖蒲又可透窍；滑石、甘草，为"六一散"，善清利湿热，使湿从小便而去；薄荷辛凉散热；板蓝根、金银花清热解毒。适用于本病初起湿邪偏胜者。

配伍加减：头痛加知母、菊花、天麻；腹泻加茯苓、生薏仁。

28.养阴通络汤

组成：辽沙参30g，麦冬15g，石斛24g，知母、菊花各9g，玄参12g，生地、白芍各15g，地龙12g，鸡血藤30g，陈皮9g，谷芽15g，甘草3g。

功效：清热养阴，通络和胃。

主治：伏暑（邪去正虚证）。症见心烦急躁、口干欲饮、头晕、睡眠欠佳、低热，舌苔黄或无苔，质红，脉细数。

方解：本方证乃热毒内炽，耗伤津血，阴虚内有虚热，或余热未净所致。方中辽沙参、麦冬、石斛、知母、菊花清热养阴、生津止渴；玄参、生地、白芍养血凉血滋阴；地龙、鸡血藤活血通络；陈皮、谷芽调中和胃；甘草调和诸药。

配伍加减：便秘加枳实、麻仁；烦躁不安加栀子、黄连、莲子心；口干去生地、白芍，加黄芩、白茅根、生薏仁。

29. 解毒透疹汤

组成：升麻 3g，金银花 9g，葛根 6g，牛蒡子 5g，桔梗 4g，蒲公英 9g，竹茹、陈皮各 6g，天花粉 9g，甘草 2g。

功效：清热解毒，解肌透疹。

主治：麻疹出疹期，顺证（热毒内盛证）。症见皮疹自上而下渐出，色形较正常，发热不恶寒，头痛，微汗出，面红目赤，呕吐不食，大便溏泄，口渴思饮，咽干而痛，小便黄。舌苔薄黄，质红，脉洪数。

方解：本证乃热毒内盛所致。方中升麻、葛根解肌透疹、生津止渴；牛蒡子、桔梗透疹清利咽喉；金银花、蒲公英、天花粉清热解毒、生津止渴；竹茹、陈皮清热和胃止呕；甘草解毒，调和诸药。

配伍加减：咳嗽痰多加杏仁、川贝；腹痛泄泻加广木香、黄连、生薏仁；小便黄赤加滑石。

30. 养阴和胃汤

组成：辽沙参 9g，麦冬、石斛、白芍各 6g，丹皮 4g，地骨皮 6g，陈皮 5g，山楂 9g，谷芽、竹茹、菊花各 6g，甘草2g。

功效：扶正养阴，清热和胃。

主治：麻疹恢复期，顺证（肺胃余热证）。症见皮疹基本消失，不热或下午低热，口干欲饮，食欲不振，时有干呕，头晕头痛，咳嗽吐痰，吐痰不利，时自汗出。舌苔薄黄，质稍红，脉细数。

方解：本证乃高热伤阴，肺胃余热未尽所致。方中辽沙参、麦冬、石斛养肺胃之阴而清热；白芍滋阴养血敛汗；丹皮、地骨皮可清余热；陈皮、山楂、谷芽、竹茹和胃止呕；菊花清肝平肝，治虚热头晕头痛；甘草调和诸药。本方对麻疹及一般热性病的恢复期，均可适用。

配伍加减：大便溏稀加生薏仁；咳嗽吐痰加杏仁、川贝；咽痛加桔梗、牛蒡子。

31. 清肺平喘汤

组成：金银花、蒲公英各 15g，知母 6g，生石膏 21g，黄芩 6g，黄连 4g，川贝 6g，杏仁 5g，马兜铃 6g，鱼腥草 12g，甘草 2g。

功效：清热解毒，泄肺祛痰。

主治：麻疹逆证（热毒壅肺证）。症见疹颜色红赤，高热自汗出，面红目赤，口唇红紫，咳嗽气急，呼吸喘促，鼻翼扇动，喉中有痰鸣音，烦躁不安，四肢不凉，口渴饮，大便溏泄，小便黄少。舌苔薄黄，质红，脉洪数。

方解：本证乃热毒过盛，壅结于肺，肺失肃降，气郁不宣所致。方中金银花、蒲公英、黄芩、黄连、鱼腥草清热解毒；知母、生石膏清散肺胃之热；川贝母、杏仁、马兜铃宣肺平喘，止嗽祛痰；甘草调和诸药。

配伍加减：鼻衄加玄参、黑栀子；呕吐加竹茹。

32. 黄连燥湿汤

组成：黄连、川厚朴、藿香、法半夏各9g，茯苓15g，白蔻仁、广木香各6g，柴胡9g，连翘12g，淡豆豉9g，生薏仁30g，通草、石菖蒲各9g。

功效：苦温燥湿，化浊清热。

主治：湿温（湿盛于热证）。症见热度逐渐上升，汗出不解，早轻暮重，或稽留不退，胃满腹胀，恶心呕吐，食少纳呆，头痛头沉，神倦无力，精神呆滞，不渴不饮，或喜热饮，白痦反复出现，小便短黄，大便不爽或溏，舌苔白厚腻，脉象濡缓。

方解：本证乃湿热留滞气分，湿盛于热，热被湿伏所致。方中黄连苦寒燥湿清热，川厚朴辛苦温，芳香化浊燥湿。二药寒温并用，温能制寒，以防清热而伤脾阳。藿香、法半夏、白蔻仁、广木香、石菖蒲理气化浊，宽中降逆；茯苓、通草、生薏苡仁淡渗利湿，使湿从小便而解；柴胡、淡豆豉、连翘辛凉透表、散热透泄。本方寒温并用，祛邪而不伤正，适用于湿热留连气分，以湿为主之证。

配伍加减：便溏加白术；恶心呕吐加竹茹。

33. 清热化湿汤

组成：连翘 9g，金银花 15g，板蓝根 24g，黄芩 9g，黄连 6g，藿香 9g，竹茹 12g，白蔻仁 6g，石菖蒲 9g，滑石 18g，甘草 3g。

功效：清热解毒，化浊利湿。

主治：湿温（热盛于湿证）。症见高热不恶寒，汗出不解，口渴思饮，胸闷腹胀，干呕不食，心烦气粗，有时谵语，白痦反复出现，大便秘结，尿黄量少，舌苔黄腻，质红，脉洪大。

方解：本证乃湿热留滞气分，热盛于湿，湿被热蒸所致。方中连翘、金银花、板蓝根、黄连、黄芩清热解毒，燥湿泄热；藿香、白蔻仁、石菖蒲、竹茹芳香化浊，行气止呕；滑石、甘草清热利湿。

配伍加减：腹痛便秘，舌苔黄厚腻，脉洪数有力者加大黄、芒硝；口渴加石斛、知母。

34. 解表宽胸汤

组成：柴胡、黄芩、枳壳、青皮各 9g，全瓜蒌 15g，香附 9g，丹参 15g，百部、前胡、杏仁各 9g，甘草 3g。

功效：疏解外邪，理气活络。

主治：悬饮（邪郁少阳，肺气不宣证）。症见胸胁疼痛，咳嗽，深呼吸时较剧，恶寒发热，寒热往来，口苦咽干，食少纳呆，肢体酸痛。舌苔薄白或微黄，质红，脉弦数。

方解：本证乃邪犯胸胁，少阳气机升降失常所致。方中柴胡、黄芩和解少阳、透邪清热；枳壳、青皮、香附、丹参宽胸理气、活络止痛；前胡、杏仁、百部、全瓜蒌宣通肺气、泄肺止嗽。

配伍加减：胸胁积液加葶苈子；食少腹胀加砂仁、鸡内金、陈皮。

35. 宣肺攻饮汤

组成：柴胡、黄芩、前胡各9g，细辛4g，杏仁、干姜、桂枝各9g，薤白12g，葶苈子30g，生桑白皮24g，茯苓24g，枳壳9g，全瓜蒌30g，半夏9g。

功效：宣肺理气，温化攻水。

主治：悬饮（肺气郁滞，水停胸胁证）。症见发热持续，咳嗽痰多，胁肋胀满，胸闷气短，有时只能偏卧于一侧，甚至倚息不能卧。由于水停胸胁常为一侧，故患侧胸廓饱满，肋间隙增宽，呼吸运动和语颤减弱，叩诊是实音等。舌苔薄白，质淡，脉沉弦。

方解：本方证乃胸阳遏阻，肺气郁滞，通调无力，气不化津，水停胸胁所致。方中柴胡、黄芩入少阳走胸胁，解郁透邪。前胡、细辛、杏仁、干姜、桂枝，宣肺止嗽、温化水饮；桂枝、干姜配薤白、葶苈子、生桑白皮、茯苓辛温通阳、攻逐胸水；枳壳、全瓜蒌、半夏宽胸祛痰、通胸膈痹阻。方中集中诸药，走于胸胁，通阳温化，宣肺理气，共奏攻逐胸胁寒水之力。

配伍加减：食少纳差加砂仁、鸡内金、谷芽；水饮重者加大戟、芫花、甘遂。

36.理气通络汤

组成：当归、川芎各 9g，赤芍 15g，柴胡 6g，香附、青皮、枳壳、延胡索各 9g，薤白 12g，全瓜蒌 24g，广木香 6g，甘草 6g。

功效：宽胸理气，活血通络。

主治：悬饮（气机郁结，脉络不畅证）。症见胸胁刺痛，经久不愈，天气转凉时疼痛加剧。胸闷不舒，呼吸欠畅，时有咳嗽。舌苔薄白，质黯淡，脉弦。

方解：本证乃少阳气机升降不利，日久气机郁结，脉络不畅所致。方中柴胡、香附、青皮、枳壳、广木香宽胸理气；当归、川芎、赤芍、延胡索祛瘀通络；全瓜蒌、薤白通胸阳祛痹阻。

配伍加减：食少纳差加砂仁、鸡内金、谷芽；胸胁刺痛加桃仁、红花、乳香、没药。

37.清热解郁汤

组成：辽沙参 24g，麦冬、白芍各 15g，百部、丹皮各 9g，地骨皮、鳖甲各 15g，银柴胡、丝瓜络各 9g，瓜蒌皮 12g，郁金、枳壳、川贝母各 9g，甘草 3g。

功效：滋阴清热，化痰解郁。

主治：悬饮（肺阴耗伤，阴虚内热证）。症见胸胁闷痛，干咳少痰，口干咽燥，或见午后潮热，心烦盗汗，颧红头晕，五心烦热，形体消瘦。舌苔薄白，质红，脉细数。

方解：本证乃饮邪内蕴，气郁日久，伤阴化热所致。方中辽沙参、麦冬、白芍、百部、丹皮、地骨皮、鳖甲、银柴胡养阴润肺、清热生津；丝瓜络、瓜蒌皮、郁金、枳壳解郁通络、理气宽中，川贝母化痰止嗽。肺阴复，虚热清，胸胁气机通畅，则诸症自愈。本病后期凡阴虚者均可服用。

配伍加减：食少纳差加鸡内金、谷芽、山楂；盗汗重加五味子、龙骨、牡蛎若面色㿠白、语言无力、肺气亦虚者去辽沙参，加黄芪、党参。

38. 理气消梅汤

组成：白术 9g，茯苓 12g，陈皮、半夏、香附、川厚朴、紫苏、牛蒡子、桔梗、山豆根、射干各 9g，广木香 6g，麦冬 15g，甘草 3g。

功效：疏肝和胃，清利咽喉。

主治：梅核气（肝胃气逆，痰凝气滞证）。症见咽喉有异物感，轻则如有痰团或小树叶，重则如有梅核阻塞，吐之不出，咽之不下，咽喉不痛但时觉发紧，饮食吞咽顺利，胸闷气短，甚至胃脘痞闷，夜间咽喉干燥。舌苔薄白，脉弦。

方解：本方证乃肝胃不和，气逆于上，痰凝气滞于咽喉所致。方中白术、茯苓、陈皮、半夏祛痰燥湿、和胃降逆；香附、川厚朴、紫苏、广木香疏肝理气宽中；牛蒡子、桔梗、甘草、射干、山豆根、麦冬清利咽喉、养阴生津。共奏疏肝和胃，清利咽喉的作用。

配伍加减：咽干去半夏、川厚朴、紫苏，加法半夏、佛手、贝母。

39. 清热消梅汤

组成：玄参 12g，生地 15g，丹皮 9g，赤芍 12g，知母、黄芩各 9g，麦冬 15g，桔梗、牛蒡子、山豆根、青果各 9g，甘草 3g。

功效：凉血活血，清利咽喉。

主治：梅核气（肺胃有热，气血壅结证）。症见咽喉干燥疼痛，每因语言多或饮食不当而加剧。风热外感，亦可使症状加重。咽喉有梗阻感。咽喉检查呈慢性充血，黏膜干燥。舌苔薄微黄，质红，脉大或数。

方解：本方证乃肺胃有热，气血壅结于咽喉所致。方中玄参、生地、丹皮、赤芍凉血活血；知母、黄芩清肺胃之热；麦冬配牛蒡子、山豆根、青果、桔梗、甘草，清利咽喉。

配伍加减：咳痰加贝母；胃酸烧心加黄连、吴茱萸。

40. 滋阴消梅汤

组成：蒸首乌 18g，川牛膝 15g，丹皮 9g，女贞子 15g，乌梅 9g，石斛 15g，麦冬 12g，青果、桔梗、牛蒡子、山豆根各 9g，甘草 3g。

功效：滋阴降火，清利咽喉。

主治：梅核气（肾阴不足，虚火上炎证）。症见咽干口干，夜间尤甚，咽喉中有梗阻感，常伴有头晕、头痛、失眠。舌苔薄白，质红，脉沉细或细数。

方解：本证乃肾阴不足，虚火结于咽喉所致。方中蒸首乌、川牛膝、丹皮、女贞子、乌梅滋阴降火；石斛、麦冬清热生津；青果、牛蒡子、山豆根、桔梗、甘草清利咽喉。

配伍加减：五心烦热或低热加地骨皮、鳖甲；心烦失眠加炒栀子、柏子仁。

41. 祛风宣痹汤

组成：当归12g，川芎9g，赤芍15g，桂枝、羌活、独活、秦艽、白芷各9g，寻骨风15g，鸡血藤30g，香附12g，甘草3g。

功效：祛风活血，散寒利湿。

主治：行痹（风邪阻络证）。症见关节疼痛，游走不定，或见恶风发热，关节红肿，屈伸不利，时轻时重。舌苔薄白，脉浮。

方解：本方证乃风邪侵袭，闭阻经络所致。治以祛风活血，佐以散寒利湿。"治风先治血，血行风自灭"，活血先调气，气调血自活。方中当归、川芎、赤芍、鸡血藤通经活血；香附调气；羌活、独活、秦艽、寻骨风祛风燥湿；桂枝、白芷通阳散寒、祛风止痛。

配伍加减：恶风发热加黄芩、葛根；体虚畏风加黄芪。

42. 燥湿宣痹汤

组成：羌活、独活、秦艽、白芷、桂枝、苍术各9g，薏苡仁30g，寻骨风15g，川芎9g，甘草6g。

功效：健脾燥湿，祛风散寒。

主治：着痹（湿困经络证）。症见肢体关节疼痛，肿大重着，痛有定处，肢体乏力，或肌肉麻木，活动不便，遇寒加重。舌苔白腻，质淡，脉濡缓。

方解：本证乃湿寒之邪，闭阻经络所致。方中羌活、独活、秦艽、寻骨风、川芎祛风燥湿活血；桂枝、白芷温经止痛；苍术、薏苡仁健脾利湿。共奏燥湿祛风散寒作用。

配伍加减：寒瘀血凝加全蝎、乌梢蛇。

43. 清热宣痹汤

组成：知母 12g，生石膏 30g，防己 12g，桂枝 6g，忍冬藤、寻骨风、桑枝各 30g，黄柏 9g，葛根 12g，生薏仁 30g，甘草 6g。

功效：清热通络，祛风利湿。

主治：热痹（热邪阻络证）。症见关节疼痛，红肿灼热，痛处拒按，不能活动，恶风发热，口渴心烦。舌苔黄腻，质红，脉滑数。

方解：本证乃热邪壅阻经络，气血不畅，湿热留注关节所致。方中知母、生石膏、忍冬藤、葛根清火散热；防己、黄柏燥湿清热；桂枝配寻骨风、桑枝，通经活血祛风；生薏苡仁渗湿。本方寒温并用，相互制约，对立统一。共奏清热通络，祛风利湿的作用。

配伍加减：口干加天花粉、麦冬。瘀血凝滞加穿山甲、䗪虫。

44. 温化寒湿汤

组成：当归、川芎、桂枝各 9g，白芍 18g，独活、秦艽、白芷各 9g，香附 12g，鸡血藤 30g，川木瓜 24g，怀牛膝 15g，伸筋草 24g，甘草 6g。

功效：祛寒燥湿，通经活络。

主治：寒痹（寒湿阻滞，经络不畅证）。症见腰胯部经筋挛痛，向下沿大腿后侧、腘窝、小腿外侧及足背外侧扩散，遇寒疼痛加剧，不能活动，腰胯部有凉感。舌苔白腻，质淡红，脉弦紧。

方解：方中当归、川芎、鸡血藤、香附行气活血，祛滞通痹；桂枝、白芍调和营卫，柔筋疏挛；配甘草能缓急止痛；独活、秦艽、白芷祛风散寒、燥湿止痛；川木瓜、怀牛膝、伸筋草通经活络、舒筋止痛。故适用于本病因感受寒湿阻滞经络之证。

配伍加减：腰腿发凉、疼痛剧烈加制川乌、制草乌。

45. 益气补血汤

组成：黄芪 30g，党参 15g，白术 9g，茯苓 15g，当归 12g，白芍、山萸肉、酸枣仁各 15g，石菖蒲 9g，砂仁、广木香各 6g，阿胶 9g，鸡血藤 30g，炙甘草 6g。

功效：益气健脾，养血安神。

主治：血虚（气血亏虚，心脾不足证）。症见面色萎黄或㿠白，心慌气短，体倦乏力，失眠多梦，记忆力减退，头晕目眩，食欲不振，胃脘满闷，或见鼻、齿龈及皮肤衄血。妇女则见白带多、月经量少或多色淡。舌苔薄白，质淡胖，脉虚无力。

方解：本证乃脾虚生化之源不足所致。本方从归脾汤演化而来。方中黄芪、党参、白术、茯苓、砂仁、广木香、炙甘草益气健脾、调中和胃，促使水谷化生精微；当归、白芍、山萸肉、鸡血藤、阿胶养血滋阴、补血止血；酸枣仁、石菖蒲安神宁志。共奏益气健脾、养血安神的作用，故适用于气血虚弱证。

配伍加减：头晕目眩加菊花；衄血甚加生地炭、黑地榆；肌肤甲错、舌质紫黯、脉细涩加丹参、桃仁；食少腹胀、大便溏薄去当归、白芍，加泽泻、炒薏苡仁。

46. 滋阴补血汤

组成：当归9g，白芍、熟地黄各15g，山萸肉12g，枸杞、蒸首乌各15g，炒栀子9g，柏子仁15g，阿胶、龟甲胶各9g，地骨皮、黑地榆、菊花各12g，甘草3g。

功效：滋补肝肾，益阴养血。

主治：血虚（肝肾阴虚，血虚燥热证）。症见头晕头疼，耳鸣目眩，心慌心悸，腰酸腿软，面白颧红，遗精盗汗，心急失眠，五心烦热，爪甲枯槁，皮肤干燥，时有低热，或见鼻、齿及皮肤衄血，妇女月经量多。舌苔薄白，质红，脉细数无力。

方解：本方证乃肾虚阴亏，肝失滋养，肝肾阴虚所致。方中当归、白芍、熟地、山萸肉、枸杞、蒸首乌补益肝肾、养血滋阴；阿胶、龟甲胶、黑地榆养血滋阴、凉血止血；炒栀子、地骨皮、菊花凉肝清热；配柏子仁，治虚烦不眠。

配伍加减：午后低热加银柴胡、丹皮；神疲气虚加党参；遗精盗汗加龙骨、牡蛎。

47. 温阳补血汤

组成：黄芪 30g，党参 15g，山药 30g，茯苓 15g，当归 12g，熟地、山萸肉各 15g，肉桂 6g，淫羊藿 24g，补骨脂、巴戟天各 12g，菟丝子 24g，紫河车粉 3g（分两次服），炙甘草 9g。

功效：健脾补肾，益气养血。

主治：血虚（脾肾阳虚，生化乏源证）。症见面色㿠白，口唇爪甲淡白，精神不振，肢体倦怠，消瘦或浮肿，气短懒言，食欲不振，食后胃满，大便溏泄，畏寒怕冷，四肢欠温，时自汗出，腰酸腿软，或见鼻、齿龈衄血。男子遗精阳痿，女子月经不调。舌苔白微腻，质淡，体胖大，脉沉细无力。

方解：本证乃脾肾阳虚，血液生化乏源所致。本方由拯阳理劳汤、右归丸、补血汤等基础方加减化裁而来。方中黄芪、党参、山药、茯苓、炙甘草益气健脾；山萸肉、肉桂、淫羊藿、补骨脂、巴戟天、菟丝子、紫河车粉温阳补肾；黄芪配当归、熟地益气养血。共奏温补脾肾，益气生血之功。

配伍加减：形寒肢冷甚加附子；食少腹胀去熟地，加砂仁、干姜；鼻、齿龈衄血加阿胶、仙鹤草；贫血甚加鹿茸，党参改为红参。

48. 凉血解毒汤

组成：广犀角 6g（水牛角 15～30g 代），生地 21g，丹皮 9g，赤芍 12g，玄参 15g，蒲公英 30g，金钱草 15g，白茅根 30g，黑地榆 12g，黑栀子 9g，甘草 3g。

功效：清热解毒，凉血止血。

主治：肌衄（火热炽盛，迫血妄行证）。症见发病急骤，发热恶寒，斑色紫赤，量多成片，或衄血、尿血，面赤烦躁。舌质红绛，苔薄黄，脉数而有力。

方解：本证乃热毒内盛，热入营血，迫血妄行所致。方中水牛角、生地、玄参、金银花、蒲公英、甘草清热凉血解毒；丹皮、赤芍、黑地榆、黑栀子凉血散瘀、清热止血；白茅根凉血止血且能使热从小便而去。热清毒消、血循归经，则诸症自愈。

配伍加减：口渴喜冷饮、大汗出、脉洪大加生石膏、知母；便秘加枳实、大黄；恶心呕吐加竹茹。

49. 加减益气补血汤

组成：黄芪 30g，党参 15g，白术 9g，茯苓 15g，当归 12g，白芍、山萸肉各 15g，枸杞 12g，酸枣仁 15g，阿胶、龟甲胶各 9g，鸡血藤 30g，黑地榆 12g，甘草 6g。

功效：益气健脾，养血止血。

主治：肌衄（肺脾气虚，统摄无力证）。症见紫斑淡红，时愈时发，面色萎黄，食欲不振，头晕乏力，动则气短，畏风怕冷，心慌心悸，少气懒言，自汗易感，感冒后不发高热，但迁延难愈，妇女月经量多。舌苔薄白，质淡胖，脉缓无力。

方解：本证乃肺脾气虚，统摄无力，血行失其常道，溢于脉络之外所致。方中黄芪、党参、白术、茯苓、炙甘草补气健脾，增强血液统摄之力和生化之源，为本方之主药；黄芪配当归为补血汤，可补无形之气，而生有形之血；当归、白芍、山茱肉、枸杞子、酸枣仁养血滋阴、补血安神；阿胶、龟甲胶、鸡血藤、黑地榆养血补血、凉血止血。本方配伍标本兼治，既补肺脾之气使血行通畅，统摄有力以治其本，又可养阴补血止血以治其标。

配伍加减：食少腹满加砂仁、广木香；形寒畏冷、四肢欠温、便溏浮肿加附子、肉桂。

50. 理脾健运汤

组成：白术 9g，茯苓 15g，泽泻 12g，玉米须 30g，桂枝 6g，半夏、川厚朴各 9g，砂仁、广木香各 6g，山楂 15g，鸡内金 9g。

功效：温中健脾，祛痰利湿。

主治：肥胖（脾虚失运，精微瘀积证）。症见身体日益肥胖，四肢沉重无力，梦多，健忘，腹胀便溏或便秘，夏季畏热多汗，头晕头沉。妇女可见白带多，月经先期且量多。舌苔白腻，质淡胖，边有齿痕，脉濡缓。

方解：本证乃脾失健运，水谷精微排泄，输布失常，脂肪代谢障碍，水湿不化所致肥胖。方中白术、茯苓、泽泻、玉米须健脾利湿；主药为桂枝，振奋脾阳、通阳利湿、助膀胱气化以促进机体运化排泄；半夏、川厚朴、砂仁、广木香理气燥湿、祛痰导滞；山楂、鸡内金消肉积、化瘀滞。

配伍加减：白带多加芡实；白带色黄加黄柏；经期量多去桂枝、山楂，加三七、黑地榆。

51. 益气消胀汤

组成：黄芪 30g，党参 12g，白术 9g，茯苓 15g，泽泻 12g，桂枝 6g，白芍 12g，砂仁 6g，川厚朴 9g，酸枣仁 15g，石菖蒲 9g，细辛 5g，炙甘草 6g。

功效：益气温中，健脾利湿。

主治：肥胖（脾肺气虚，痰湿内停证）。症见身体肥胖，面黄少华，倦怠懒动，动则气短，语言无力，时自汗出，畏风怕冷，食少胃满，头重头痛，面及四肢浮肿，劳则加剧，心悸，失眠多梦，健忘。或易于感冒，外感后恶寒低热或不热，迁延不愈。舌苔白微腻，质淡胖，边有齿痕，脉细弱。

方解：本证乃脾虚及肺，肺脾气虚所致。方中黄芪、党参、白术、茯苓、泽泻、炙甘草补肺益气、健脾利湿；桂枝、白芍温中补虚、协调肝脾；砂仁、川厚朴行气导滞；配党参、白术、茯苓健脾和胃；石菖蒲、枣仁，养心安神；细辛扶阳通肾，治体虚头晕头痛。故本方有扶正固本，增强机体代谢功能的作用。

配伍加减：气虚血瘀加丹参、莪术、鸡血藤。

52. 益阴健神汤

组成：党参 15g，玄参 12g，麦冬 15g，五味子 9g，枸杞子 12g，山萸肉 15g，山药 30g，茯神 15g，远志 9g，酸枣仁 15g，石菖蒲 9g，细辛 4g，菊花 12g，炙甘草 3g。

功效：滋肾养肝，交通心肾。

主治：脏躁（阴虚阳亢证）。症见头晕头痛，失眠多梦，心急烦躁，耳鸣目眩，心悸气短，咽干口燥，五心烦热，腰膝酸软。舌苔薄白，质红，脉弦细数。

方解：本证系肾阴亏虚，肝失所养，肝阳上亢，阴虚内热，相火引动君火，水火不济，心肾不交所致。本方具有滋阴降火，交通心肾的作用。方中党参益气生津；玄参、麦冬养阴生津，凉血清热；五味子、枸杞子、山萸肉、山药滋阴益肾、养肝生津；茯神、远志、酸枣仁、石菖蒲补益心神、安神宁志；配五味子、枸杞子等，可交通心肾；菊花、细辛平肝通肾、清热止痛。肾阴充沛，虚火自降，此即壮水制火，釜底抽薪之理。

配伍加减：心烦气躁甚加炒栀子、淡竹叶；遗精加龙骨、牡蛎、莲须各15g；心动过速、心慌心悸加珍珠母、琥珀。

53.清心豁痰汤

组成：白术9g，茯苓15g，橘红、半夏、胆南星、香附、郁金、石菖蒲、栀子各9g，莲子心5g，龙骨15g，琥珀粉3g（分2次冲服），甘草3g。

功效：健脾豁痰，清心透窍。

主治：脏躁（痰火内盛证）。症见头晕头沉，胸闷气短，噩梦，有时严重失眠，烦躁易怒，急躁时常想哭泣，甚至哭笑无常，心惊恐惧，体倦乏力，食欲欠佳，肢体窜痛。舌苔腻或黄腻，质边红，脉弦。本证以女性更年期多见。

方解：本证系脾虚肝旺之证。多因情志不遂，肝气郁滞，肝失条达，横逆于脾，脾虚失运，湿阻气机，化火成痰，痰火内盛，内扰心神，甚至随肝气上逆，蒙蔽清窍，而出现神志恍惚、哭笑无常。本方具有豁痰、通窍、清热的作用。方中白术、茯苓健脾祛湿以杜生痰之源；橘红、半夏、胆南星豁痰降逆；香附、郁金疏肝解郁，使气行湿行，郁解热散；郁金配菖蒲，透窍和中；栀子、莲子心清热泻火、除烦燥湿；龙骨、琥珀粉安神宁志、镇惊平肝。肝气条达，脾运得健，痰火散除，心神得宁，则诸症自愈。

配伍加减：头晕头痛甚加淡竹叶。

54. 清热祛风汤

组成：知母 12g，生石膏 60g，葛根 15g，白芷 9g，细辛 5g，菊花 12g，川芎 12g，枳实 12g，全蝎 9g，地龙 15g，甘草 6g。

功效：清胃泄热，祛风通络。

主治：面痛（阳明胃热，风邪袭络证）。症见上下颌部阵发性剧痛，口渴口臭，干呕食差或大便秘结，眼角膜充血。舌苔黄缺津，质红，脉浮数。

方解：本证系阳明胃经实热，复感风邪，经络痹阻，气血不畅所致。方中用知母并重用生石膏以清胃之实热；葛根既清阳明经热，又可透表祛风；枳实理气降逆，可导热下行；白芷、细辛、菊花、川芎祛风止痛；全蝎、地龙通经活络，甘草益气调中，可防止过用生石膏损伤胃气。故本方依据中医学"通则不痛"的原理，共奏清胃泄热、祛风通络的作用。

配伍加减：便秘加大黄；口渴甚加天花粉、麦冬；干呕甚加姜竹茹。

55. 养阴清热汤

组成：辽沙参 30g，石斛、麦冬、白芍各 15g，知母 12g，生石膏 20g，葛根、菊花各 12g，钩藤 15g，蔓荆子、全蝎各 9g，甘草 3g。

功效：滋阴清热，祛风通络。

主治：面痛（胃阴不足，风邪袭络证）。症见上下颌部阵发性疼痛，午后及夜间或疲劳后多发作，常伴有侧面肌痉挛、流泪、口干、唇燥和口渴饮水等症状。舌苔薄黄缺津，质红，脉细数。

方解：本证系阳旺胃阴不足，复感风邪，痹阻经络，气血不畅而发病。辽沙参、石斛、麦冬、白芍、知母滋养胃阴；生石膏、葛根清阳明胃热；配菊花、钩藤、蔓荆子辛凉清热、祛风通络；全蝎配白芍柔肝息风通络，以缓解面部痉挛。

配伍加减：面部麻木痉挛甚加赤芍、丹参、地龙。

二、专病论治

（一）咳嗽的证治

咳嗽之病因，不仅在于肺，也与五脏有关。肺居胸中，为五脏之华盖，职司呼吸，通调水道，水津四布，下注膀胱，开窍于鼻，司呼吸，合皮毛，主一身之卫气。故《素问·咳论》曰："五脏六腑，皆令人咳，非独肺也。"风寒、风热之邪侵袭，易先伤肺，故肺为娇脏，恶热亦恶寒。正如《景岳全书》所载："咳嗽虽多，无非肺病。"究其病因，不外外感、内伤两类。故在辨证上首先要分清外感、内伤，及其寒热虚实或它脏之功能失调。

1. 外感咳嗽

（1）辨证要点 外感咳嗽首当分清风寒、风热、风燥。外感风寒、风热咳嗽，为男女老少，一年四季常见之病，冬春月多见。在诊断要点上，李老常以吐痰之颜色为主要辨证依据。风热伤肺，痰多以色黄，黏稠咯吐不利为主；风寒袭肺而嗽者，吐痰色白清稀，咽喉发痒，同时伴有恶寒恶风、鼻塞等外感症状。秋燥伤肺，多发生在我国东北或西北地区。夏季暑热已去，加之少雨，气候温燥、凉燥，外邪侵袭伤肺，多出现温燥、凉燥伤肺之病。

（2）辨证论治

1）风热咳嗽：多因风热伤肺，症见咳嗽吐痰，黏稠色黄或痰浓咯吐不利，同时伴有咽喉、口腔干燥，甚至体温升高，汗出。治宜疏风清热，止咳化痰。方用桑菊饮和泻白散加川贝母、黄芩、前胡、瓜蒌子、地骨皮、枳壳、葛根等。

2）风寒咳嗽：系外感风寒，通过毛窍或鼻腔，内伤于肺，以致肺气不宣，肺窍不利，寒凝痰聚。症见咳嗽、痰白稀薄，头疼甚至恶寒，发热无汗，鼻塞声重，或鼻流清涕，舌苔薄白，舌质淡红，脉象浮或浮紧。治宜疏风散寒，宣肺止咳。李老常用自拟的温肺止咳汤，前胡、黄芩、干姜、细辛、五味子、杏仁、炙桑白皮、炙冬花、苏子、桔梗、陈皮、半夏、茯苓、荆芥、甘草。如出现发热恶寒无汗者，去前胡，加柴胡、桂枝。如咳嗽较甚，甚至发喘者，加炙麻黄、炙杷叶。如咳痰稠，咯吐不利，去茯苓加川贝母。

3）温燥伤肺：类似风温伤肺，但症状多见干咳无痰或痰少粘连成丝，不易咯出，甚至燥热伤络，痰中带有血丝，口干、咽喉干疼，鼻唇干燥。初期也可见鼻塞头疼，甚至微寒，身热，舌苔薄白或薄黄，舌质偏红少津，脉见浮数等。本证因秋季温燥伤肺，损伤肺阴，肺失清润肃降导致。治宜清热润肺止咳为主。方用桑杏汤加减，药物有辽沙参、杏仁、瓜蒌子、桑叶、淡豆豉、梨皮、知母、川贝母、玉竹、甘草。如津伤严重，咽喉干疼者加麦冬，甚至生石膏。如痰中带血丝者可加白茅根、黑地榆。

4）凉燥伤肺与风寒伤肺并见：凉燥伤肺与风寒伤肺常并见，但症见干咳少痰或无痰，咽干鼻燥常兼有发热恶寒、头疼、无汗等外感风寒症状。在治法上当以温而不燥，润而不凉为原则。方用杏苏散去半夏、茯苓加黄芩、葛根、玉竹、炙紫菀、瓜蒌子，如发热无汗加荆芥。

2. 内伤咳嗽

（1）辨证要点　内伤咳嗽，多见于老年或久病正虚之人。其病因分别和五脏有关，其症多见于久咳不止，或内伤咳嗽复受外感风热、风寒之邪而使病情加重。故在辨证上应综合分析，分清咳嗽与某一重点脏器之关系。内伤咳嗽多以正虚、久咳不止为主，同时兼顾是否感受外邪。

（2）辨证论治

1）肺脾气虚证：多见于老年之肺气肿或慢性支气管炎，久咳不愈损伤肺气，以痰涎壅盛，致胸闷气短，久嗽难愈为特点。临床表现可见咳嗽反复发作，气短乏力，少气懒言，痰涎壅盛，动则呼吸气喘。迁延不愈，遇寒加剧，吐痰色白或青，量多，自汗出，易于感冒，感冒后不仅咳喘加重，且不易出现高热。舌苔薄白，舌质淡，脉象无力。同时可见脾虚胃弱，食少纳呆，大便时溏，面色萎黄，肌肉消瘦等。舌质淡，舌体胖大，舌苔白腻，脉滑或濡而无力。脾为生痰之源，肺为贮痰之器，且脾为肺之母，故治法上宜培土生金，补肺健脾，祛痰止咳。李老常用自拟的益气补肺汤，黄芪、党参、白术、茯苓、橘红、半夏、杏仁、厚朴、苏子、桔梗、炙冬花、炙紫菀、炙麻黄、炙桑白皮、枳壳、炙甘草，生姜、大枣为引。

李老认为，本证以肺脾气虚为主，故治疗以六君子汤加减，重用黄芪、党参以补肺气，扶正为主，兼以祛痰止嗽，宣通肺气。如脾虚不能为胃行其津液，而致胃满者，可加砂仁、木香、焦三仙等，易六君子汤为香砂六君汤。如出现畏风怕冷，动则汗出，易于感冒，系肺虚卫气不固，上方可加重黄芪、白术之量，稍加防风，即玉屏风散，以增强补肺固表之力。如痰涎过多，甚则痰稀如水，加葶苈子、桂枝，即苓桂术甘汤，以加强通阳祛湿利水之功效。本证以肺脾气虚，气虚卫外不固，因而易于风寒侵袭而感冒，在治疗上不可用一般感冒之法治疗，应以扶正祛邪为主，扶正注意补肺脾之气；祛邪以调和营卫为主，如桂枝汤稍加宣肺之品。

2）心肺气虚证：亦多见于老年肺气肿。其症状为喘咳不止，动则心慌气短，呼气困难，痰多色白质稀，甚则畏风怕凉，舌质淡红，脉象无力。治法宜益气强心，祛痰平喘。李老常以自拟的益气安神汤：黄芪、党参、五味子、茯神、远志、枣仁、龙齿、苏子、桔梗、陈皮、半夏、厚朴、炙麻黄、炙桑白皮、炙冬花、炙杷叶、枳壳、桂枝、炙甘草、生姜。

如肺气虚，畏风怕冷，易于感冒者，上方除重用黄芪外，可加干姜、白术、桂枝和少量防风以温补肺气。如心慌心悸，可加琥珀和少量朱砂以安心神。

3）肺阴虚证：多因风热伤肺，失治误治，迁延日久，或患者平时肝肾阴虚，肺有燥热，复感风热之邪而致咳嗽。其主症以干咳，咳声短促，无痰或少痰，色黄黏稠，咯吐不利为主。常伴有口干咽燥、午后潮热、手足心热、夜寐盗汗等，甚则阴虚肺燥，迫血妄行，可见少量咯血，或痰中带有血丝。舌质偏红，少苔或薄白苔，脉象沉细弦。

本证之治疗，以养阴润肺，清热止咳为主。方用加味沙参麦门冬汤，药物组成为辽沙参、麦冬、天冬、五味子、炙百合、玉竹、杏仁、瓜蒌子、知母、川贝母、桔梗、陈皮、地骨皮、白芍、甘草。本证以干咳少痰、无痰，胸闷气短，舌质红，脉细数为主症。如阴虚导致肺气亦虚，可加西洋参，以益气生津。在祛痰之药中，要分清涤痰和燥痰之区别，如厚朴、陈皮、半夏、茯苓为燥痰之药，适用于痰多质稀之肺气虚寒证，本证不宜使用。涤痰亦称化痰，知母、川贝母、天竺黄、麦冬、天冬、瓜蒌子、辽沙参等则为养阴润肺化痰之品，多适用本证。

本证亦多见于肺结核，如兼见失眠盗汗，干咳咯血，面部两颧发红，甚至男子遗精，女子月经量少或闭经，可用 X 线检查确诊，另做治疗。

4）肝火犯肺证：李老认为临床上较少见。患者素以肝火较盛为主，如肝火犯肺，可见咳逆阵作，咳声较大，咳时面赤，咽干，常感痰滞咽喉，咯吐不利，量少质黏，胸胁胀痛，口干口苦，心烦急躁，且多在情志不爽时症状加重。舌苔薄黄少津，脉象多弦数。

本证以肝火上逆犯肺为主，以致肺气上逆而失肃降。治法以疏肝理气，清热润肺为主。常以丹栀逍遥散加减治疗：当归、白芍、柴胡、薄荷、丹皮、栀子、香附、青黛、杏仁、瓜蒌子、知母、川贝母、生桑白皮、桔梗、地骨皮、枳壳、甘草。

5）肺肾气虚证：多发生在年老、肺气肿的患者。多咳嗽喘息并见，症见呼吸浅短难续，声低气怯，吸气困难，甚则张口抬肩，胸闷、心慌、心悸，畏寒多汗，舌质淡，脉沉细数无力。

本证以久咳肺肾两虚，不能主气纳气为主。以自拟的补肺纳气汤治疗：黄芪、人参、熟地、山萸肉、山药、茯苓、核桃仁、杏仁、桔梗、炙桑白皮、炙紫菀、苏子、五味子、橘红、半夏、炙麻黄、炙枇杷叶、炙甘草。

3. 李老经验总结

咳嗽之证，肺气虚、肺脾气虚、肺肾气虚或心肺气虚等内伤咳嗽多见于老年体虚之人，不仅久咳难愈，且咳喘、痰涎壅盛、呼吸气短、畏风易感冒等症并见。常因外感风寒或风热之邪而诸证加重，导致呼吸困难，咳喘并作，痰多咯吐不利，出现危证。在抢救上，除辨证服药外，宜配合氧气、呼吸机。如出现痰涎壅盛，咯吐不利严重，甚至吸痰不易，以致昏迷时，李老常以白矾 3～5g，葶苈子 15g，川贝母 10g。用少量水煎至 100～200mL，分 2～3 次服用。如昏迷不醒可用棉球蘸药水滴入咽喉，以稀痰利痰而防窒息。

（二）急、慢性鼻炎的证治

鼻炎属中医鼻渊范畴，有急、慢性之分。急性鼻炎多以风寒遏肺化热，肺开窍于鼻，导致鼻息不畅。轻则出现鼻塞声重，鼻流清涕，鼻痒，喷嚏。重则热壅于肺，肺部化热，除上述症状外还可见鼻流浊涕，兼见前额疼痛，体温增高，甚至嗅觉减退，容易感冒。本证的治疗以祛风散寒，宣肺通窍为法。方用苍耳子散为主加桔梗、杏仁治疗。如鼻流涕过多加茯苓、炙桑白皮；如恶风微寒者可加紫苏或桂枝以通阳行水；如鼻流黄色脓涕，系风寒化热，苍耳子散中可减少辛温的荆芥、细辛的用量，加生桑白皮、地骨皮，甚至加生石膏以清肺热；如头痛者加蔓荆子、菊花；如兼见咳嗽者加杏仁、知母、川贝母、瓜蒌子、枳壳等。

慢性鼻炎多常年反复发作难愈，每遇寒凉发作，且容易感冒。慢性鼻炎多为急性鼻炎失治误治或治疗不及时，导致肺脾气虚，正气虚弱，卫外不固，故而遇寒则发，即过敏性鼻炎。在治疗上除用苍耳子散外，再加补肺气的玉屏风散为主。如咳嗽吐痰色白者，加杏仁、桔梗、苏子、炙桑白皮、炙款冬花、炙杷叶；如咳嗽气短，甚至出现喘息证者可加炙麻黄，甚至干姜。除上述症状外，并见前额两眉棱骨疼痛，除苍耳子散和玉屏风散外须重用葛根、全蝎。

外用药麝香 0.5g，辛夷 1.2g，辽细辛 1.5g 共研细粉，装瓶密闭备用。每次取如绿豆大小一团，用药棉包裹做成棉球塞鼻，每次 30 分钟，每日早晚各 1 次。如两鼻腔均不通气者，可交替塞药。本方具有祛风开窍，活血通络的作用。对一般急慢性鼻炎、鼻窦炎、额窦炎等均有一定效果。

（三）梅核气的证治

梅核气相当于西医的慢性咽炎，症见咽部如有痰块或异物贴于咽喉部，吐之不出，咽之不下，重者喉部有发紧感，咽喉干燥，有时疼痛，每因语言过多，食刺激性食物，或精神不愉快和胃失和降而症状加重。本病常多年甚至数十年不愈。时医多以局部治疗为主，以清热利咽为法，往往取一时之效，很难根除。

本病之病因，汉末医圣张仲景在其著作《金匮要略》中就有明确的记载，说："妇人咽中如有炙脔，半夏厚朴汤主之。"仲景认为本病多发生在女性，炙脔就是炒肉片，即咽中如有一个小肉片感，粘在咽喉，咯之不出，咽之不下。并且病因多为情志不舒，肝郁气滞，肝气横逆，侵犯脾胃，可生痰湿，痰湿随肝气上逆。咽喉为胃之门户，气血、痰湿瘀滞咽喉，故喉镜检查可发现咽喉部有小米状颗粒丛生。本病每在情志不舒或胃失和降时加重，嗜食辛辣或语言过多均可导致病情加重。治疗上张仲景的半夏厚朴汤即是从肝、脾、胃用药，以治其本，其中半夏化痰散结，降逆和胃，配合茯苓健脾祛湿，苏叶配厚朴宽胸理气，降逆除满，生姜辛温散结。

李老跟其父学医时，父亲用半夏厚朴汤治疗梅核气，虽有效但效果较慢，后拜师一位老中医善治此病，传承此方为白术、茯苓、陈皮、半夏、香附、砂仁、厚朴、枳壳、郁金、桔梗、牛蒡子、山豆根、射干、麦冬、甘草。此方与仲景之半夏厚朴汤治疗原则相同。其不同因生姜、苏叶偏于辛温，对咽喉干燥不利，用香附、枳壳、郁金以增强疏肝理气之功效；加桔梗、牛蒡子、山豆根、射干、麦冬、甘草等清利咽喉之品，较半夏厚朴汤提高了效果，缩短了疗程，一般病程在三五年的梅核气服药 10～20 剂药即可治愈。此方在李老家已传承一百多年，治愈患者无数。

（四）冠心病的认识及证治

冠状动脉粥样硬化性心脏病（简称冠心病），属于中医学"胸痹""真心痛"等病的范畴。现发病之广泛，死亡率之高，和癌症一样是当前世界上危害人们生命健康的严重疾病之一。据流行病学资料统计，目前全球心衰的数量已经高达 2250 万人，并且每年以 200 万的速度递增，且多为冠心病之末期。近年来，医学界针对此病研制了很多有效的中西药物和手术疗法。这些中西药物和手术疗法，可以扩张血管，增加心脏供血，能明显缓解冠心病发作时的各种症状，应予以肯定，所以很多患者长期服用此类药物。然此类药物多限于扩张血管，疗效不能保持长久，甚至心脏功能越来越弱。因而，在临床上急迫需要新一代有效的抗心衰药物。

冠心病是心脏血管和心脏功能同时失常的疾病。各种原因引起的心脏血管血行不畅，心脏供血不足，必导致心功能减弱；而心功能减弱，心脏动力不足，又会促使血管血行不畅。二者彼此相互影响，使冠心病长期反复发作，病情逐渐危重甚至出现心脏衰竭导致死亡。在冠心病出现危重症状，甚至死亡之前，首先会出现心功能衰竭。当前缺乏增强心脏功能的药物。目前临床上使用的中成药多为芳香理气活血之品，缺乏增加心脏功能等作用的扶正之药。久服又易损耗气血，使人体少气无力，精神疲倦，致使心脏功能更弱，药虽见效快，但疾病易反复，不宜长期服用。

1. 调理心脏之阴阳平衡，尤重心阳

心脏之功能，中医称之为心阳或心气。中医学认为心脏为人体五脏六腑及全身之主宰，其生理功能是主全身之血液循环和主神明。正如《素问·灵兰秘典论》中："心者，君主之官，神明出焉。"《素问·痿论》中："心主身之血脉。"

心脏是全身血脉循环无端之枢纽，血管是血液运行之道路，血脉通过心脏将气血运行于全身。血液在血管内能够运行不止，长久不息，主要靠心气的推动作用。正如《素问·平人气象论》："心藏血脉之气也。"故心气（阳）之强弱对心脏供血之多寡，血液运行之通塞，血脉的盈虚以及脉象之变化，都起着决定作用。

心主神明，"神明"是人的精神、思维活动的体现。心脏阴平阳秘，则精神饱满，精力充盈，思维清晰，情志安定，声音洪亮。如心脏阳气不足，则会出现精神萎靡，少气懒言，怠惰嗜卧，思维迟钝等神明不足之证。

心气即心阳，气阳同质，均为无形之功能。中医学非常重视阳气在人生命中之重要性。正如《素问·生气通天论》

说："阳气者，若天与日，失其所则折寿而不彰。"《素问·阴阳应象大论》亦说："阳生阴长，阳杀阴藏。"这说明阳气在人之生命中如日光一样，阳气不足，则寿命不能长久。同时人体生生之机，主要依靠阳气之充足，即阳生阴长。如阳气衰败，则会阴阳离决，生命将不存在。

心脏为人生命之本，中医学更加重视心阳。《素问·六节藏象论》说："心者生之本……如阳中之太阳。"《素问·金匮真言论》："背为阳，阳中之阳，心也。"故历代名医不论治什么病，都非常重视心阳之盛衰。如张仲景在《伤寒论》中记载伤寒病危重时，在药物抢救方面，根据心阳衰败程度不同，分别制定了不少方药，诸如"四逆汤""通脉四逆汤""白通汤""附子理中汤""参附汤"等，药虽不同，但无一不是急救回阳，可见心脏阳气对生命之重要。冠心病为心脏之重病，心脏阳气之盛衰，关乎生命之根本，时刻注意维护心脏阳气之盛衰，防止阳气之暴脱，更显得极其重要。

张仲景在治疗胸痹时，常采用通阳宣痹之法，时刻重视心脏之阳气。根据病情，所运用的方药，如瓜蒌薤白白酒汤、瓜蒌薤白半夏汤、枳实薤白桂枝汤等，方虽不同，药有区别，但其中薤白、白酒、桂枝均具有增强心脏阳气之作用。其他药宽胸理气化痰，也有助于阳气恢复。据报道，山西省名老中医李可先生，善用附子挽救冠心病阳气暴脱、心脏功能衰竭垂危之病人。附子用量多达 100～300g（附子水煎 3 小时，以祛乌头碱之毒，并徐徐温服），是值得参考的。

临床观察发现，冠心病患者一般都有畏寒怕冷，夏季轻，冬季重的特点，这都是心之阳气不足，抗拒外寒功能较弱的表现。一年当中，12月至次年1～2月之间，冠心病患者易于发病；一天当中，夜间12点以后到天明，其不仅易于发病，且重者多于此时死亡。因为这时正是冬季阴极之时，心脏阳气虚弱无力适应阴寒之气，导致阳气暴脱的结果。

李老根据总结前人经验及临床观察总结：治疗慢性冠心病必须重视心阳，其认为有一分阳气，便有一分生机，治疗上应以扶正祛邪为主。扶正是以调理心脏之阴阳平衡，尤其重视心脏阳气之不足。祛邪是以疏通血管，促使血液流行通畅为主。祛邪要通过四诊，综合分析血管有无因气滞、气虚、痰湿阻滞等导致的血瘀，辨证施治，方药因人而异。

2. 常用的益气助心阳药物

红参（即人参）：味甘、性温，功能补气益血生津，尤其补心脾之气，可提高心脏之收缩力，有回阳急救之力，亦为补五脏阳气之君药。

附子：附子大辛大热，其纯阳之性，功专助阳气。上助心阳，下补命门之火，内温脾土，外固卫阳，辟群阴，逐风寒湿邪，为张仲景急救回阳之要药。

桂枝：桂枝辛、甘，性温。主要可温经通阳，并有发汗解肌之功。可振心阳，醒脾阳，助膀胱之气化，是治疗冠心病助心阳、祛痰湿、利小便之常用药。

薤白：薤白辛、微苦，性温，温中通阳，行气散结，为治胸痹之要药。薤白善通胸中之阳，故张仲景治胸痹之方中均用薤白。

3. 辨证论治

李老在治疗冠心病方面，是在心阴的基础上重视心阳，保持阴阳平衡，注意因多种原因导致的心脏功能不足或心血管不畅的治疗。

（1）阳脱证　本证多见于急症，突然出现心肌梗死、心功能衰竭或逐渐心衰之危证。症见心绞痛不止，胸闷气短，甚至倚息不得卧，大汗出，四肢厥冷，语言无力，甚至神志、视力不清，脉沉细欲绝，舌质淡等危象。本证即西医之心源性休克、感染性休克、低血容量性休克等垂危病，但均属于中医之厥证。《素问·厥论》"阳气衰于下者则为寒厥"，厥可暴死。

对此心阳暴脱，血不能达于四肢，周围循环衰竭之危证，可急用王清任《医林改错》之"急救回阳汤"。药物有人参 24g，制附子 24g，干姜 10g，白术 12g，桃仁 6g，红花 6g，甘草 10g。本证为心脏阳气衰竭，血行失畅，血瘀气闭，气血难以温煦四肢，阴阳离决之证。急以峻补阳气，并加活血通脉，促使气通血活为先务。故取张仲景之四逆汤加人参、白术温阳补气，佐桃仁、红花活血，可谓王清任治疗本证之一大发明创新。

（2）气阴双虚证　本证多见于慢性患者，为冠心病之常见证，临床所见约 80%。治宜生脉饮为主方，加丹参、茯神、远志、酸枣仁、节菖蒲以活血养心安神。偏心阳虚，症见胸闷气短，不时心绞痛者，可酌加黄芪、桂枝、薤白、延胡索、檀香，以通阳宽胸理气活血；阳虚甚者，可酌加附子；偏阴虚者，可加龙齿、枸杞子、黄精、山茱萸等；偏阴虚，舌红脉数者，可加玄参和黄连阿胶鸡子黄汤。一般可同用生脉饮针剂。

（3）气虚血瘀证　可用归脾汤酌加桂枝、薤白、丹参、红花等以通阳活血。自汗多者可加浮小麦、麻黄根、牡蛎以止汗。阳虚甚者可酌加附子。

（4）气滞血瘀证　可用逍遥散酌加香附、枳壳、檀香、丹参、延胡索以行气活血，加节菖蒲、酸枣仁、远志、龙齿以强心安神。肝郁化热者可改用丹栀逍遥散。

（5）痰湿阻滞证　本证宜心脾胃同治，方用十味温胆汤加减。即减去熟地、五味子，酌加桂枝、薤白、丹参、川芎、苍白术、厚朴等以通阳，活血，健脾，豁痰，利湿。一般可同用参脉饮针剂。

（五）泄泻的证治

泄泻为临床常见病证。秋季易高发，本病之病因多为内伤饮食，或外感湿热、寒湿之邪而导致脾胃损伤，纳运、升降失常，清浊不分，湿盛而成泄泻。在辨证要点上，除要分清表、里、寒、热、虚、实外，暴泻多实多热，但也要注意脾胃之虚；久泻多虚多寒，但易虚中夹实。泄泻本在脾胃，但久泻不止，可波及它脏，如脾虚及肺，上不制下，中气下陷；脾虚肝乘；脾肾阳虚等。

在治疗方面：本病急性发作以祛邪导滞为主，但应加健脾和胃之药，以固其本，防止转为慢性泄泻或慢性发作。久泻本虚，在益气健脾，温中收涩的同时，需增加导滞和胃之品，以防虚不受补，或邪恋不愈。久泻不止，波及它脏，肝脾失调者，宜加疏肝敛肝之品。脾肾阳虚者，宜加温补脾肾之品。此为临床常见之病机和治法。

方药运用方面，暴泻要注意表里证的治疗，如外感湿热，表里俱热者以葛根芩连汤为主。如夏季暑湿证者，可与香薷饮化裁应用。如外感寒湿，常为脾虚土德不及，症见恶寒泄泻、腹痛喜按，宜用柴苓汤为主方。如伤胃呕吐，可用藿香正气散加健脾和胃之药而应用。如内伤饮食，泄泻无表证，此为临床常见之证型，宜用胃苓汤为主，加香附、砂仁、焦山楂、炒薏苡仁、生姜、大枣等，以健脾利湿。如偏寒者可加吴茱萸。如舌苔黄腻，大便色黄，肛门灼热，下焦有湿热者，以胃苓汤加木香、黄连、砂仁、香附以理气清热。有大便带血者加黑地榆。久泻气虚，中气下陷，肛脱下坠，多用补中益气汤加诃子肉、赤石脂、炒薏苡仁等收涩固脱之品。如脾肾阳虚，出现五更泄泻，甚至形寒肢冷，四肢欠温者，以胃苓汤配四神丸。如大便有白色黏液者，注意用干姜，四肢欠温者用附子。

（六）慢性胆囊炎的证治

慢性胆囊炎是临床常见的多发病，经 B 超检查多为胆囊内壁粗糙，也有因胆结石刺激而引起者。中医对本病的诊断多见于中焦湿热。临床表现为右胁下隐痛，痛连胸背，甚则影响消化，出现胃脘胀满，胸闷气短，嗳气不舒等反复发作。本病症见口干口苦，厌食油腻，心烦易怒，舌苔薄黄，舌边红，脉弦等。本病治疗，李老常以疏肝理气，清热利胆为主，方用自拟疏肝利胆汤：当归 10g，炒白芍 12g，白术 10g，茯苓 15g，柴胡 6g，黄芩 10g，香附 10g，郁金 10g，川楝子 12g，青皮 10g，茵陈 12g，丹皮 10g，元胡 10g，甘草 3g。如咽干口苦加知母 12g，炒栀子 10g。如久痛时发，舌质暗红，脉弦涩者，久痛必瘀滞，上方去黄芩、茵陈加莪术 10g，五灵脂 10g。

（七）对黄疸的认识和证治

中医认为黄疸包括西医学诊断的急性黄疸性肝炎、急性或亚急性重型肝炎、甲肝、乙肝、丙肝或阻塞性黄疸等病所出现的黄疸。中医早在数千年前，就发现了黄疸。如《素问·平人气象论》说："溺黄赤安卧者，黄疸……目黄者曰黄疸。"又在《灵枢·论疾诊尺》说："身黄面色微黄，齿垢黄，爪甲上黄，黄疸也。"

《金匮要略》将黄疸分为黄疸、谷疸、酒疸、女痨疸和黑疸，称为五疸。《诸病源候论》在证候分类方面更为具体地指出"阴黄"这一证候，并创"急黄"之新说，认为急黄所病，为热毒所加，并提出"卒然发黄，心满气喘，命在顷刻，故云急黄也。"金元时期，诸医各抒己见，展开学术争鸣，如成无己认为黄疸有湿盛和热盛之异。刘河间提倡火热致疸。朱丹溪主张："疸不分其五，同是湿热。"并提出："茵陈之药过剂，乃成阴证。"用茵陈附子干姜汤治疗。《卫生保鉴》进一步把阳黄与阴黄的辨证论治系统化，阳黄治用仲景的茵陈蒿汤，如湿盛治用茵陈五苓散，如身热大小便如常而发黄者，用仲景的栀子柏皮汤加茵陈；如阴黄治用茵陈四逆汤。罗氏的论点对黄疸病辨证论治起到了提纲挈领、执简驭繁的作用。《沈氏尊生书·诸疸源流》提出："又有天行疫疠,以致发黄者,俗称瘟黄,杀人最急。"认识到黄疸具有传染性。《医学心悟·发黄》进一步论述了瘀血发黄的治疗,提出祛瘀生新而黄自退。可见随着中医学的发展,对黄疸的认识逐渐完善。

《金匮要略》将黄疸分为五种,但没有分别对其症状进行叙述,李老通过多年临床辨证观察,认为以谷疸、女劳疸两种为主。因谷疸多为饮食所伤,酒疸也是嗜酒肥甘,饮食所伤,多为现在的阳黄、阴黄。女劳疸多为房劳过度,肝肾阴虚所致的慢性溶血性黄疸,包括肝硬化、肝肾阴虚证、瘀血发黄证。后期如面色青黄,额部发黑则成为黑疸,也多为女劳疸之后期。但本证在黄疸病中少见。李老同意元代医家罗天益的看法,将黄疸病在辨证上分为阳黄热重于湿和湿重于热、阴黄和急黄四证。

1. 病因病机

(1)急性黄疸多为感受外邪,即外感湿热疫毒,由表入里,郁而不达,内阻中焦,脾胃运化失常,湿热交蒸于肝胆,不能泄越,以致肝失疏泄,胆汁外溢,浸淫肌肤,下流膀胱,使身目俱黄。若外感疫毒,热则病进,发病急骤,表现为热毒炽盛,伤及营血,病情严重,称为急黄。

(2)内为饮食所伤,如嗜酒肥甘,膏粱厚味,损伤脾胃,运化失职,湿浊内盛,阻滞中焦,气郁化热,熏蒸肝胆,胆汁不循常道而发黄,此多为阳黄。阳黄根据湿和热的程度不同,可分为热重于湿和湿重于热。

（3）阳黄日久或误治失治，用苦寒之大黄、茵陈等药过度，热去湿盛可转为阴黄。亦有饥饱劳倦过度，脾气受损，运化失常，寒湿内生，阻滞中焦，胆液被阻，溢于肌肤而发黄，始发即为阴黄。

（4）在病机上，李老认为黄疸之发生，主要是脾虚湿邪为患，湿阻中焦，阻滞气机，肝胆失于疏泄，胆汁外溢，热盛成阳黄，寒湿为阴黄，热毒过盛而入血液，甚至蒙蔽清窍成急黄。其根源都离不开湿邪为患。正如《金匮要略·黄疸》说："黄家所得，从湿得之。"简明地指出了黄疸的病机。

2. 李老的治疗原则及思想

（1）黄疸的治法，李老认为由于黄疸为湿邪所引起，在治法上区分热盛、湿盛或寒湿的不同，应以健脾利小便为主。正如《金匮要略·黄疸》说："诸病黄家，但利其小便。"

（2）急黄热毒炽盛，邪入心营，当以清热解毒、凉血开窍为法。

（3）治黄疸用药，要重视疏肝理气之品。因湿阻气机，阻滞中焦，胆汁外溢才发黄，用疏肝理气之药可使气行则湿行，湿去则热无所存。如气滞有血瘀之象，宜加活血化瘀之品。

（4）治黄疸要重视健脾之品。因湿来源于脾之运化失常。阳黄热重于湿，以苦寒燥湿之大黄、栀子、茵陈为主，以达湿去脾健。湿重于热应以苦温、辛温之白术、苍术，更加辛温之桂枝等，温中健脾为主，如茵陈五苓散。阴黄更以大辛大温之药如附子、干姜等，温中健脾，如茵陈术附汤。

黄疸病贵在早治，正如《金匮要略·黄疸》："黄疸之病，当以十八日为期，治之十日以上瘥，反剧为难治。"因黄疸病湿热转化较快，如失治、误治，损伤肝脾及肾，甚至转为鼓胀而难治，以早治为宜，在十天左右，以治愈或见效为宜。

3. 辨证施治及常用药物

李老认为黄疸之病机多为湿热善变，治疗用药贵在辨证施治。现将各证常用之方药做以下介绍。

（1）阳黄

1）热重于湿证：用《金匮要略》茵陈蒿汤为主，可适当加理气而不温燥之品，如川楝子、郁金、青皮；利湿加滑石、泽泻、薏苡仁等。如因胆囊或胆管阻塞而出现突然发黄，恶寒，发热，大便色灰白，右胁疼痛，牵引肩背，用大柴胡汤加茵陈、金钱草、郁金以疏肝利胆，清热退黄。如因虫体阻滞胆道，突然出现黄疸，胁痛时发时止，痛而钻顶感，宜用乌梅丸加茵陈、栀子以安蛔止疼，利胆退黄。如恶心呕吐可加陈皮、竹茹。如心中懊恼，可加黄连、龙胆草。另苦寒药的用量不宜过大，太过日久，热退即可转用淡渗利湿，健脾理气之品，以免过寒引起湿重。

2）湿重于热证：本证以湿盛为主，用《金匮要略》的茵陈五苓散，除苦寒的茵陈不易大量使用外，还必须以苦温之白术益气健脾除湿，辛温之桂枝，助膀胱之气化，而利小便，茯苓、猪苓、泽泻淡渗利湿，用此方可适当加疏肝理气之香附、郁金、青皮以助气行湿行。如食少腹胀，可加芳香燥湿理气之砂仁、厚朴、焦三仙等，以温中和胃。阳黄初起见表证者，宜先用麻黄连翘赤小豆汤以解表清热利湿。如热盛未退，乃因湿热未得透泄，可用栀子柏皮汤，以增强泄热利湿作用。在病程中如见阳明热盛，灼伤津液，积滞成实，大便不通，宜用大黄硝石汤泄热去实，急下存阴。黄疸愈后可健脾和胃，如以香砂六君子汤等加减，以健脾燥湿和胃，巩固疗效。

（2）阴黄

阴黄为黄疸过久，或过用苦寒之品，有阳黄湿热转为寒湿。可用《医学心悟》上的茵陈术附汤，除用少量苦寒之茵陈以疏肝利胆外，必须用大辛、大温之附子、干姜、肉桂，配苦温之白术等以温中健脾祛湿，如小便不利，去肉桂改桂枝，以醒脾助膀胱之气化，同时可加疏肝理气的香附、砂仁、厚朴。如便溏频数可加猪苓、泽泻、炒薏苡仁、苍术等以燥湿健脾。阴黄日久不愈，如脾脏肿大，肝功异常，多为早期肝硬化即鼓胀之初期，配服鳖甲煎丸，以消脾脏之肿大，并参照鼓胀寒湿困脾证治疗。

（3）急黄

急黄以热毒过剩，黄疸迅速加深，其色如金，高热烦渴，胁痛腹满，神昏谵语，或见便血，或肌肤出现瘀斑等危急症状。此系热毒内陷营血、清窍，甚至迫血妄行，即以清热解毒、凉血开窍法治疗。方用《备急千金要方》的犀角散为主，凉血清热，解毒利胆，并加生地黄、牡丹皮、元参、蒲公英、金银花等以凉血解毒。神昏谵语可配合安宫牛黄丸或至宝丹以凉开透窍。如便血或肌肤出现瘀斑重者，可加地榆炭、侧柏叶炭等以凉血止血。如小便不利，或出现腹水，可加木通、

154

白茅根、车前草、大腹皮等清热利尿之品。

急黄愈后，多为高热损伤肝阴，宜服逍遥散为主，以疏肝理脾，有余热者可服丹栀逍遥散。腹满有湿者加香附、白蔻仁、佛手、郁金等以疏肝理气，祛湿和胃。如热盛而致肝肾阴虚有余热，方用丹栀逍遥散加首乌、枸杞子、黄精等以滋肝肾之阴而清余热。

（八）对鼓胀的认识与证治

鼓胀多属于西医肝硬化后期合并腹水。其发病原因有嗜酒肥甘等饮食所伤；有情志不遂，肝气郁滞，气滞血瘀日久而成鼓胀；黄疸、积聚包括现在的乙肝、丙肝等病，迁延日久发展而成鼓胀；亦有血吸虫感染失于治疗，晚期形成鼓胀。本病虽有以上四种常见原因，但以黄疸积聚、饮食不节、嗜酒过度为多见。其次情志所伤日久，不仅可形成本病，同时在发病过程中，病情之轻重也每与情志有关。

1.病因病机

本病病变部位虽在肝脏，但其病机与肝、脾、肾密切相关。因发病首先在肝，失治误治导致气滞血瘀，肝气失其疏泄条达，横逆于脾，则肝脾失调。脾虚失于健运，水谷之精微不能游溢于肾，导致肾虚水停，水湿施泄无力，最后形成气滞、血瘀、水停为本病之主要病机。其中尤以脾能否健运成为腹水形成之关键。腹水形成之前，常以腹胀为主，逐渐迫及于肾，膀胱气化失常，小便短少而成腹水，故医圣张仲景说："见肝之病，知肝传脾，当先实脾。"

2. 证治分型

鼓胀的治疗贵在早治。在《中医内科学》教材中鼓胀的辨证分型有气滞湿阻、寒湿困脾、湿热蕴结、肝脾血瘀、肝肾阴虚、脾肾阳虚六种证型。

（1）气滞湿阻证　因为气滞湿阻多在鼓胀形成腹水之早期，或腹水尚未形成，或腹水量少。治疗宜以疏肝健脾，理气活血为法。由于正气未衰，肝脾肾彼此损伤不重，如能辨证准确，治疗及时，可达愈后良好之效果。

（2）寒湿困脾证　本证病机以脾气虚为主，健运失职，气、血、水停滞。治疗脾虚当以温中健脾，利水当以通阳利水，二者均属阳虚之范畴。故以疏肝理气，温中利湿之实脾饮为主而收效。

（3）湿热蕴结证　湿热蕴结证的治疗比较棘手。因热为阳邪，湿为阴邪，这种阴阳、寒热交错之病机。用苦寒燥湿清热之药，过用则易伤脾气（阳）而助湿；治腹水须通阳利水，药效轻则效果不显，过则易助热。同时湿热蕴结中焦，不仅热盛病进，发病较快，而且容易出现黄疸。

后期，肝脏病气血瘀滞，血行不畅，易致中焦血脉壅滞，使食道、胃等部位静脉壅塞而曲张，可出现食道、胃大出血而成危候。湿热蕴结胃肠，易导致大便秘结。湿热不解，可随肝气上逆而蒙蔽清窍，热盛可出现烦躁不安，继而神志昏迷。如湿盛可出现嗜睡智昏而转入昏迷，这种昏迷皆为鼓胀之危候。

早期湿热较盛，宜以清热利湿，攻下逐水法治疗，如用中满分消丸和茵陈蒿汤加减。其中苦寒之药较多，如热轻宜减苦寒之品，增加健脾理气而逐水。如大便秘结，用泻下之药较多，应便通即止，以防多用伤脾。如出现黄疸，在健脾利湿的基础上加行气活血、利胆退黄之药品。后期如出现食道、胃大量出血、便血多为气血壅塞，血管破裂，治疗以活血清热，凉血止血或中西医结合抢救。如出现肝昏迷，热蒙清窍，烦躁而昏迷，宜服凉开透窍之安宫牛黄丸。如湿蒙清窍，先嗜睡而后昏迷者，宜服温开透窍的苏合香丸。

（4）肝脾血瘀证　本证以肝脾血瘀为主，虽无大热，发病缓慢，但系较为难治之证。以面色暗黑，面、颈、胸、臂有血痣，呈丝纹状（蜘蛛痣），手掌边色紫赤（肝掌），舌质紫斑为特征。在治法上以活血化瘀，健脾利湿，行气为主。方药用调营饮加减治疗。晚期常导致食道、胃静脉曲张出现大出血的危候。如引起大出血，以活血凉血止血为主治疗，或中西医共同救治，不宜单纯止血。

（5）肝肾阴虚证　此为较难治之证，其病机由于脾阳虚，水湿停聚而成腹水，小便短少；肝肾阴虚又可出现心烦、失眠、头晕、急躁、口干、舌质降、少苔缺津等症，甚者肝脾血瘀亦可形成食道、胃底静脉曲张，出现腹部青筋暴露。

由于腹水为脾气、脾阳甚至肾阳虚所致，属寒，须健脾肾之阳，以通阳利水；同时又有心烦、急躁、失眠、舌红少苔等肝肾阴虚产生内热之象。因为阴阳、寒热交错，病机矛盾，通阳利水虽可使腹水减轻，但心烦、急躁失眠加重；滋阴清热而伤脾，可致腹水加重；阴阳、寒热同时用药则效果不明显。因本证治疗较为棘手，故应早发现、早治疗。

治疗用药可以根据病情，如肝肾阴虚甚者以六味地黄汤或膈下逐瘀汤化裁治疗。本证晚期易出现肝昏迷，服安宫牛黄丸，亦可因食道、胃底静脉曲张出现大出血，按肝脾血瘀证大出血治疗。另本证有时由肝癌而引起，后期可形成血性腹水，应早期诊断。

（6）脾肾阳虚证　本证多为鼓胀之后期，为脾肾阳虚，气血亏损之重证。以腹大胀满，早宽暮急，肚脐突出，面色苍黄或㿠白，神倦怯寒，消瘦严重，肢冷或下肢浮肿等重症。在治法上以温补脾肾，化气行水。方用附子理中丸、五苓散以缓解症状。如偏于肾阳虚用济生肾气丸或附子理中丸交替服用。本证晚期救治应多重视心力衰竭的治疗。

3. 李老的经验

李老通过长期临床观察发现，鼓胀属气滞湿阻证和寒湿困脾证者较易治，愈后多良好。在预防方面，饮食不宜吃鸡、鱼等有骨、刺或烤馍等较硬的食物，以及容易引起腹胀之食物，以免蹭破血管而出血。鼓胀的以上六种证型，早期均可出现脾脏肿大，以长期配服《伤寒杂病论》中的鳖甲煎丸为宜。这六种证型临床多不单独出现，往往合而为病，治疗宜认真分析，全面权衡。总体来讲，本病重在早发现、早治疗。

（九）肾盂肾炎的证治

肾盂肾炎属于中医"淋证""腰痛"等病症范畴。多见于中年女性，男性少见。临床有急、慢性之分。急性发作以寒战高热，汗出热退，如疟疾状。同时伴有少腹坠疼，腰痛，尿急，尿频，尿热，尿痛，尿少色黄甚至红赤成血尿等症状。慢性可出现反复发作，其症状除少有恶寒高热症状外，其尿急，尿热，尿痛，尿频等，亦较急性症状为轻。同时伴有下午下肢浮肿明显，早晨面部轻度浮肿，腰痛等，多因疲劳过度而发作。

本病之发作有多种原因，如湿热下注，热伤血络；脾肾气虚，正虚邪恋；脾肾阳虚，寒湿留注；肾阴亏虚，阴虚内热等。但临床所见，急性多为湿热下注，热伤血络；慢性多以脾肾气虚，正虚邪恋为主。现重点说明这两种证治。

1. 湿热下注，热伤血络

本证多因平素脾气虚弱，正气不固，复感湿热之邪，以致湿热下注，蕴结下焦，使肾盂、膀胱功能失调而致病。如热盛损伤血络，可见血尿。正如《金匮要略》说："热在下焦者则尿血，亦令淋闭不通。"临床可出现突然寒战高热，汗出热退，一日可发生数次，同时伴有尿道失常，甚至血尿等症状，舌苔后部黄腻，舌质红，脉滑数。李老常用自拟的清热除湿汤：白术10g，茯苓15g，泽泻15g，白茅根30g，黄柏10g，蒲公英25g，金银花15g，黄连6g，丹皮10g，柴胡10g，黄芩10g，葛根15g，石韦30g，乌药10g，黑地榆15g，滑石18g，甘草3g。本方共凑清热解毒，健脾祛湿，凉血止血之功，以祛邪为主，兼顾健脾扶正，故适用于本病发作期。

2. 脾肾气虚，正虚邪恋

本证多因急性期失治误治而转为慢性，或平素脾肾气虚，复外感湿热之邪，或因疲劳过度，劳则伤肾，倦易伤脾，以致脾失健运，水湿下注，肾不制水，膀胱气化失常。治法以健脾固肾，利湿清热为主。李老常用自拟的益肾利湿汤：白术10g，茯苓15g，泽泻15g，白茅根30g，盐黄柏10g，石韦20g，川断18g，狗脊15g，生薏苡仁30g，盐知母10g，乌药10g，甘草3g。本证加减治疗，如尿常规检查红细胞多者加黑地榆；白细胞多者加蒲公英、金钱草；有蛋白尿者加山药、芡实、莲子肉、益母草。如脾虚日久，土不生金，肺气亦虚，出现气短乏力，怕冷，甚至容易感冒，上方可加黄芪、党参。本方扶正祛邪，标本兼治，故适用于脾肾气虚，正虚邪恋，湿热羁留下焦的慢性炎症阶段。

（十）泌尿系结石的证治

泌尿系结石包括肾、输尿管、膀胱和尿道内形成的结石。临床以血尿或尿中有砂石或排尿时有中断，腰部酸痛或突然发生肾绞痛等为主症。属于中医学"石淋""血淋""腰痛"等范围。

形成结石可来自多种原因，如肾阴虚、肾阳虚、肾阴阳俱虚或气滞血瘀等，但以下焦湿热蕴结而致的结石较为常见。湿热蕴结，热盛灼津，煎熬尿中杂质成为结石，结石日久，反复损伤血络，不仅可以形成血瘀气滞，又可在尿中查及血液。

湿热证结石，在治疗上当以清热利湿排石为主，并随证加减。方用清热排石汤：当归、赤芍、丹皮、川牛膝、金银花、蒲公英、车前子、乌药、黄柏、金钱草、石韦、海金沙、篇蓄、滑石、甘草。如尿血者加白茅根、黑地榆。

同时配合服用李老自拟方——加味硝石矾石散，可增强排石疗效。药物组成：硝石 15g，白矾 9g，滑石 27g，甘草 6g。

服用方法：共研细粉，每服 3g，早晚各 1 次。如服药后有恶心感觉者，可将药粉装入胶囊服用。

如输尿管结石，经服上方结石下移至膀胱，同时下焦湿热已清，可改用益气健脾，通阳温肾法，以增强膀胱气化功能，促使结石随尿排出体外。方用益气排石汤：黄芪、党参、白术、茯苓、桂枝、泽泻、生薏苡、巴戟天、菟丝子、海金沙、甘草。本方对于结石下移膀胱者有促进排出的作用。

如结石直径较大，直径超过 0.4cm，经较长时间服药效果不显著者，应采取手术治疗。

此方的来源是 1964 年，李老参加卫生部召开的"承担肝病研究单位汇报"会议时，在中国中医研究院（现中国中医科学院）西苑医院内科研究所幸会名医岳美中先生，他对本病的治疗多给指导，并授予方药。后李老用该方治疗该病常取得满意效果。藉此提出，以表怀念。

（十一）妇女乳腺囊性增生的证治

妇女乳腺囊性增生属中医"乳核"或"乳癖"范畴。本病为妇女常见病，尤其在中年期多见，可在乳房一侧或双侧触到一囊性肿块，大者如鸡蛋或鸭蛋大，小者如核桃，表面光滑，可上下左右活动，无粘连。B 超可以诊断。每在月经来前、情志不遂或劳累过度时疼痛明显，时疼连胸背，甚者平时亦会出现疼痛。同时伴有胸闷气短，心烦急躁，甚至口苦咽干，食欲不振，以致失眠多梦，记忆力减退，头晕等症状。脉象多沉弦，舌质淡红或舌边尖较红。

乳房为肝胃经络所属，如怒气伤肝，或长期情志抑郁不舒，或长期精神紧张，导致肝气郁结，肝失疏泄条达，肝经郁滞，同时患者多脾胃素虚，饮食不节，思虑劳倦等损伤脾胃，导致痰湿内生，痰湿随肝气上逆，气血痰聚而成囊肿，其症状皆为肝气郁滞或郁而化热，肝胃不和所引起。

本病之治法以疏肝理气，软坚散结为主。李老常以自拟的"软坚消癖汤"为主治疗。方药：当归10g，白芍15g，白术10g，茯苓12g，柴胡6g，香附10g，小茴香10g，牙皂6g，半夏10g，穿山甲10g，昆布10g，海藻10g，牡蛎15g，节菖蒲10g，广木香8g。如乳房疼痛较甚，口干口苦，心烦急躁者加蒲公英15g，炒栀子10g，知母12g。如失眠较甚者加夜交藤25g，合欢皮18g，炒栀子10g。如肿块较大，除服汤药外配服巴蜡丸，每次3～5个，1日3次。

巴蜡丸制法：巴豆120g，黄蜡60g。巴豆去皮，将黄蜡放入铁锅内用小火熔开，再将巴豆放入黄蜡内，务使黄蜡将巴豆逐个包严，摊于玻璃板或桌面上，勿使相互粘连即可，服时切勿咬碎。

（十二）功能性子宫出血的证治

功能性子宫出血属于中医"崩漏"范畴，或称"崩中""漏下"。是指妇女不在行经期间，出现的阴道大量出血，或持续淋漓出血不断的病症。一般以突然大量出血者为崩；逐渐出血，量少淋漓不断为漏。崩与漏在发病缓急与出血量方面虽然不同，但其发病的原因和病机是相同的。崩与漏亦可相互转化，崩证日久，气血虚弱可变成漏证，久漏不止，病情发展，亦可成崩。

李老认为：本病以脾虚失统为发病之本，脾虚日久，导致肺气虚，中气下陷，脾不统血，气不升摄，冲任不固，气虚血脱发为崩漏。

在病理机制上有脾肺气虚、血热、血瘀、肾虚等四个方面。但临床以脾肺气虚为多见，现重点阐述脾肺气虚而致的崩漏证。

本证临床所见崩证，可出现子宫大量出血，下血如冲；漏证可见出血淋漓不断，血色淡红。二者均可出现面色苍白，少气无力，精神倦怠，纳运失常，食少胃满，甚至便溏。舌体胖大，边尖有齿痕。脉象弦滑无力甚至浮大无力。如失于治疗可导致久延不愈。

治法为益气健脾，举陷固脱，止血安神。方药以补中益气汤和归脾汤加减，方药：黄芪 30g，党参 15g，白术 10g，茯苓 15g，当归 10g，醋白芍 15g，醋柴胡 6g，升麻 6g，阿胶 10g，远志 10g，炒枣仁 15g，广木香 6g，黑地榆 15g，炙甘草 6g，米醋为引。

本方之来源是 1971 年，李老备战疏散到禹县。时军区某领导邀李老为其夫人治疗其他疾病，在交谈病史中，曾讲到患功能性子宫出血，量大不止，曾经中西药治疗无效，后到北京请施今墨老先生诊治，服药六剂痊愈，此方仍保存至今。李老看方，系补中益气汤和归脾汤加减，和李老平时治此病之方基本相同。令李老感到吃惊的是，除用米醋6两（16两/斤）作引子外，其中白芍、柴胡均用醋炒。回禹县后用施老之方治崩漏证多是六剂药而痊愈，效果大为提高。究其原因为米醋的应用，小米能健脾，酸能敛肝，以控肝克脾土，达酸涩收敛，止血健脾之效。谈此以体现施老用药之经验。

（十三）肥胖症的证治

肥胖是指体内脂肪堆积过多或分布异常，体重增加，是一种多因素的慢性代谢性疾病。长期以来肥胖没有得到真正的重视，但肥胖不单单是美观问题，还会导致很多疾病的发生和死亡率增高。随着物质的丰富和生活习惯的改变，肥胖已经成为一个社会问题，严重危害着世界人民的健康。

现代研究认为，肥胖的原因有多种因素，如遗传因素、年龄因素、性别因素、社会环境因素、精神因素、饮食习惯、缺乏运动等。在肥胖的治疗上主要是通过控制饮食和增加能量的消耗来控制体重，这种方法虽然取得了一定的效果，但也有一定的副作用，效果较慢。

中医在治疗肥胖方面由于其疗效肯定，且毒副作用少越来越受到人们的青睐。早在《黄帝内经》时代，就有对肥胖的系统记载，如《灵枢·卫气失常》："何以度知其肥瘦？人有肥、有膏、有肉。腘肉坚，皮满者，肥。腘肉不坚，皮缓者，膏。皮肉不相离者，肉……膏者，多气而皮纵缓，故能纵腹垂腴。肉者，身体容大。脂者，其身收小。"把肥胖之人分为肥人、膏人、肉人三种类型。又有《素问·奇病论》说："此人必数食甘美而多肥也。肥者，令人内热，甘者令人中满，故其气上溢，转为消渴。"指出肥胖的病因是多食膏粱厚味之品而发病。以后历代医家对肥胖各有发挥，总之中医认为肥胖主要和肝脾肾三脏关系密切，其病因病机主要有痰湿、气虚和阳虚等证。

李老认为肥胖主要由于饮食不节，嗜酒肥甘，过食膏粱厚味等，造成脾虚失其健运，导致体内脂肪、痰湿以及水谷之精微物质输布排泄失常而致病。脾虚以后导致体内的气机升降失常，营养物质和水湿不能正常排泄，形成脂肪、水湿瘀积腹中，首先形成腹部胖大，并逐渐波及四肢和全身，甚至出现下肢浮肿。痰湿易聚中焦，阻滞气机而化热，气血瘀滞中焦病理演变易先出现脂肪肝，甚至胆囊炎、胆结石、糖尿病。湿阻气机化热，肝失条达，肝火上逆可出现高血压。由于血脂高，血液黏稠，动脉可提前出现硬化，从而引起冠状动脉粥样硬化性心脏病以及脑血管意外（中风）等。再如临床常见的妇科病，因脾虚湿盛病理演变或感染而出现下肢水肿、带下病、盆腔炎、盆腔积液；根据病理演变，湿阻气机化热出现子宫颈炎、宫颈糜烂、阴道炎、泌尿系感染；如湿热阻滞气血，并可导致子宫肌瘤、输卵管不通、卵巢囊肿、多囊卵巢、子宫内膜异位、子宫内膜肥厚，甚至出现不孕症，个别患者还可转为癌症等。这些杂病丛生，其根本原因多与脾虚失治，水湿失其健运所导致的肥胖有关。

治疗上关键在于健脾祛湿，通阳利水，使脾运化功能恢复，痰湿得以排泄则肥胖自减。脾胃纳降正常，气血生化有源，则疲劳乏力，大便失常症状自消。疏肝不仅可恢复肝的疏泄功能，还可以避免肝木克伐脾土，以利脾之恢复，同时气行则湿行，湿去则湿热无所存。由于肥胖多湿多痰，痰湿为阴邪。故对此病的治疗，以李老自拟的健脾消脂汤为基础方，重用桂枝以醒脾阳，助膀胱之气化，以利痰湿，同时重用泽泻、茯苓、猪苓、玉米须、生薏苡仁以利水健脾。患者服药月余，不仅体重减轻，其他病症亦可减轻或消除，精力恢复，无后遗症。此外，肥胖初期常与高脂血症同时并见，甚至出现高血压，以上述方药可另加鸡内金，重用生山楂、荷叶。如便秘者酌加草决明、生首乌。本病通过 1～2 个月的治疗，可使肥胖消、血脂降、痰湿去，肝、脾、胃协调，则脂肪肝不治可自愈或大减。本病到后期出现心脑血管等疾病，往往病理复杂，可观其脉症，知犯何逆，随证治疗。

三、典型医案

（一）肺系疾病

1. 咳嗽

案 1

谢某，男，38 岁，工人。初诊：2005 年 11 月 5 日。

主诉：咳嗽 7 年，加重 1 月余。

现病史：患者自述于 7 年前因受凉感冒后咳嗽，自行服药症状好转。后每遇天气转凉或遇冷空气后咳嗽发作，曾在某医院胸片检查未发现异常，诊断为慢性咽炎，服西药后症状缓解。1 个月前，咳嗽又作。现症：精神不佳，阵发性咳嗽，痰少，口干，咽部不适如有物梗阻，纳食不香，眠寐尚可，大便稍干。舌质淡红，苔薄黄，脉滑数。

中医诊断：咳嗽（痰热郁肺，肺阴亏耗证）。

西医诊断：慢性咽炎。

治法：清热化痰，肃肺止咳，养阴生津。

方药：清金化痰汤加减。

前胡 10g，黄芩 10g，杏仁 10g，瓜蒌子 10g，知母 12g，川贝母 10g，苏子 10g，桔梗 10g，枳壳 8g，炙紫菀 12g，橘红 10g，辽沙参 18g，牛蒡子 10g，山豆根 12g，甘草 3g。7 剂，水煎服。

嘱：注意保暖，饮食清淡，保持情志舒畅。

二诊：2005 年 11 月 12 日。咳嗽减轻，仍有口干，咽喉不适，当为痰热虽减未平之故。上方加旱半夏、炙麻黄以增强化痰宣肺止咳之功。7 剂，水煎服。

三诊：2005 年 11 月 19 日。咳嗽及口干减轻，咽中稍感舒适，为蕴痰渐去，郁热渐清；惟仍于下午及夜间咳嗽发作，此乃病久郁热灼阴之故。上方加五味子、麦冬增强补益肺阴之力。

方药：前胡 10g，黄芩 10g，杏仁 10g，瓜蒌子 10g，知母 12g，川贝母 10g，苏子 10g，桔梗 10g，枳壳 8g，炙紫菀 12g，橘红 10g，辽沙参 18g，牛蒡子 10g，山豆根 12g，旱半夏 10g，炙麻黄 8g，五味子 10g，麦冬 15g，甘草 3g。7 剂，水煎服。

服药后咳嗽消失，咽中爽利，饮食好转，屡遇风寒而咳嗽少发，病已痊愈。

3 个月后追访，未再复发。

按语：本案患者因外感风寒，内舍于肺，肺气壅遏不畅而致感冒出现咳嗽，自行服药，治疗不当，未能及时驱邪外达导致邪留于肺，每感风寒即易引发，日久不愈，风寒蕴肺化热，热灼肺阴所致。治宜清热化痰，肃肺止咳，养阴生津为主。方中前胡、黄芩、知母、川贝母等以清热化痰止咳；荆芥、苏子、杏仁、瓜蒌子、炙紫菀疏风散寒，宣肺止咳；辽沙参养阴生津；牛蒡子、山豆根清热利咽。此外，肺与大肠相表里，六腑以通为用，肠腑壅滞，气机不畅，则阻碍肺气下降，加重咳嗽。故李老治咳嗽必细问大便情况，若大便干结，则选用火麻仁、草决明、瓜蒌子、杏仁，润肠通便以助肺气下降，气顺则痰易消，咳易止。本案患者大便稍干，所以药用瓜蒌子、杏仁亦意在于此。诸药合用，随证酌加宣肺滋阴之品，如此寒温并用，则蕴郁肺中之痰热得清，外束肌表之风寒得散，耗灼之肺阴得复，则咳止痰消，病得尽愈。

案 2

张某，女，53 岁，工人。初诊日期：1992 年 11 月 10 日。

主诉：咳嗽、咳痰 3 周。

现病史：患者有慢性支气管炎病史 4 年余，每于秋末冬初之际发作。3 周前因洗澡后受凉致病情复发，于当地医院查胸片示：慢性支气管炎合并感染，曾用百喘朋、强力安喘通、博利康尼、先锋霉素等药物，效果不佳，遂来就诊。现咳嗽，咽痒，咳吐稀白痰，胸闷气短，畏寒怕冷，面色少华，言语无力，纳可，二便正常。舌质淡，苔薄白，脉沉弱。

中医诊断：咳嗽（风寒袭肺证）。

西医诊断：慢性支气管炎合并感染。

治法：疏风散寒，温肺化痰。

方药：李老自拟温肺止咳汤加减。

干姜 5g，细辛 5g，五味子 10g，前胡 10g，黄芩 10g，苏子 10g，桔梗 10g，杏仁 10g，炙麻黄 5g，陈皮 10g，旱半夏 10g，茯苓 15g，炙枇杷叶 10g，甘草 3g。5 剂，水煎服。

医嘱：慎起居，避风寒，忌生冷之品。

二诊：1992 年 11 月 15 日。咳嗽、咽痒、吐稀白痰消失，仍感胸闷、气短、乏力，舌淡红，苔薄白，脉沉细无力。

李老自拟方：温肺止咳汤加减。

黄芪 30g，党参 15g，白术 10g，防风 10g，干姜 5g，五味子 10g，前胡 10g，黄芩 10g，桔梗 10g，杏仁 10g，陈皮 10g，旱半夏 10g，茯苓 15g，甘草 3g。12 剂，水煎服。

三诊：1992 年 11 月 28 日。胸闷气短大减，身体较前有力，感食欲欠佳，舌脉同前。

方药：李老自拟温肺止咳汤加减。

黄芪 30g，党参 15g，白术 10g，砂仁 8g，川朴 10g，防风 10g，干姜 5g，五味子 10g，桔梗 10g，杏仁 10g，陈皮 10g，旱半夏 10g，茯苓 15g，甘草 3g。8 剂，水煎服。

四诊：1992 年 12 月 6 日。诸症基本消失，无明显不适。仍以上方为基础，随证略有加减，又服 30 余剂，精神、饮食均好，无明显不适，1 年后随访，未复发。

按语：肺为娇脏，不耐寒暑，易于受外邪所侵。而脏腑功能的失调，均可影响到肺而引起咳嗽。临证治疗上，只要恢复肺脏的宣发肃降功能，则咳嗽自平。本案患者有慢性支气管炎病史，迁延日久，正气受损。"脾为生痰之源，肺为贮痰之器",肺脾气虚,痰湿内生,伏停于肺。肺气虚弱,卫外不固,易受邪侵。外感风寒,内伤伏痰,内外相合,则腠理闭郁,肺气痹阻,宣肃失职,引发咳嗽,成为本虚标实、内伤外感夹杂之证。治当疏风散寒,温肺化痰止咳。李老自拟温肺止咳汤是由《金匮要略》中"苓甘五味加姜辛半夏杏仁汤"加味而成,效果显著。其中用黄芩、炙枇杷叶清肺化痰,不但不影响全方温肺的治则,反可防过燥劫伤肺阴。此病缠绵复杂,易于复发,诸症消失后,李老以培土生金之意继续治疗一段时日,根除其患,以奏全功。

2. 支气管哮喘

本病为本虚标实之证,有邪为实,无邪为虚,因此临床辨证首先审其虚实,作为论治之纲领。实证发病突然,呼吸深长有余,以呼出为快,气粗声高,脉象浮数有力。虚证病势徐缓,以深吸为快,气怯声低,语言无力,时轻时重,动则喘甚,脉象微弱。在治疗上应按照"急则治其标,缓则治其本"的原则,哮喘发作以祛邪治标为主,未发作时以补虚治本为主。祛邪应辨别风寒、风热或痰湿之偏盛。补虚应分清肺、脾、肾哪一脏偏虚。同时由于本病反复发作,虚易受邪,邪能致虚,往往虚实交错。所以在祛邪时应注意其本虚,补虚时亦应考虑有无标实之余邪。据临床体会,实证发作时,中西药物等治疗易于缓解,而根治本病则在于长期坚持补虚治疗。

案1

李某,女,55岁,农民。初诊日期:2005年09月13日。

主诉：胸闷、哮喘12年，加重2天。

现病史：12年前患者无明显诱因出现胸闷、气喘，一年四季均可发作，以冬春季节变化时症状明显加重，遇油烟、油漆等刺激性气味时诱发，发作时则胸闷、气喘、痰鸣、无咳嗽。于当地医院就诊服药，症状缓解则停药（具体用药量、药名不详）。两天前天气渐凉时复出现诸症，特来求治。现症：胸闷、痰鸣、气喘，吐白痰，汗出，于受凉、劳累时易发作，乏力，纳可，二便尚调，入睡困难。形体消瘦，面色无泽，舌质淡红，舌体胖，苔薄白，脉细。皮肤扪之潮湿。胸片：双侧肺纹理增多。

中医诊断：哮证（肺脾两虚证）。

西医诊断：支气管哮喘。

治法：补肺健脾，祛痰平喘。

方药：李老自拟益气平喘汤加减。

黄芪20g，党参15g，白术10g，茯苓12g，陈皮10g，木香6g，砂仁6g，干姜10g，枳壳10g，旱半夏20g，炙麻黄8g，苏子10g，桔梗10g，杏仁10g，厚朴20g，浙贝10g，款冬花12g，辽沙参15g，炙百合15g，甘草3g。21剂，水煎服。

医嘱：防寒保暖，避免刺激性气味，调畅情志，早睡晚起，锻炼身体。

二诊：2005年10月5日。哮喘发作次数明显减少，每次发作均很轻微，出汗吐痰也明显减少，胸闷程度减轻，纳食渐增，睡眠改善，便可。舌质淡红，舌体稍胖，苔薄白，脉细。经予以补肺健脾，祛痰平喘，诸症缓解，故效不更方，继服21剂。3个月随访病情稳定，无再发作。

按语：哮证是内科常见疑难病证之一。《丹溪心法·喘》"肺以清阳上升之气，居五脏之上，通荣卫，合阴阳，升降往来，无过不及，六淫七情之所感伤……呼吸之息，不得宣畅而为喘急"。本例患者冬春季节感受寒凉及劳累时易发作，伴乏力、汗出、脉细等症，乃为久病，耗伤肺气之虚证。久病肺气虚衰，子盗母气，故脾气亦虚。治疗予以补益肺脾的黄芪、白术、辽沙参、炙百合等，配合降气平喘之苏子、炙麻黄、桔梗，酌加半夏、浙贝、冬花等除湿化痰以绝后患，标本兼治，共奏良效。"又因痰气皆能令人发喘，治疗之法当究其源"。本案临证时李老据证详辨，辨病位、察虚实，治以补肺降气，祛痰平喘。守法守方，终使肺气得补，宣降复常，气机调顺，哮喘渐愈。

案 2

张某，女，33 岁，初诊日期：2006 年 6 月 2 日。

主诉：咳喘 2 月余。

现病史：2 个月前患者无明显诱因出现面部红肿，鼻塞流涕，晨起打喷嚏，同时伴有咳嗽，咳吐白色沫状痰，喘促，不能平卧，以右侧卧位为甚，咳甚则有尿少许排出，咳喘入夜尤甚。在郑州市第五人民医院诊断为"过敏性哮喘"，服用中药后，面部红肿、流涕等症减轻，余症未有明显变化。1 个月前至河南省胸科医院查 B 超示左侧胸腔积液，诊断为"结核性胸膜炎"，给予利福平胶囊、异烟肼片、盐酸乙胺丁醇片、肌苷片等口服治疗，三次胸穿抽水，病情未能减轻。2 天前始，每至下午 6 点左右出现发热（37.5～38℃），口服退烧药后汗出热退，但未能治愈。今特来请李老诊治。既往患"过敏性哮喘"已3年，每年3月下旬，遇花粉后面部可出现红斑、瘙痒难忍、红肿，鼻塞流清涕，每次持续1月余后症状消失，曾服用西药霉诺考特、扑尔敏等疗效不佳。现症：咳嗽、喘促，呼吸困难，入夜尤甚，不能平卧，以右侧卧位为甚，咳白色泡沫状痰，咳甚时有少量尿排出，时伴有左侧上半身抽掣痛，晨起打喷嚏，鼻塞流清涕，怕冷，体倦乏力，食少纳呆，口苦、口干，眠差，大便可，舌边尖稍红，体稍胖大，苔薄白，沉细数。

中医诊断：1.喘证（肺脾气虚）；2.痨病。

西医诊断：1.过敏性哮喘；2.结核性胸膜炎伴胸腔积液。

治法：解表平喘，豁痰利水，佐以滋养肺阴。

方药：解表宽胸汤加减。

前胡10g，葶苈子20g，生桑白皮15g，杏仁10g，川贝10g，旱半夏10g，桔梗10g，炙麻黄10g，枳壳10g，百部10g，辽沙参15g，知母12g，茯苓20g，黄芩10g，地骨皮15g，丹皮10g，甘草3g。20剂，水煎服。

医嘱：清淡饮食，忌生冷、辛辣刺激、甜黏肥腻之品。适度锻炼，提高机体抗病能力。避免接触花粉等可引起过敏的物质。

二诊：2006年6月23日。咳嗽、咳痰、打喷嚏、鼻塞流清涕、口干症状消失，已不发热，喘促、呼吸困难、乏力、口苦等症减轻，夜眠差，大便2日一次，不干结。今日在胸科医院做B超示左侧胸腔未见积液。现症：深呼吸时左胸部疼痛，头晕、眼花，时有肠鸣，矢气多，纳差，无饥饿感，舌质淡红，舌体正常，苔薄白，脉沉细稍弦。

方药：香砂温中汤加减。

黄芪 10g，党参 18g，白术 10g，茯苓 12g，陈皮 10g，半夏 10g，香附 10g，砂仁 10g，苏子 12g，桔梗 10g，杏仁 18g，百部 10g，小茴香 10g，川朴 10g，木香 6g，乌药 10g，桂枝 5g，白芍 10g，枳壳 10g，郁金 10g，节菖蒲 10g，甘草 3g。14 剂，水煎服。

治疗结果：患者咳喘、呼吸困难、咳痰、打喷嚏、流涕、体倦乏力、怕冷等症状消失，纳可，眠可，二便正常。

随访结果：1 年后追访患者感觉良好，未诉特殊不适。

按语： 本案患者既往有"过敏性哮喘"之风根，本次因感受外邪而诱发哮喘发作，就诊时病情较复杂，有表有里，有寒有热，有虚有实。其面肿、鼻塞、流清涕、喷嚏为表证仍在，脉沉细、纳差、痰多等为里证之候；其晨起喷嚏、流清涕、怕冷俱为寒象，午后及傍晚发热，脉见数象为热证之征；虚证为肺气阴两伤，脾胃气虚，实证表现为内有痰饮、悬饮。治疗时首诊以解表平喘，豁痰利水为主，佐以滋养肺阴，旨在解表、去饮、清虚热。二诊表证已解，内饮已去，虚热已清，转为补益脾肺，培土生金为主。两次处方均组合药味较多，但主次分明，体现了明辨证候，有是证，用是药的辨治原则。

案 3

冯某，男，23 岁。初诊日期：1993 年 11 月 08 日。

主诉：喘息咳嗽伴心慌 3 年，加重 1 周。

现病史：患者自述于 1990 年冬季感冒，缠绵月余始愈，此后出现咳嗽、喘息、心慌等症状。每年反复发作，夏季轻，冬季重。当地医院诊断为肺源性心脏病，给予氨茶碱、心律宁、舒喘灵气雾剂等药，病情时轻时重。今年入冬以来，因天气寒冷自觉上述症状加重，1周来服用以上药物疗效不佳。现症：咳嗽喘息，心悸气短，劳则加重，呼吸声音较急促，喉间有痰鸣音，面色㿠白，精神不振，神疲乏力，恶风易汗。舌质暗淡，苔白腻，脉细弱。

中医诊断：喘证、心悸（肺脾气虚、痰涎壅阻证）。

西医诊断：慢性肺源性心脏病。

治法：补肺健脾益气，止咳平喘化痰。

方药：四君子汤合三拗汤加味。

党参15g，白术10g，茯苓15g，桂枝6g，旱半夏10g，远志10g，炒枣仁15g，节菖蒲10g，苏子10g，桔梗10g，杏仁10g，白果10g，炙麻黄5g，炙甘草5g。20剂，水煎服。

二诊：1993年11月29日。咳嗽、气喘、心慌减轻，痰涎减少，仍恶风出汗。舌质淡，苔薄白，脉细。上方加黄芪30g，防风6g。20剂，水煎服。

三诊：1993年12月20日。咳嗽、气喘、心慌基本消失，心电图提示无异常改变，心律正常。舌质淡红，苔薄白，脉细。上方继服30剂。

治疗结果：病情稳定。1年后电话随访，言病未复发。

按语：患者感冒日久不愈，肺脏虚损，而后累及心脾。肺主气，司呼吸，外合于皮毛，肺虚则卫外不固，外邪反复侵袭，导致肺失肃降，咳喘气逆，时愈时发，则肺脏由虚致损。肺主气，心主血脉，心脉上贯于肺，肺气贯于血脉，百脉又朝会于肺。肺脏虚损，气机不畅，久则必累及心，导致心的血脉不畅；且气为血之帅，气虚则血行无力而瘀滞，故现心悸、胸闷等症。肺虚则通调水道功能失司，水湿内停，久必湿盛伤脾，脾虚更生痰湿，故见痰涎壅盛。治以益气健脾养心，平喘化痰立法，方以党参、白术、茯苓、甘草健脾益气，培土生金；炒枣仁、远志养血安神；苏子、旱半夏、杏仁、桔梗、节菖蒲理气止咳，燥湿化痰；炙麻黄、白果一散一敛，共达平喘之功；桂枝温通心阳。全方以补益为主，宣化为辅。二诊加黄芪、防风，与初诊方中之白术相合，为玉屏风散，以益气散邪，固表止汗。三诊诸症消失，但咳喘、心悸合病者，病情多顽固，稍有不慎，即易复发，故以继服二诊原方1个月，以为善后。

3. 慢性鼻炎

王某，男，20岁，学生。初诊：2005年7月12日。

主诉：鼻塞、流黄涕7年。

现病史：患者自述于7年前因受凉感冒后出现鼻塞、鼻流黄涕，在当地医院行CT检查诊断为副鼻窦炎，服中西药（药物不详）治疗效果不佳，每遇气候变化时症状加重，服西药症状缓解，但常反复发作。现症：形体消瘦，平素体质较弱，易感冒，鼻腔干燥、时流黄稠浊涕，伴有前额疼痛，纳食尚可，眠寐不佳，大小便均正常。舌质淡红，苔薄黄，脉浮数。

中医诊断：鼻渊（风热壅肺证）。

西医诊断：副鼻窦炎。

治法：祛风解表，宣通鼻窍，清肺泄热。

方药：李老经验方清肺祛风汤加减。

苍耳子 10g，辛夷 10g，黄芩 10g，薄荷 9g，荆芥 8g，细辛 5g，知母 12g，生桑白皮 12g，地骨皮 15g，桔梗 10g，全蝎 8g，葛根 15g，菊花 10g，丹皮 10g，甘草 3g。14 剂，水煎服。

医嘱：注意寒温适宜，防止感冒；坚持活动锻炼，增强机体抵抗力。

二诊：2005 年 7 月 28 日。鼻塞消失，流涕减少、色稍黄，头痛减轻，可见风热之邪渐解，肺气稍宣。减疏散风邪之荆芥、全蝎、细辛量；患者平素体质较弱，肺气不固，易于感冒，故加黄芪以扶助正气，达邪外出。14 剂，水煎服。

三诊：2005 年 8 月 12 日。因头痛、鼻塞、流涕等症减轻而停药数日，近日头痛、鼻塞之证复起，但较前减轻，因肺有余邪未尽，风热之邪复作，故应以前方为主加减治之，加杏仁以增强宣肺之力；因时近金秋之令，气候转凉，恐过用寒凉损伤肺卫，故去黄芩、丹皮等苦寒之品。

方药：苍耳子 10g，辛夷 10g，黄芩 10g，薄荷 9g，荆芥 6g，细辛 4g，知母 12g，生桑白皮 12g，地骨皮 15g，桔梗 10g，全蝎 6g，葛根 15g，菊花 10g，丹皮 10g，黄芪 15g，甘草 3g。14 剂，水煎服。

半月后电话随访，鼻干燥、流黄浊涕等症消失。半年后随访，未再复发。

按语：鼻渊一名首见于《内经》，有"脑漏""脑砂""脑渊"之称。本案患者由受凉感冒后未彻底治愈，风寒之邪入里化热，邪热循经上蒸，犯及鼻窍所致。肺开窍于鼻，《素问·阴阳应象大论》曰："在脏为肺，在窍为鼻。"风热郁肺，气血壅阻，故见鼻干、时流黄稠浊涕，前额疼痛；肺气主表，合于皮毛，故肺气虚则卫外不固，易患感冒，且受凉后易诱发或加重；舌淡红、苔薄黄，脉浮数均为风热壅肺之象，辨证为风热壅肺证，治宜祛风解表，宣通鼻窍，清肺泄热为主，药以苍耳子散为基础自拟清肺祛风汤，并随证加减。苍耳子散是鼻科临床常用方，出自《济生方》卷五，方药皆为轻清芳香之品，能上行入肺而至颠顶、散风邪、畅肺气、通鼻窍。其中，苍耳子、辛夷皆为通鼻窍之上品，薄荷辛凉，疏散风热、通窍止痛。因患者体质弱，肺气虚，故二诊加黄芪以扶助正气，达邪外出。三诊时已进金秋之令，气候转凉，恐过用寒凉损伤肺卫，去黄芩、丹皮两种苦寒之品以合秋之肃杀之令，顺肺金肃降之机。全方用药谨慎，遵中医整体观，注重辨证，故功效力捷。

4. 慢性咽炎

李某，女，43 岁。初诊日期：1993 年 11 月 30 日。

主诉：咽中不舒，如有梗物 1 月余。

现病史：患者平时脾虚胃弱，1 个月前因情志不遂，出现咽中似有异物梗阻，吐之不出，咽之不下。经当地五官科检查确诊为慢性咽炎。口服冬凌草片、山豆根片、草珊瑚含片等药效果不显。现症：咽中如有异物感，口干不欲饮，面色萎黄，形体消瘦，神倦乏力，胸胁胀满，腹胀纳差。舌质淡红，苔薄白，舌体胖大，脉沉弦细。

中医诊断：梅核气（脾虚肝郁，痰凝气滞证）。

西医诊断：慢性咽炎。

治则：健脾化痰和胃，疏肝理气利咽。

方药：李老经验方理气消梅汤加减。

白术 10g，茯苓 15g，橘红 10g，旱半夏 10g，香附 10g，厚朴 10g，紫苏 10g，枳壳 10g，郁金 10，桔梗 10g，砂仁 8g，牛蒡子 10g，山豆根 10g，射干 10g，甘草 3g。12 剂，水煎服。

二诊：1993 年 12 月 12 日。咽中异物感消失，仍感食欲欠佳，食后腹胀，身倦乏力。舌质稍红，苔薄白，舌体胖大，脉沉细。上方加党参 10g，焦三仙各 12g，乌药 10g。12 剂，水煎服。

追访结果：半年后电话回访，病愈无复发。

按语：本案患者平素脾胃虚弱，脾虚无以运化水湿则痰浊内生；复因情志不畅，肝气上逆，痰随气升，结于咽喉，发为本病。病机的关键因素在于"痰"与"气"的郁结，正如《仁斋直指方》所载，本病多由于"七情气郁，结成痰涎，随气积聚而成"。由于痰浊为发病之本，气郁为发病之标，故立方遣药守健脾益气化痰以培其本，行气解郁利咽以治其标的原则立法，李老以经验方药理气消梅汤治疗。方中白术、茯苓、半夏、橘红健脾化痰；香附、厚朴、枳壳、砂仁、郁金行气解郁；牛蒡子、山豆根、射干、桔梗清利咽喉；诸药为伍，使脾健气疏痰祛，则病情向愈。复诊咽中异物感消失，唯脾胃虚弱之象益显，故用党参、焦三仙、乌药以加强健脾助运之力，疏通气机之功，使脾健以绝生痰之源，肝木无以相乘，则疾病痊愈且无复发之虞。

（二）心脑系疾病

1. 冠状动脉粥样硬化性心脏病

案 1

赵某，男，54 岁，干部。初诊：1991 年 11 月 20 日。

主诉：间断胸闷痛、心悸 10 年余。

现病史：10 年前，无明显诱因出现心前区疼痛、胸胁满闷、心悸、气短，遂到河南省医学院查心电图示"冠心病""室性早搏"，住院 1 月症状减轻后出院（具体诊断及用药不详）。9 年前不明原因出现发烧（39 ~ 40℃），经治疗后得以控制。后常因劳累出现阵发性心前区疼痛，心慌，胸闷气短，头痛、失眠等。心功能检查：心肌轻度无力；血管顺应度中度下降；血管外周阻力高；心搏流量中等下降；心功能轻度异常。现症：发作性心前区疼痛，胸闷，心慌，气短，体倦乏力，头晕，耳鸣，失眠，烦热口渴，记忆力减退，精神困乏，面色少华，舌质淡红，舌体不大，苔薄白，脉细弱、结代。

中医诊断：胸痹（气阴亏损证）。

西医诊断：冠心病，心律失常。

治法：益气养阴，活血安神。

方药：李老经验方养阴益心汤加减。

党参 24g，麦冬 15g，生地 15g，丹参 15g，阿胶 10g，桂枝 3g，茯苓 12g，薤白 10g，檀香 10g，远志 10g，炒枣仁 15g，节菖蒲 10g，琥珀粉 3g（分两次冲服），当归 10g，龙骨

15g，炙甘草 6g。6 剂，水煎服。

医嘱：慎起居，避风寒，勿劳累。低盐低脂饮食，忌烟酒辛辣油腻。

二诊：1991 年 11 月 27 日。心前区疼痛程度较前明显减轻，持续时间较前缩短，心悸胸闷好转，下午腹胀，纳差，舌质红，舌体不大，苔薄白，脉结代。守上方去党参，加人参 8g，桃仁 10g，砂仁 8g。20 剂，水煎服。

药后诸症消失。

追访结果：四个月后随访，未再复发。

按语：养阴益心汤是李老的经验方，临床用于治疗胸痹、心悸辨证属气阴亏损者效果较好。药物组成：红参 6g，麦冬 15g，生地 15g，丹参 15g，阿胶 10g，桂枝 3g，茯苓 12g，远志 10g，炒枣仁 15g，节菖蒲 10g，炙甘草 6g。本方用麦冬、生地、阿胶补心血、养心阴以充血脉；人参既可补养心阴，又能合茯苓、甘草健脾益气以助气血生化之源；桂枝用量亦轻，目的在于通阳而非温阳，偶发早搏者用 2g，频发早搏者用 3g；丹参活血化瘀，养血安神；炒枣仁、节菖蒲、远志养血安神、透窍定悸；诸药合用，使心之阴血充足，心气复而心阳通，心神得养而自安。临床应用时，如失眠加琥珀粉 3g（分两次冲服）、龙骨 15g；气滞血瘀加桃仁 10g，郁金 10g，元胡 10g；气虚甚者加黄芪 30g；胸部闷痛甚者加薤白 10g，檀香 10g。本案患者四诊合参，诊断为胸痹，辨证属气阴亏损。治用养阴益心汤加减，由于药证相符，十年之疾，竟一月痊愈。

案 2

孙某，男，47 岁，工人。初诊日期：2005 年 7 月 9 日。

主诉：间断性胸闷、气短 1 年余。

现病史：1 年前，患者无明显诱因间断性出现胸前憋闷、气短等症状，后因心前区憋闷疼痛难忍，于郑州大学第一附属医院住院诊治，诊断为冠心病。因心前区疼痛持续时间及程度等呈加重势态，行心脏支架手术（PCI），同年又因心绞痛复发，住院行第二次 PCI 手术，术后心绞痛等症状好转，血压控制在 120/80mmHg 左右。近半年来，又出现胸闷、气短，有时胸痛，且有加重趋势，今特请李老诊治。现症：胸闷胸痛，气短，活动后加重，咳痰，色白量多，口干不欲多饮，饮食、二便正常，舌质淡，体稍胖大，边有齿痕，苔薄白，脉弦滑。

中医诊断：胸痹（痰湿阻滞证）。

西医诊断：冠心病。

治法：健脾化湿，通阳宣痹。

方药：枳实薤白桂枝汤合丹参饮、香砂温中汤加减。

瓜蒌 18g，薤白 10g，桂枝 5g，枳壳 10g，川朴 10g，丹参 18g，檀香 10g，砂仁 10g，白术 10g，茯苓 12g，泽泻 18g，白蔻仁 10g，荷叶 20g，节菖蒲 10g，半夏 10g，香附 10g，陈皮 10g，小茴香 10g，木香 6g，乌药 10g，白芍 10g，郁金 10g，甘草 3g。21 剂，水煎服。

医嘱：戒烟酒，清淡饮食，忌生冷、辛辣油腻之物，食勿过饱。保持心情舒畅，避免劳累。保持大便通畅。

二诊：2005 年 8 月 6 日。气短明显减轻，未出现胸前区疼痛。现症：仍觉胸闷、乏力、气短，活动量稍增加症状便加重。咳痰，色白量多，咽喉部不适，大便稍干。舌质稍淡，体稍胖大，苔稍白腻。脉左沉细，右弦滑。效不更方，守上方加川芎10g以助丹参活血之力，草决明10g润肠通便。30剂，水煎服。

三诊：2005年9月24日。服上方效佳，胸部不适消失，劳累后稍有气短，饮食可，夜尿多，眠可。舌质稍淡，体稍胖大，苔稍白腻，脉稍弦。守上方去荷叶、薤白、草决明，加白干参10g，佛手10g，丝瓜络12g以增强补气、活血、通络、燥湿化痰之功效。21剂，水煎服。

治疗结果：患者服药后胸闷、气短、咳嗽消失，纳食可，二便正常。

随访结果：停药半年后追访患者，病未再复发。

按语：本案为典型的胸痹，患者胸闷、胸痛症状明显，辨证可知其痰湿痹阻较甚（咳嗽痰多，舌体胖大，脉弦滑俱是痰湿内盛之征），故用枳实薤白桂枝汤宣痹通阳，尚恐其力度不足，又加入丹参饮加强其理气活血畅达之功，香砂温中汤之用是健中以阻断痰湿内生之源，为治本之法。本案尚需注意丹参饮剂量上的妙用，《时方歌括》原载丹参饮用量为丹参一两，檀香、砂仁各一钱半，用治血瘀气滞之心胃诸痛，后代医家多遵其用量比例而轻用檀香、砂仁，然根据李老经验，丹参饮用治胃病时檀香、砂仁用量宜轻，尚有芳香醒脾之功，但若用于治胸闷、胸痛等"心病"时，檀香、砂仁用量宜重，一般可用至10g，疗效始佳。

案 3

杨某，男，18 岁。于 1992 年 10 月 10 日来诊。

主诉：胸闷气短，心前区疼痛 1 月余。

现病史：患者为高三学生，面临高考，思想压力大，且素有胃疾，纳食较少。1 个月前因欲参加高考模拟考试忙于复习，出现胸闷气短，心前区疼痛，在本地某医院做心电图示二尖瓣关闭不全。曾服肌苷片、复方丹参片、地奥心血康等药物治疗，病情时轻时重。现症：心前区疼痛，胸闷，气短，心慌，头晕头沉，体倦无力，四肢沉重，脘腹胀满，嗳气时作，大便稀溏，精神不振。舌质暗淡，体胖大，边有齿痕，苔白腻，脉弦滑。

中医诊断：胸痹（痰浊内盛证）。

治法：健脾豁痰，宽胸理气，通阳活血。

方药：李老自拟导痰活血汤。

白术 10g，茯苓 15g，橘红 12g，半夏 10g，郁金 12g，节菖蒲 12g，枳壳 10g，降香 10g，厚朴 10g，木香 6g，桂枝 6g，丹参 21g，山楂 15g，甘草 3g。10 剂，水煎服。

医嘱：忌生冷肥甘之品，宜休息。

二诊：1992 年 10 月 20 日。患者诸症减轻，嗳气消失，下肢沉重感较明显。舌质黯淡，体胖大，边有齿痕，苔白，脉弦滑。患者心胸所聚痰湿逐渐化解，气血得以通畅，通则不痛，故胸痛、胸闷等症减轻。然久病脾胃虚弱，其功能尚需进一步恢复，水湿仍存，故加薏苡仁 30g，泽泻 12g，增强健脾利湿之力，继服 10 剂。

三诊：1992 年 10 月 31 日。患者胸闷、气短、胸痛、下肢沉重消失，大便正常，头晕头沉减轻。舌淡胖，边有齿痕，苔薄白，脉弦。患者脾胃功能进一步康复，脾健则水湿输布复常，痰浊化，气血行，心脉畅，诸症基本消失。现仍觉头晕头沉，去厚朴、泽泻以防疏利太过，加天麻息风通络；细辛温化痰饮，通窍下气。

方药：李老自拟导痰活血汤加减。

白术 10g，茯苓 15g，橘红 12g，半夏 10g，郁金 12g，节菖蒲 12g，枳壳 10g，降香 10g，木香 6g，桂枝 6g，丹参 21g，薏苡仁 30g，山楂 15g，天麻 12g，细辛 5g，甘草 3g。10 剂，水煎服。

药尽诸症消失，病获痊愈。复查心电图未见异常。一年后随访，病未复发。

按语： 本案患者平素胃纳较差，脾胃虚弱，复因过劳，使脾胃更虚，运化失司，聚湿生痰，上犯心胸，气血不畅，清阳不展，心脉闭阻，故发为胸痹。"病痰饮者当以温药和之"，法当健脾豁痰，通阳活血，宽胸理气。胸痹一证，多为本虚标实。心为阳中之阳，胸痹多见心阳不足为本，气滞痰阻血瘀为标。本案立足健脾化湿，使中州健运，湿无所滞，胸阳舒展，血脉自然调畅。李老善用小量桂枝以温阳通脉，振脾阳，温心阳，且助膀胱气化，使水湿得从小便去。胸痹在治疗上尤其注意当通补兼施，使祛邪而不伤正，扶正而不留邪。若一味补虚则生壅滞，或一味攻邪则伤正气，必会延误病情，变生它症。

2. 抑郁症

本病的发生多与情志因素、饮食失调和其他疾病形成有关。如长期情志不畅、思想抑郁或精神过度紧张，以至肝气郁结，气郁化火，耗伤肝肾之阴；或久病或高热伤阴，从而形成阴虚阳亢，心肾不交；或肝肾阴虚，久而阴损及阳，进而形成肾阳虚弱；或因思虑劳倦过度，导致伤及心脾。饮食失调伤脾，以致脾之健运失职，气血生化乏源；亦有因失血过度，以致心血不足，心脾亏虚；或脾虚失运，湿阻气机，化火成痰。痰火内盛，内扰心神，甚至痰蒙心窍，以致心神恍惚，哭笑无常，故本病之形成与心、肾、肝、脾脏器功能失调有关。其病机主要为阴虚阳亢、心脾亏虚、痰火内盛和肾阳虚弱。内在病机不同，即是本病临床辨证论治的关键依据。

案1

朱某，男，35岁，洛宁人。初诊时间：2012年11月8日。

主诉：乘坐飞机、电梯等，进入狭小空间，恐惧，胸闷，气短，全身窜痛。

病史：自2010年5月以来，无诱因害怕进入相对狭小的空间。如飞机舱、电梯间等场所。一旦进入，自感恐惧，烦躁，胸闷气短，近半年逐渐加重。在河南一些大医院检查，各项生理指标正常，经亲戚介绍求李老诊治。现全身不适，两胁有窜痛感，腹胀纳差，心急烦躁，遇事易怒，失眠，多梦，记忆力减退。舌质偏淡，舌体稍胖大，舌边尖红，脉弦细。

中医诊断：脏躁（肝郁脾虚，心肝火盛证）。

西医诊断：抑郁症。

治法：疏肝理脾，清热安神。

方药：李老自拟清心豁痰汤加减。

白术 10g，茯苓 15g，橘红 10g，旱半夏 10g，香附 10g，郁金 10g，川朴 10g，砂仁 6g，栀子 10g，节菖蒲 10g，炒枣仁 15g，檀香 10g，珍珠母 25g，元胡 10g，莲子心 5g，龙齿 15g，合欢皮 15g，小茴香 10g，甘草 3g，琥珀 3g、朱砂 1.5g 共为细粉，分 2 次冲服。30 剂，水煎服，日 1 剂。

病人按方连服 60 剂，痊愈。

按语： 李老根据本病症状和病理与《金匮要略》妇人脏躁的噩梦惊恐，烦躁易怒，如神灵所作等症状类似。故按脏躁的诊断进行辨证治疗。本病胸胁窜痛，遇事易怒，口干口苦，舌边尖红，脉弦细等证，系肝郁气滞，气郁化热；再据腹胀纳差，舌体胖大，舌质淡等证，又系脾虚而生痰湿；肝郁化火，肝气上逆，可致痰随气升，干扰心神，故心神不宁，心烦急躁，恐惧，健忘等。因此临证按肝脾失调，痰气上逆，心肝火盛，上扰清窍这一病机，以疏肝健脾，清心豁痰为法，自拟清心豁痰汤，收到满意效果。方中白术、茯苓健脾祛湿，杜绝生痰之源；橘红、旱半夏豁痰降逆；香附、郁金、小茴香、乌药、檀香、元胡疏肝理气活血，使气行湿行，郁解热散；郁金配节菖蒲透窍和中；川朴、砂仁理气健脾；栀子、莲子心清心除烦；琥珀、朱砂、炒枣仁、合欢皮、珍珠母安神宁志，镇惊平肝；甘草调和诸药。诸药合用，使肝气条达，脾运得健，痰火散除，心神安宁，则诸症自除。

李老说，本案是他行医数十年，仅治过此一个病人，实属少见少闻之疑难病症，医籍亦未见过记载。再三考之《金匮要略》"脏躁"，医圣论之妇人，该患者系男性。与"脏躁"虽病同，但症状不同，而病理性质相似，属神经系统疾病，可以暂取其名，实用其病机治疗观察而治愈，病名后代医家再定。通过本案，为李老在继承中医学术，治疗疑难病症，不泥守病名和方药，增加了新的思路。通过症状寻求病机，辨证论治，常可触类旁通。李老认为，运用中医的思维方法，是学好中医的唯一方法。

案 2

崔某，女，32 岁，北京市人。初诊：2013 年 9 月。

病史：近一年来，因婚姻问题，经常生气，长时间心情压抑，出现月经量少，痛经，色暗有血块，经前乳房胀痛等。继而出现心烦急躁，易怒，失眠多梦，头晕，记忆力逐渐减退，口苦口干，进而发展到恐惧、厌世，对什么事情都看不惯。父母不断直言规劝，但不易接受，以致发生争吵。甚至情绪急躁，已不能安心工作。特别是近几个月来，从厌世发展为想自杀而绝于世。西医按抑郁症住精神病医院治疗，也未彻底见效。出院后曾一次大量服安眠药自杀，被发现后送医院经洗胃抢救而愈。但自杀的念头仍不绝，第二次曾用刀欲割腕自杀，幸被人发现将刀夺出而未遂。现欲自杀这个想法仍不绝于心，觉得活着没有意义，又恐这个病治不好，经父母、亲戚一再劝告而来求诊。除上述症状外还见患者面色黄瘦，精神抑郁，目光呆滞，不思饮食，身体困倦乏力。舌苔薄腻微黄，舌体胖大，舌质稍淡，脉弦细。

诊断：抑郁症（脾虚肝旺证）。

治法：疏肝理气，清心豁痰。

方药：李老自拟清心豁痰汤加减。

白术 10g，茯苓 15g，橘红 10g，清半夏 10g，香附 10g，郁金 10g，节菖蒲 10g，炒栀子 10g，莲子心 6g，小茴香 10g，乌药 10g，龙齿 18g，夜交藤 30g，合欢皮 18g，白蔻仁 10g，焦三仙各 10g，知母 12g，甘草 3g，琥珀 3g，朱砂 1.5g 共为细粉，分 2 次冲服。20 剂，水煎服，日 1 剂。

另根据历代医家"心病需要心药医"的记载，诊疗时李老耐心地给患者反复讲明"婚姻之事虽然是终身大事，但比起生命来说还是小事，绝不能为此而轻生，况且你本人年龄、学历、家庭环境、人才各方面都很好，婚姻问题自可顺其自然解决，岂可为此而担心。父母直言规劝，要知父母爱你心切，可怜天下父母心，即便是直言批评也是为了你的终身幸福，岂可抛开父母而轻生。现我们国家富强，各方面事业兴旺发达，今后国家大事全靠你们这些青年。要多考虑个人的事业和前途的光明辉煌，切不可自卑而胡思乱想"。

二诊：同年 10 月，患者经劝导后，心胸逐渐开朗，与人言语，亦能面带笑容，不再与父母顶撞，并且表示要悔改。其睡眠、心烦急躁、头晕都等症状也明显减轻，食欲增加，精神面貌大为好转。上方去朱砂、焦三仙加桃仁 10g，红花 10g，丹参 15g，继服 20 剂。并在劝告中表扬患者思想聪明，心胸宽广，进步快。患者在言语中开始由哭泣转为喜悦。

三诊：同年 11 月，患者服药近一个月来，已不再心烦急躁，胡思乱想，与家人同事交谈融洽，亦能正常工作。失眠、多梦、饮食、月经诸证基本正常，上方去桃仁、红花，加远志 10g，枣仁 15g 等以助其恢复记忆力。又调理一月余，一切恢复正常而痊愈。

按语： 本案患者由于婚姻等问题未能正确解决，精神长期受到刺激，以致心烦急躁，抑郁恼怒，失眠多梦，头晕，记忆力逐渐减退，口苦口干，进而发展到多疑幻想，恐惧，厌世，出现自杀行为等精神症状。其病机为患者忧愁思虑过度，思虑伤脾，脾失健运，湿浊内生，土壅木郁，肝失条达，化火成痰，痰火内盛，上扰心神，心神不宁，魂魄不安而发病，其月经的异常，纳食减退为脾虚肝郁，痰火上扰心神之证，治疗以李老自拟的清心豁痰汤加减，药用白术、茯苓、橘红、清半夏健脾和胃，燥湿化痰为本；郁金、节菖蒲开窍醒神；炒栀子、莲子心、知母清心肝之火；小茴香、香附、乌药疏肝理气，行气解郁；龙齿、夜交藤、合欢皮镇静安神宁志；白蔻仁、焦三仙化湿和胃，消食化积；甘草调和诸药；又用矿石之琥珀、朱砂镇静安神。全方配伍使脾健以绝生痰之源，肝木无以相乘，肝气舒畅，痰火清，心神明而得痊愈。

案3

李某，女，28岁。初诊：2011年4月9日。

病史：患者因失眠多梦，记忆力减退，有恐惧感，时有不自主的哭泣。经医院诊断为植物神经紊乱，经服药不见效（药物不详），后转到精神病医院，诊断为抑郁症，住院两周，服西药后睡眠呈迷迷糊糊的浅睡眠状态，如不服药则不能入睡，遂出院请李老诊治。李老检查中进一步追问症状，有无多疑幻想，不想和人接触等症状。患者不自主地掉泪说，实不瞒大夫，我自己感觉生活毫无意义，每天都有轻生的念头。出院后全家都不放心，家里每天都安排专人陪护，怕跳楼自杀，后来又送我回娘家住，让我的父母看护我。李老细问下得知，患病原因是患者刚生育一女孩，因丈夫是家中独子，全家都希望生一个男孩，但是生下来以后是一个女孩，全家人虽然都没有说什么，但自己心中还是很失望，从而引起失眠，心烦急躁越来越重，逐渐出现多疑幻想，记忆力下降明显，厌世甚至想自杀了好彻底解脱自己。除上述症状外，还可见患者面色青黄，身体消瘦，胸闷气短，精神不振，不思饮食，无食欲，大便干。舌苔薄腻微黄，舌体胖大，舌质淡红。脉弦细。

诊断：抑郁症（脾虚肝旺证）。

治法：疏肝理气，清心豁痰。

方药：李老自拟清心豁痰汤加减。

白术 10g，茯苓 15g，橘红 10g，清半夏 10g，香附 10g，郁金 10g，节菖蒲 10g，炒栀子 10g，莲子心 6g，小茴香 10g，乌药 10g，龙齿 18g，夜交藤 30g，合欢皮 18g，白蔻仁 10g，焦三仙各 10g，知母 12g，炒草决明 15g，甘草 3g，琥珀 3g，朱砂 1.5g 共为细粉，2 次冲服。20 剂，水煎服，日 1 剂。

除服药外，李老耐心给患者进行了心理辅导治疗，首先讲明了国家计划生育国策的好处。其次谈到男孩女孩都一样，特别是到年老时，女孩心更细，会更亲热地照料你们。另外听说国家对计划生育政策还要进一步改善，如果有再生的可能，岂可为生一个女孩而轻生，并向陪同家属讲：绝不可因生一个女孩而有什么轻视的言语，家属都表示同意。

二诊：同年5月5日，患者服药20剂，又经家中婆婆、爱人、父母多方规劝，病情大为好转，心胸也放宽了，已不再有轻生的念头，失眠多梦，急躁易怒，恐惧幻想，大为减轻，饮食增加。李老根据病情去朱砂加远志、枣仁、黄连、柏子仁。继服20剂。一个月后，家属来告知，患者抑郁症已经痊愈，现在在家中语言行动均正常，还主动照顾孩子，准备上岗工作。李老吩咐，停药观察，但患者心情要愉快，不要有精神刺激，家人多给与她精神安慰，以巩固疗效。

按语： 李老在临床上治愈了大量这类病例，病情重者少数亦有肝火引动心火，出现多疑幻想，发展为厌世甚至轻生的行为。所以李老认为抑郁症的病机在于肝。其病因在于精神受到刺激，怒气伤肝，郁而不解，肝失疏泄条达，郁而化火，肝火过盛则耗伤肾阴，肾阴虚不能正常抑制心火，水火不济。肝火、心火不仅会导致失眠多梦，心烦急躁诸证，甚则出现神经失控，思维混乱。肝失疏泄条达，肝气横逆又可损伤脾胃，水湿运化失常，湿遇火而成痰，痰随肝气上逆蒙蔽清窍，则思维更加混乱不能自主。因而本病出现心肝脾肾四脏相互彼此功能失调。对此复杂之病机，李老认为宜通不宜补，通即是疏通肝气，恢复肝气疏泄条达的功能，气行则湿行，痰湿消失，热成无根之火，便自行消散。同时在治法上以药物治疗和心理治疗并重，使肝气不再郁滞，其他脏器功能自可恢复。疏肝理气在药物治疗上宜用清热而不燥之品，不宜纯用镇静抑制之剂。李老在临床上长期思考，研制出清心豁痰汤。本方以香附、郁金、小茴香、乌药直入肝经，疏肝理气。白术、茯苓、橘红、半夏、焦三仙、白蔻仁健脾祛湿消痰；炒栀子、莲子心、知母、节菖蒲、龙齿、夜交藤、合欢皮、炒草决明、琥珀、朱砂清心肝之火，安神宁志，火去不扰神明而思维正常。本方疏肝理气以治其本为主，清心安神，健脾祛湿以治其标，再辅以心理规劝治疗。全方积疏肝理气，清心豁痰为一体，使气行，湿行，火消，神安，思维恢复正常而得痊愈。

3. 脑血管意外

案 1

张某，男，80 岁。初诊日期：2005 年 6 月 25 日。

主诉：双下肢行走不便 1 月余。

现病史：患者于 1 个月前无明显诱因突然感觉行走不便（双腿抬起困难），需搀扶行走。右手不能灵活写字，记忆力减退，语言不流利，头晕、不痛，无耳鸣，口不苦，痰不多，大便干结，3～4 日 1 行，皮肤瘙痒。在当地诊所进行治疗（具体诊断及用药不详）效果不明显，故来我院门诊就医，查头部 CT：陈旧性多发性脑梗死。现症：双下肢行走不便，右手活动欠灵活，头晕，体倦乏力，夜眠差，小便量多，大便干结，舌质稍红，舌体稍胖大，苔薄黄，脉弦。

中医诊断：中风后遗症期（脾虚湿盛，瘀血阻络证）。

西医诊断：陈旧性多发性脑梗死。

治法：健脾利湿，舒筋通络。

方药：补阳还五汤加减。

黄芪 30g，党参 15g，白术 10g，茯苓 12g，当归 12g，白芍 15g，川芎 10g，生地 15g，香附 10g，丹参 15g，鸡血藤

25g，川牛膝 15g，木瓜 15g，肉苁蓉 15g，火麻仁 15g，乌梢蛇 12g，甘草 3g。20 剂，水煎服。

医嘱：注意休息，调理情志。清淡饮食，忌辛辣油腻之物。适当运动，加强功能锻炼。

二诊：2005 年 7 月 16 日。双下肢体活动较前有力，右手灵活程度无明显变化。大便已正常，小便频多，以夜间为甚，稍有涩痛。舌质稍红，体稍胖大，苔白厚腻，脉弦滑。守上方加海金沙 15g，金钱草 15g 以利尿通淋，20 剂，水煎服。

三诊：2005 年 8 月 10 日。双下肢行走较前明显好转，活动力量较前增强，灵活性较前提高，右手灵活程度亦较前提高。偶觉自己身体旋转，语言不利，流口水。大小便已正常，睡眠可。舌质稍暗红，体稍胖大，苔白厚腻，脉弦。守上方去海金沙、金钱草，加生薏苡仁 15g，泽泻 15g 以健脾渗湿，土鳖虫 10g 破血逐瘀，30 剂，水煎服。

四诊：2005 年 9 月 15 日。双下肢及右手灵活度及力量均较前明显提高，觉周身乏力，小便正常，大便仍偏干，2～3 日 1 行。舌质稍淡，体稍胖大，苔稍白腻，脉弦细。守上方加草决明 15g，蜈蚣 3 条，润肠通便、息风通络。20 剂，水煎服。

治疗结果：已能独自行走，右手灵活性也较前明显提高，周身乏力症状减轻，二便正常，生活可自理。

随访结果：停药半年后追访患者，生活自理，病变未再加重。

按语：大抵活血通络为临床辨治中风后遗症的必用之法，药物分养血活血，如当归、桃仁、红花、鸡血藤等；破血活血，如土鳖虫、水蛭、穿山甲等；祛风通络，如乌梢蛇、白花蛇、伸筋草等；息风通络，如蜈蚣、地龙、全蝎等，视患者具体病情而辨证使用。同时因患者年龄大，多元气亏虚，气血亏损，且中风后遗症恢复往往相对较慢，通常需长期服药，故运用活血药时应注意把握活血力度，应做到活血而不耗血、破血而不伤气。

案 2

党某，女，57 岁，农民。初诊日期：2007 年 7 月 8 日。

主诉：左侧上下肢不能活动伸举 5 月余。

现病史：患者于 2007 年 2 月突发左侧肢体废用，当地县医院 CT 检查诊断为脑梗死，经用降低颅压、扩张血管、改善微循环等药物，并配服中药（具体药物不详）。1 周后病情有所好转，但仍不能行走，出院调养。近半月来病情加重，上下肢不能活动。同时两胁肋及背部出现疱疹。现症：语言、神志清楚，精神差，呼吸气短，面色萎黄，呈疼痛病容，饮食尚可，大小便正常，两胁肋疱疹发红稍肿，疼痛难忍，左侧上下肢不能举动。舌质淡紫，苔薄白，脉沉无力。

中医诊断：中风（气虚血瘀清窍）；缠腰火丹。

西医诊断：脑梗死；带状疱疹。

治法：凉血解毒，活血祛湿。

方药：当归 10g，赤芍 15g，生地 15g，丹皮 10g，土茯苓 25g，公英 15g，地丁 15g，桔梗 10g，生薏苡仁 30g，元胡 10g，香附 12g，木香 6g，穿山甲 8g，制马钱子 1g，地骨皮 15g，金银花 15g，甘草 3g。14 剂，水煎服。

二诊：2007 年 7 月 22 日。服上方后，带状疱疹已结痂干燥，疼痛基本消失，余证同前。因患者带状疱疹疼痛难忍，故需急则治标，现带状疱疹基本已愈，则改治痼疾。据其舌脉症状，乃气虚血瘀，经络痹阻之证，以补气活血，疏通经络法治之。

方药：补阳还五汤加减。

黄芪 30g，当归 12g，川芎 10g，赤芍 15g，桃仁 10g，红花 10g，丹参 18g，鸡血藤 30g，香附 10g，白术 10g，乌梢蛇 15g，穿山甲 8g，蜈蚣 3 条，木瓜 18g，川牛膝 15g，威灵仙 15g，甘草 3g。14 剂，水煎服。

三诊：2007 年 8 月 5 日。上下肢已可自主举动屈伸，精神好转，仍不能下床行走，血压 120/75mmHg，舌质淡紫，脉沉但较前有力。上方加土鳖虫 10g，羌活 10g，独活 10g，以增强舒筋通络除痹之力。再进 30 剂。因患者经济困难，带药出院，回家治疗。

1 个月后，其子来诉，患者已可慢步行走，生活可以自理，带状疱疹已愈。嘱服十全大补丸配大活络丹 2 个月，以防复发。

按语：本例经中西医治疗，病程迁延 5 月余，而成后遗症期，其气血逆乱，脏腑失调，经脉不畅，正气亏虚，邪气残留，而遗半身不遂等症；又因其气血不足，瘀滞不通，正气不能抗邪，湿毒蕴于肌表，而并发缠腰火丹。一诊时患者疱疹疼痛难忍，急则治其标，治以凉血解毒，活血祛湿，要点在于祛邪而不伤正，如用黄芪、当归、赤芍、生地、丹皮凉血活血兼可补气、养血、滋阴；以公英、地丁、金银花、土茯苓、地骨皮清热解毒，制马钱子、穿山甲、元胡、香附理气散结，通络止痛；配生薏苡仁、甘草清热解毒而又护脾胃，调和上药苦寒之性，使邪热清，湿毒化，瘀祛痛止。待患者疱疹基本已愈，当治痼疾。此患者本虚标实，因虚致瘀，故以补阳还五汤为基础方，补气活血，通经活络，治疗以扶正为主，兼用活血通络之乌梢蛇、穿山甲、蜈蚣、土鳖虫等虫类药，该病需长期服药，巩固疗效，以免复发。

案3

张某，男，59岁，汉族，干部。初诊：2005年3月23日。

主诉：右半身无力伴行动不灵活、语言不利6个月。

现病史：患者因情绪不佳，于去年9月16日凌晨4时许起床小便时行走不稳，随之右半身不遂，心悸，速至市第二人民医院急诊，脑CT检查提示脑梗死，心电图提示心房纤颤，血压160/100mmHg，血糖17mmol/L。即入院治疗，静滴甘露醇、尿激酶、口服美吡达、拜糖平等药，一周后病情基本稳定，心悸消失，血糖降至7.8mmol/L，但血压时高时低，遂出院针灸月余，同时服用降血糖、降血压西药及中成药大活络丹，右半身不遂情况有所改善，但感无力，行动不灵活，言语不利，个别语句发音不清晰，头晕，心烦急躁。望之面色稍萎黄，无口眼歪斜。舌体胖大，舌质暗，苔白腻，脉沉滑细。

中医诊断：中风后遗症（脾气亏虚，痰湿内郁，瘀血阻络证）。

西医诊断：脑梗死。

治法：健脾益气、化痰利湿、活血化瘀、通络开窍。

方药：李老经验方复瘫汤加减。

生黄芪 30g，白术 10g，陈皮 10g，旱半夏 10g，茯苓 12g，薏苡仁 30g，木瓜 18g，泽泻 10g，节菖蒲 10g，郁金 10g，丹参 20g，川芎 10g，乌梢蛇 12g，炮山甲 10g。15 剂，水煎服。

嘱：保持心情舒畅，饮食清淡，加强功能锻炼及发音训练。

二诊：2005 年 4 月 7 日。身体转侧较前灵活，稍感有力，头晕减轻，言语不利亦有好转，苔腻已趋变薄，舌体胖大，舌质黯，脉沉滑细。此为痰湿渐化，脾气亏虚有所改善；舌黯未见好转，络脉瘀滞之象仍较明显，治应加强祛瘀通络之力。上方去陈皮、旱半夏、薏苡仁、茯苓，加土鳖虫、鸡血藤行血逐瘀、舒筋活络；地龙、蜈蚣、桑枝祛风通络；远志祛痰开窍，以助节菖蒲、郁金开窍利音之功。

方药：生黄芪 30g，白术 10g，木瓜 18g，泽泻 10g，节菖蒲 10g，郁金 10g，丹参 20g，川芎 10g，乌梢蛇 12g，炮山甲 10g，土鳖虫 10g，鸡血藤 30g，蜈蚣 3 条，地龙 12g，桑枝 30g，远志 10g。15 剂，水煎服。

三诊：2005 年 4 月 22 日。右半身无力明显好转，苔腻之象消失，言语不利进一步改善，发音亦较前清晰。唯近日因生气，头晕有所明显，血压 160/110mmHg。舌体稍胖大，舌质暗红，舌苔薄白，脉沉细。诸症显著好转，为血脉渐通，经脉已畅之佳象。苔腻消失，去泽泻、木瓜。因生气致头晕，血压升高，为肝木横逆，肝阳上亢之象，上方加天麻 10g，夏枯草 15g，菊花 12g，川牛膝 15g，清泄肝火，平肝潜阳，引血下行。30 剂，水煎服。

四诊：2005 年 5 月 22 日。右半身无力基本消失，言语发音正常，血压稳定在 135 ～ 126/85 ～ 80mmHg，惟行走久则下肢酸软，为病久肝肾亏虚，筋骨失养，不能滋养所致，当以补益肝肾，益气活瘀，通络平肝善后。

方药：炒杜仲 15g，续断 20g，川牛膝 15g，当归 15g，白芍 15g，生黄芪 30g，白术 10g，鸡血藤 30g，丹参 20g，川芎 12g，蜈蚣 2 条、地龙 10g，乌梢蛇 10g，天麻 10g，夏枯草 15g。25 剂，水煎服。

患者行走基本正常，肢体感觉有力，血压在 135 ～ 126/85 ～ 80mmHg 波动。血糖为 6.3mmol/L，其他诸症基本消失。2006 年 2 月 13 日电话随访，知其步行 2 公里左右下肢也无酸软感，其他一切正常。

按语：中风为本虚标实，上盛下虚之证；虚者多为气虚、阴虚，实者多为血瘀、痰湿、气滞、肝风、肝火。因病位有浅深，病情有轻重，证候有寒热，病势有顺逆，故李老强调应全面辨证，分清虚实寒热之多少而施治。本案患者因平素血压较高，复因情志不舒，阳升风动，气血逆乱，并走于上，闭塞清窍，而骤发此病。依据脉证，其病机为脾虚失运，痰湿内郁，瘀血阻络；治以健脾益气，化痰利湿，活血化瘀，通络开窍。李老以经验方复瘫汤治之，方中生黄芪、白术补气健脾燥湿，配陈皮、旱半夏、茯苓、泽泻以增健脾渗湿之力；薏苡仁、木瓜化湿健脾，舒筋活络；节菖蒲、郁金芳香开窍、化湿豁痰，《本经》谓节菖蒲有"通九窍，明耳目，出音声"之效；丹参、川芎活血祛瘀，通行血脉，且川芎辛香行散，温通血脉，又能行气开郁，为血中之气药，二药配用，具通达气血之效；乌梢蛇祛风活络，为临床治疗中风半身不遂之要药；炮山甲活血通经，善于走窜，性专行散，能通经而达病所。诸药共伍，具有益气健脾、化痰开窍、活血通络之功。李老认为：中风之病多为气虚血瘀与肝肾阴虚阳亢所致。而脾为气血生化之源，主运化水湿，故脾虚常致气虚，痰湿内蕴，阻滞经络。辨证施方时应注意健脾益气，蠲除痰湿。血脉瘀阻为本病必有病机，故活血化瘀通络为必施之法，宜重用虫类药。对于肝肾阴虚、风阳上扰者，注意用药不可过于温燥，临床宜选用白芍、龟甲、玄参之类药物参入方中，以免阴津益损。中风语言謇涩较为难治，需重用芳香开窍、解郁活血之节菖蒲、郁金等。此四者为辨治的要点。

（三）脾胃系疾病

1. 慢性胃炎

案1

龚某，男，48岁，职员。初诊日期：2005年10月18日。

主诉：胃脘部疼痛3年余。

现病史：患者3年前不明原因出现胃脘部胀满疼痛，饭前、饭后尤甚，食欲可。自服"猴头健胃灵"等药疗效不佳，即到宝鸡市中医院诊治。2003年7月17日查胃镜：1.慢性浅表性胃炎；2.复合性多发性溃疡活动期。服用抗溃疡药物（具体药物不详）后症状有所缓解，但近期上述症状加重。现症：饭前、饭后胃脘部胀满疼痛尤甚，食量减半，睡眠差，二便调。舌质淡红，体胖大，苔稍白腻，脉弦滑。

中医诊断：胃痛（肝气犯胃，痰湿阻滞证）。

西医诊断：1.慢性浅表性胃炎；2.复合性多发性溃疡活动期。

治法：疏肝理气，健脾化湿。

方药：香砂温中汤加减。

太子参 12g，白术 10g，茯苓 12g，陈皮 10g，旱半夏 10g，香附 10g，砂仁 10g，川朴 10g，小茴香 10g，乌药 10g，桂枝 5g，白芍 10g，枳壳 10g，木香 6g，郁金 10g，沉香 3g，乌贼骨 10g，元胡 10g，刘寄奴 15g，五灵脂 10g，知母 12g，夜交藤 25g，甘草 3g。7 剂，水煎服。

医嘱：清淡饮食，忌生冷、辛辣油腻之物，忌暴饮暴食，饥饱无常。保持心情舒畅。

二诊日期：2005 年 10 月 22 日。服上药 4 剂后，腹胀已有所减轻，因和家人生气，出现胃脘部持续疼痛，痛时较长，下午晚上尤甚，故药未服完便来复诊。现症：胃脘部持续胀痛，饭后及夜间尤甚，畏寒，口干，饮水时胃脘部亦疼痛，食欲尚可，大便次数较前有所减少，2 日 1 行。舌边尖稍红，体稍胖大，苔稍薄黄，脉弦滑。守上方加檀香 10g，香橼 10g 行气宽中，理气止痛，加白及 10g，配合乌贼骨增强制酸止痛之效，加高良姜 6g 温中散寒。7 剂，水煎服。

三诊日期：2005 年 10 月 29 日。服上药一周后，诸症减轻，胃痛时作时止，泛酸明显，胸骨后胀闷、灼痛，纳食可，睡眠可，二便正常。舌质稍红，体稍胖大，苔稍白腻，脉弦。上方加左金丸（黄连 5g，吴茱萸 5g）、煅瓦楞子 15g 清肝和胃、制酸止痛。20 剂，水煎服。

四诊日期：2005年11月19日。症状改善明显，胃脘部疼痛消失。现仍感胸骨后胀闷，有灼烧样疼痛，吞咽时明显。反酸时作，以下午4～5点时为甚，严重时睡眠不能平卧，恐胃酸返流。纳差，眠差，大便稍稀，小便尚可。舌质稍红，体稍胖大，苔稍白腻，脉弦滑。上方加刀豆子18g，柿蒂15g，莱菔子18g降逆止呕，川楝子12g清泄肝热。30剂，水煎服。

经治疗后，胃脘部胀满疼痛、胸骨后胀闷及灼烧样疼痛消失，反酸症状消失，饮食睡眠可，二便正常。

随访结果：停药半年后追访，患者病变未再复发。

按语： 肝木克土有两种形式，一为肝木克脾土，其疼痛部位多在脐腹（即肚脐周围），患者多有食欲差、便溏、乏力等脾虚表现，为虚证，如痛泻要方证、逍遥散证即属此类；一为肝木克胃土，其疼痛部位多在心胸（即胃脘及胸骨后），患者多有泛酸及嗳气、恶心、呕吐等反流症状，是胃气不降所致，为实证，如左金丸证、化肝煎证即属此类。临床上两种形式多同时存在，而以其中一种为主，故临证治疗脾胃病，应注意肝、脾、胃兼顾，并在此基础上有所侧重。本案患者即两种形式并存，但以肝木克胃土为主，治疗用香砂温中汤调治肝、脾、胃，并在此基础上加用左金丸、刀豆、柿蒂、萝卜种等，则俱是在调和肝胃关系上着手治疗。

案2

常某，女，32岁。初诊日期：1993年3月6日。

主诉：间断性胃脘疼痛6年余。

现病史：自述间断性胃脘疼痛6年余。长期交替服用复方胃友、乐得胃、雷尼替丁等西药，病情时轻时重。经多次胃镜、钡餐检查均提示为胃溃疡。现症：胃脘灼热疼痛，痛处拒按，时时连及两胁，嗳气，口干口苦，心烦急躁，嘈杂泛酸，面色萎黄，精神不振，大便干、色黑。舌体不胖，舌质暗，苔薄黄。脉弦细数。

中医诊断：胃痛（肝胃郁热，瘀血阻络证）。

西医诊断：胃溃疡。

治法：养阴清热，理气止痛，收敛生肌。

方药：李老经验方清热愈溃汤加减。

沙参 15g，麦冬 12g，石斛 10g，白芍 15g，元胡 10g，香附 10g，知母 12g，竹茹 12g，甘松 10g，刘寄奴 12g，黄连 5g，吴茱萸 3g，白及 10g，黑地榆 12g，甘草 3g。9 剂，水煎服。

二诊：1993 年 3 月 16 日。胃脘灼痛，口干口苦，嗳气，心烦易怒大减，嘈杂泛酸、便干色黑消失，自感食欲不振。舌质暗红，苔薄白，脉弦数。上方去麦冬、黄连、吴茱萸，加山药 20g，陈皮 10g，茯苓 15g。15 剂，水煎服。

三诊：1993 年 4 月 2 日。诸症消失，精神、纳食均好转，二便正常。舌质淡红，苔薄白，脉弦。

方药：太子参 15g，石斛 10g，白芍 15g，元胡 10g，香附 10g，知母 12g，甘松 10g，刘寄奴 12g，白及 10g，黑地榆 12g，山药 20gg，茯苓 12g，陈皮 10g，桃仁 10g，甘草 3g。40 剂，水煎服。

追访结果：8 个月后追访，患者于 4 个月前钡餐复查，提示胃溃疡愈合。

按语：临证胃热痛者有湿热、燥热之分。湿热证者多见有口苦黏腻不欲饮，恶心欲呕，大便黏滞不爽，苔厚黄腻，脉多滑数，治以苦寒清热化湿；燥热证者多见有口干苦欲饮，大便多燥结，舌红苔黄且干，脉多弦数，治以甘凉清热润燥。本案患者胃病日久，脾胃虚弱，复因情志不畅，肝气郁滞，久之化热，邪热犯胃，致肝胃郁热，故见胃脘灼热疼痛，嘈杂口苦，心烦易怒；肝失疏泄，气郁日久，胃络受阻，瘀血内停而见胃脘疼痛拒按，连及两胁；瘀伤脉络，血不循经，破络外逆，则大便色黑；舌质暗红，苔薄黄，脉弦数皆郁热络阻之征，属燥热证且兼气血瘀滞。方中北沙参、麦冬、石斛、知母养阴益胃，生津润燥；白芍、甘草养阴柔肝，缓急止痛；香附、甘松疏肝开郁，止痛醒脾；延胡索、川芎、刘寄奴活血通络，散瘀止痛；黄连与竹茹同用善治胃热为李老临证经验；与吴茱萸为伍则为左金丸，以清肝泻火，开泄肝郁；白及、生地榆凉血收敛止血；诸药相配，共奏清解郁热，滋养阴液，通畅胃腑，化瘀通络之功。二诊时患者胃脘灼痛、口干口苦、嘈杂泛酸等症消失，为肝胃郁热已渐清除，胃津渐复之象，故去养阴之麦冬及辛开苦降、清泻胃火之左金丸，加山药、茯苓、陈皮以健脾和胃，俟脾胃强健，中气充足，则津液自升，内热自除。三诊时诸症消失，肝胃郁热已失，又去养阴之辽沙参、清胃热之竹茹，加太子参、桃仁以增健脾益气、活瘀通络之功，从本论治而收功。

案 3

刘某，男，44 岁。初诊：2012 年 11 月 22 日。

主诉：间断性胃痛，伴反酸 5 年余，加重半月。

病史：5 年前因饮酒后出现胃痛，服奥美拉唑后缓解。之后每饮酒、饮食不慎或情志不畅后即胃痛、胃胀，时轻时重，一直未系统治疗。2009 年其父亲因胃癌去世后才引起重视，至省武警医院胃镜病理提示慢性浅表性胃炎伴肠上皮化生，给予奥美拉唑、雷尼替丁等药物治疗近 7 个月，上述症状改善不明显。后至省中医学院一附院配合中药治疗 1 年，胃痛胃胀好转，但反酸不减。2012 年 11 月 2 日于武警医院复查胃镜：1.Barrett 食管；2. 食管撕裂伤；3. 萎缩性胃炎。病理：胃黏膜慢性炎症，伴有肠上皮化生，符合慢性萎缩性胃炎。遂至我门诊求治。就诊时症见间断性胃痛，针刺样，食多后胃胀，胸骨处有紧缩感，烧心，反酸，嗳气，口干，食欲不振，眠可。舌质稍暗红，苔稍腻，舌体胖大，脉弦滑。

中医诊断：胃痛（脾虚肝郁，气滞血瘀证）。

西医诊断：1.Barrett 食管；2. 食管撕裂伤；3. 慢性萎缩性胃炎。

治法：健脾疏肝，理气止痛。

方药：香砂温中汤加减。

白术 10g，茯苓 15g，陈皮 10g，半夏 10g，木香 6g，砂仁 10g，厚朴 10g，枳壳 10g，郁金 10g，乌药 10g，鸡内金 15g，小茴香 10g，柿蒂 15g，刘寄奴 15g，桂枝 5g，炒白芍 10g，天花粉 12g，甘草 3g。15 剂水煎服，日 1 剂。

医嘱：忌食生冷、辛辣之品，畅情志。

二诊：2012 年 12 月 10 日。服上药后，口干消失，胃痛胃胀较前明显减轻，食欲增加，反酸及胸骨处不适不减，舌质稍红，苔中部白稍腻，体稍胖大，脉弦稍滑。可见有肝胃郁热之象。守上方去鸡内金、桂枝、炒白芍、天花粉，加黄连 8g，吴茱萸 4g，姜竹茹 10g，莱菔子 15g。15 剂水煎服，日 1 剂。

医嘱：忌食生冷、辛辣之品，畅情志。

三诊：2013 年 2 月 20 日。服上药后，仍感烧心、反酸，余症状基本消失，舌质暗红，苔薄白，体稍胖大，脉弦稍细。根据患者目前症状、舌脉，辨证属脾虚血瘀，肝胃郁热，胃气上逆。故调方如下：

白术 10g，茯苓 15g，青陈皮各 10g，半夏 10g，木香 6g，砂仁 10g，厚朴 10g，枳壳 10g，柴胡 6g，乌药 10g，黄连 6g，吴茱萸 4g，煅瓦楞 15g，柿蒂 15g，姜竹茹 10g，刘寄奴 15g，刀豆 15g，石斛 15g，甘草 3g。15 剂水煎服，日 1 剂。

医嘱：忌食生冷、辛辣刺激性食物，放松心情，配合治疗。建议复查胃镜。

四诊：2013 年 3 月 9 日。服上药后烧心、反酸、嗳气等症改善不明显，复查胃镜提示 1.Barrett 食管；2.反流性食管炎；未提示萎缩性胃炎。可见目前患者以反流症状为主，守上方加旋覆花 10g（包煎），代赭石 15g，继服 15 剂，水煎服，日 1 剂。

五诊：2013 年 7 月 16 日。患者按上述治疗方案治疗近 3 个月后，其间查 HP 阳性，杀菌治疗 2 周。现仍觉胸骨后紧缩不适，烧心，反酸，时嗳气，伴胸闷，舌质偏暗，苔薄白，脉弦细。考虑久病入络，久病多瘀，故调方如下：

当归 12g，赤芍 15g，桃仁 10g，红花 10g，川芎 10g，香附 10g，郁金 10g，牡丹皮 10g，桔梗 10g，炒黄芩 10g，刘寄

奴 12g，全瓜蒌 15g，檀香 10g，黄连 6g，吴茱萸 4g，姜竹茹 10g，知母 12g，柿蒂 15g，甘草 3g。3 剂，水煎服，日 1 剂。

医嘱：合理饮食，调畅情志，3 天后按时复诊。

治疗结果：患者服五诊的 3 剂药后，反酸烧心、嗳气等不适减轻，自觉与前明显不同，故按五诊的治法方药加减治疗 1 个月。目前，上症未再复发，偶饮酒后稍不适，可自行转好。

按语：本例慢性胃炎患者，胃痛、胃胀，反复发作，伴有烧心、反酸，胸骨处有紧缩不适感 5 年余，经胃镜多次检查病理提示，由慢性浅表性胃炎转为慢性萎缩性胃炎，伴有肠上皮化生；食管撕裂伤、反流性食管炎。李老治以健脾疏肝，理气止痛，降逆和胃之法，药用香砂温中汤加减治疗数诊，药如白术、茯苓、陈皮、半夏、木香、砂仁、厚朴、枳壳、郁金、乌药、小茴香、桂枝、白芍、刘寄奴、柿蒂、黄连、吴茱萸、煅瓦楞、姜竹茹、刀豆、旋覆花、代赭石、柴胡、甘草等药，胃痛、胃胀好转，烧心、反酸不减，仍感觉胸骨处有紧缩不适，伴胸闷，舌质暗，脉弦细。考虑久病入络，久病多瘀，结合脉症，调方用活血化瘀、理气宽胸、清热和胃法治疗，药用当归、赤芍、桃仁、红花、川芎、刘寄奴活血化瘀；香附、郁金、桔梗、全瓜蒌、檀香理气宽胸；黄芩、丹皮、黄连、吴茱萸、姜竹茹、知母、柿蒂、甘草清热和胃。服药获效后，继服 1 月未再复发，偶饮酒后稍不适，亦可自行缓解。体现了李老治疗慢性胃病，根据病情，参考胃镜病理改变，望舌诊脉，辨证用药，有常有变的治疗风范。

案 4

李某，女，74 岁。初诊：2011 年 3 月 12 日。

主诉：间断性胃脘部疼痛 10 余年，加重 1 周。

病史：患者于 10 余年前因饮食不当出现胃脘部疼痛，未做相关检查，经中西药物治疗后，病情时轻时重。约 1 周前，患者因情志不畅附加饮食不当出现胃痛再次发作，遂至河南中医学院第一附属医院胃镜检查：慢性食管炎，慢性萎缩性胃炎。病理诊断：（胃窦）慢性萎缩性胃炎伴肠上皮化生。患者既往有高血压病史 12 年余，冠心病病史 12 年余，慢性结肠炎病史 60 余年，2009 年 4 月在河南省人民医院行心脏支架植入术。现症：胃脘部胀痛，稍进食则甚，嗳气，双下肢浮肿（活动后尤甚），乏力，口唇干裂，纳眠差，便溏，日行 2 次。舌质淡红，舌体胖大，苔薄白，脉弦滑。

中医诊断：胃痛（脾虚肝旺证）。

西医诊断：慢性萎缩性胃炎。

治则：健脾疏肝，养心安神。

方药：香砂六君子汤合酸枣仁汤加减。

白术 10g，茯苓 15g，陈皮 10g，旱半夏 10g，香附 10g，砂仁 10g，厚朴 10g，檀香 10g，郁金 10g，乌药 10g，焦三仙各 12g，丹参 15g，炒枣仁 15g，远志 10g，节菖蒲 10g，炒薏苡仁 30g，诃子 10g，甘草 3g。15 剂，水煎服。

医嘱：忌食生冷食物，保持心情舒畅。

二诊：2011 年 4 月 1 日。服药后胃痛已不明显，便溏好转说明用药后患者脾气渐充，中焦得健，然仍见乏力，双下肢酸困，故加党参 12g，增加补气健脾之力，便溏好转故去诃子。10 剂，水煎服。

三诊：服药后患者睡眠较前稍好转，去宁心安神之远志，双下肢酸困症状减轻，仍以健脾益气治疗为主，增加党参用量至 15g，补气同时应注意防止中焦气机壅塞，加用木香 5g。10 剂，水煎服。

四诊：2011 年 4 月 25 日。服药期间因进食蒸野菜后胃痛发作 1 次，时有嗳气，偶有眠差。治疗仍以健脾疏肝，养心安神为主，加柿蒂以降胃中逆气，合欢皮解郁安神，改善睡眠。

方药：党参 15g，白术 10g，茯苓 15g，陈皮 10g，半夏 10g，木香 6g，砂仁 10g，厚朴 10g，枳壳 10g，郁金 10g，乌药 10g，焦三仙各 12g，柿蒂 15g，丹参 15g，炒枣仁 15g，节菖蒲 10g，炒薏苡仁 30g，合欢皮 15g，刘寄奴 12g，甘草 3g。10 剂，水煎服。

五诊：2011 年 5 月 11 日。服药期间胃痛症状未再发作，大便稀溏，日行 2～3 次。按上方加诃子 10g，芡实 12g 以涩肠止泻。10 剂，水煎服。

六诊：胃脘部无明显不适，大便已正常，日行 1 次，睡眠稍差。按上方去柿蒂、芡实，加宁心安神之远志 10g，另取天麻 10g 以镇静安神。10 剂，水煎服。

追访结果：其后坚持服药半年余，2011 年 11 月 30 日在河南省人民医院胃镜检查提示：慢性红斑性全胃炎、陈旧性出血性胃窦炎，十二指肠多发息肉。萎缩已痊愈。嘱患者继续服用香砂养胃丸，以巩固治疗。

按语：饮食不节、情志不遂是引起胃脘疼痛的主要原因，该患者胃病10余年，中焦脾胃气虚阳虚，今复因情志不畅、饮食不当，以致脾虚肝郁，症见胃脘部胀痛，稍食则甚，嗳气，双下肢浮肿（活动后尤甚），乏力，便溏等。舌质红，口唇干裂是气郁化火之象，故该患者辨为脾虚肝旺证，治宜健脾，疏肝。胃镜：慢性萎缩性胃炎伴肠上皮化生。症状、体征提示治疗应分为两方面：一则改善临床症状，缓解患者病痛；一则行气、活血、化瘀通络，治疗萎缩性胃炎。李老常常强调在治疗脾胃的同时应注意调理肝脏，肝脾同治，"脾宜健、胃宜和、肝宜疏"是李老脾胃病学术思想的高度总结。该患者首诊以香砂六君子汤合酸枣仁汤加减治之，香砂六君子汤健脾益气、和胃调中；酸枣仁汤养血安神、清热除烦；辅以厚朴、檀香、郁金、乌药行气疏肝；丹参活血化瘀；诃子收敛涩肠；远志交通心肾，安神定志；菖蒲开窍豁痰，醒神益智。

患者坚持该法治疗半年，诸症大减，慢性萎缩性胃炎转为红斑性胃炎。李老针对萎缩性胃炎提出的"脾易虚、胃易滞、肝易郁"的发病观点及针对该病病程中虚虚实实的复杂病理特点提出的"把握主证，详辨兼证，随证治之"的观点在本例患者诊治过程中得到了充分的体现。

2. 消化性溃疡（胃、十二指肠溃疡）

一般分为肝郁化火、脾胃虚寒、气滞血瘀三证。在治疗上应注意分清标本。一般新病多实或本虚标实。即局部气血壅滞疼痛为标实，脾胃阳虚，机体功能较弱为本虚。久病多为本虚和局部血瘀之实。同时应注意本病与肝脾的关系，肝郁可以导致脾胃虚弱；脾胃虚弱，湿阻气机，亦可导致肝郁。因此在各种证型的治疗中均需注意疏肝，理脾。肝气条达，则气血通畅。肝脾胃彼此功能调和，则营养物质运化无阻，身体机能旺盛，溃疡病灶自可愈合。

案 1

常某，女，32 岁。初诊日期：1993 年 3 月 6 日。

主诉：间断性胃脘疼痛 6 年余。

现病史：自述间断性胃脘疼痛 6 年余。长期交替服用复方胃友、乐得胃、雷尼替丁等西药，病情时轻时重。经多次胃镜、钡餐检查均提示为胃溃疡。现症：胃脘灼热疼痛，痛处拒按，时时连及两胁，嗳气，口干口苦，心烦急躁，嘈杂泛酸，面色萎黄，精神不振，大便干，色黑。舌体不胖，舌质暗，苔薄黄。脉弦细数。

中医诊断：胃痛（肝胃郁热，瘀血阻络证）。

西医诊断：胃溃疡。

治法：养阴清热，理气止痛，收敛生肌。

方药：李老经验清热愈溃汤加减。

沙参 15g，麦冬 12g，石斛 10g，白芍 15g，元胡 10g，香附 10g，知母 12g，竹茹 12g，甘松 10g，刘寄奴 12g，黄连 5g，吴茱萸 3g，白及 10g，黑地榆 12g，甘草 3g。9 剂，水煎服。

二诊：1993 年 3 月 16 日。胃脘灼痛，口干口苦，嗳气，心烦易怒大减，嘈杂泛酸、便干色黑消失，自感食欲不振。舌质暗红，苔薄白，脉弦数。上方去麦冬、黄连、吴茱萸，加山药 20g，陈皮 10g，茯苓 15g。15 剂，水煎服。

三诊：1993年4月2日。诸症消失，精神、纳食均好，二便正常。舌质淡红，苔薄白，脉弦。

方药：太子参15g，石斛10g，白芍15g，元胡10g，香附10g，知母12g，甘松10g，刘寄奴12g，白及10g，黑地榆12g，山药20g，茯苓12g，陈皮10g，桃仁10g，甘草3g。40剂，水煎服。

追访结果：8个月后追访，患者于4个月前钡餐复查，提示胃溃疡愈合。

按语：临证胃热痛者有湿热、燥热之分。湿热证者多见有口苦黏腻不欲饮，恶心欲呕，大便黏滞不爽，苔厚黄腻，脉多滑数，治以苦寒清热化湿；燥热证者多见口干苦欲饮，大便多燥结，舌红苔黄且干，脉多弦数，治以甘凉清热润燥。本案患者胃病日久，脾胃虚弱，复因情志不畅，肝气郁滞，久之化热，邪热犯胃，致肝胃郁热，故见胃脘灼热疼痛，嘈杂口苦，心烦易怒；肝失疏泄，气郁日久，胃络受阻，瘀血内停而见胃脘疼痛拒按，连及两胁；瘀伤脉络，血不循经，破络外逆，则大便色黑；舌质暗红，苔薄黄，脉弦数皆为郁热阻络之证，属燥热证且兼气血瘀滞。方中北沙参、麦冬、石斛、知母养阴益胃，生津润燥；白芍、甘草养阴柔肝，缓急止痛；香附、甘松疏肝开郁，止痛醒脾；延胡索、川芎、刘寄奴活血通络，散瘀止痛；黄连与竹茹同用善治胃热为李老临证经验；与吴茱萸为伍则为左金丸，以清肝泻火，开泄肝郁；白及、生地榆凉血收敛止血；诸药相配，共奏清解郁热，滋养阴液，通畅胃腑，化瘀通络之功。二诊时患者胃脘灼痛、口干口苦、嘈杂泛酸等症消失，为肝胃郁热已渐清除，胃津渐复之象，故去养阴之麦冬及辛开苦降、清泻胃火之左金丸，加山药、茯苓、陈皮以健脾和胃，俟脾胃强健、中气充足，则津液自升，内热自除。三诊时诸症消失，肝胃郁热已失，又去养阴之辽沙参、清胃热之竹茹，加太子参、桃仁以增健脾益气、活瘀通络之功，从本论治而收功。

案2

王某，女，62岁，工人。初诊：1992年5月5日。

主诉：胃脘疼痛3年余，伴柏油样便3天。

现病史：患者于3年前无明显诱因出现胃痛，经常发作，痛如刀割，食已则疼痛更甚，经某医院检查有慢性胃炎、胃溃疡，用西药对症治疗，病情时轻时重，遂来求治。现症：形体偏瘦，面色不华，神疲懒言，胃脘痛如刀割，食后则疼痛更甚，伴有呕吐酸水，头昏，肢冷，四肢欠温，近3日大便黑色，状如柏油。舌质淡，有瘀点，舌苔黄厚，脉细涩。

中医诊断：胃痛（胃络瘀阻证）。

西医诊断：胃溃疡。

治法：活血化瘀，行气止痛，凉血止血。

方药：李老经验方愈疡活血汤加减。

当归10g，生地12g，白芍15g，赤芍10g，桃仁10g，丹参20g，川楝子10g，元胡10g，阿胶12g，侧柏炭12g，地榆炭12g，甘草3g。5剂，水煎服。

医嘱：注意饮食，忌食辛辣油腻及难消化之物。

二诊：1992年5月10日。胃痛减轻，黑便已止。由于胃痛日久，迁延不愈，损耗元气，致使中气不足，运化无力，出现面色不华，神疲懒言，头昏，肢冷，四肢欠温等气血亏虚之象，故改方选八珍汤加减以气血双补。

黄芪 20g，党参 10g，白术 10g，茯苓 15g，当归 10g，生地 15g，白芍 15g，赤芍 10g，川芎 10g，丹参 20g，元胡 10g，香附 10g，砂仁 10g，阿胶 10g，甘草 6g。5 剂，水煎服。

三诊：1992 年 5 月 16 日。胃痛渐止，大便转黄，纳谷正常，头昏，神疲，畏寒肢冷均减轻。但胃气尚不足，故去理气之品，加山药，易生甘草为炙甘草以增强健脾益气之力。

黄芪 20g，党参 10g，白术 10g，茯苓 15g，当归 12g，白芍 15g，丹参 20g，山药 20g，阿胶 10g，川芎 10g，炙甘草 6g。5 剂，水煎服。

四诊：1992 年 5 月 22 日。头昏、肢冷明显减轻，舌质淡红，苔薄白，脉细。仍稍感虚弱，故用益气补血之人参健脾丸、当归补血膏等中成药以调理善后，巩固疗效。人参健脾丸，每服 2 丸，每日 2 次。当归补血膏，每次 2 匙，每日 2 次。继服半月。

半月后电话随访得知，服上药后，胃痛消失，大便色黄，纳谷正常，头昏，神疲，畏寒肢冷均消失。半年后随访，症状消失，未再复发。

按语：胃痛是由诸多因素致使胃腑"不通则痛"或"不荣则痛"，治疗重点在于通降、补虚。叶天士云："初为气结在经，久则血伤入络。"若寒凝、气滞、食积、痰湿等壅阻气机，使血行不畅，或气虚无力推动血行，皆可致胃络瘀阻，不通则痛。瘀阻胃络，血不循经，破络外溢则大便黑色，状如柏油。治宜活血化瘀，通络止痛，并视其不同兼证，配以散寒、行气、消食、化痰、补气、止血等法治之。由于本案患者胃痛日久且年老气弱，依据舌脉辨证为胃络瘀阻证，同时有郁久化热之象，方选愈病活血汤加减以活血化瘀、理气止痛为主，酌以生地、侧柏炭、地榆炭养阴清热，凉血止血；血瘀日久，新血不得速生而致血虚，故用阿胶补血养血等。待瘀血去，可根据病情予八珍汤加减以气血双补。三诊去理气之品加山药以顾护胃气，易甘草为炙甘草以增强健脾益气之力。纵观全方，药随证变，配伍恰当，效果显著。

案3

黄某，女，69岁，工人。初诊：1992年2月20日。

主诉：胃痛7日，黑便3日。

现病史：患者自述胃痛反复发作已逾10年，经中西医治疗，病情时轻时重。7日前胃脘出现疼痛，痛时喜暖喜按，口淡不渴，畏寒怯冷，3日前忽下黑便状如柏油，不欲饮食，脘腹胀满，大便溏薄，夜寐不安，形体消瘦，面色苍白，精神疲惫，体倦乏力，少气懒言，动则气短。舌质淡，苔薄白，脉细弱。

中医诊断：胃痛（脾胃虚寒证）；便血（脾不统血证）。

西医诊断：胃出血。

治法：健脾益气，温补脾胃，养血摄血，行气止痛。

方药：归脾汤加减。

黄芪30g，党参30g，白术10g，茯神15g，当归10g，龙眼肉10g，炒枣仁15g，灶心土30g，阿胶15g（烊化），元胡10g，乌药10g，黑地榆10g，升麻6g，炙甘草6g。5剂，水煎服。

医嘱：饮食有规律，勿食辛辣油腻生冷及不易消化食物；

调节情志。

二诊：1992 年 2 月 26 日。精神好转，大便见黄，胃痛转轻。诸症稍减，效不更方，继服 5 剂，水煎服。

三诊：1992 年 3 月 5 日。大便完全转黄，胃痛大减，精神饮食均佳，但脾胃气虚症状未愈，故予补中益气汤加减，以使清阳得升，元气内充。方药：补中益气汤加减。黄芪 20g，党参 20g，白术 10g，茯苓 15g，陈皮 10g，枳壳 10g，白扁豆 10g，山药 30g，升麻 6g，柴胡 6g，当归 10g，炒麦芽 10g，甘草 3g。15 剂，水煎服。

四诊：1992 年 3 月 26 日。胃痛已愈，饮食增加，大便正常。改服补中益气丸、归脾丸以调理善后。

半年后随访，症状未再复发。

按语： 本案患者胃痛日久不已，必损中气，以致脾胃虚寒，使胃失温养而致疼痛。《景岳全书·血证》"盖脾统血，脾气虚则不能收摄，因而脱陷妄行"，出现脾不统血之便血。治病必求于本，故方选归脾汤加减以健脾益气，养血摄血。《内科临证录》论归脾汤的应用时说："归脾汤为治气不摄血之主方，有引血归脾之功，凡血证之因于久病气虚者，无论内、妇……便血诸患，用之辄就取效。"其方中党参、黄芪益气健脾，统血摄血；当归、龙眼肉养营血，配党参、黄芪益气补血；茯神、炒枣仁养心安神；白术醒脾健脾；酌加灶心土温中收敛止血；阿胶滋阴养血止血；元胡、乌药理气和胃，散寒止痛；黑地榆凉血止血；升麻引清气上行，升举阳气；炙甘草补脾益气兼能调和诸药。此外，李老认为对于"不荣则痛"者，则当调补，标本兼顾，而不泥于"痛无补法"之说。

便血止后，仍见脾胃气虚尚未全复，再予补中益气汤加减及成药补中益气丸、归脾丸以调理善后，巩固疗效，以使脾气得健，气血生化有源，胃络得以温养而愈病。

3. 慢性肠炎

案 1

李某，男，57 岁。初诊：2011 年 7 月 20 日。

主诉：间断性泄泻 12 年余。

病史：患者于 12 年前因饮食不当出现泄泻，大便日行 7～8 次，甚者 10 余次，伴有下坠感，病情每因饮食不当或情志不畅而加重，望之面色萎黄，形体消瘦，平素易乏力，腹胀，频发口腔溃疡，纳眠可。舌质淡，舌边尖红，舌体胖大，苔白腻，脉弦滑。2011 年 5 月在河南省人民医院肠镜检查示慢性肠炎。

中医诊断：泄泻（脾虚肝旺证）。

西医诊断：1. 慢性肠炎；2. 肠易激综合征。

治法：健脾疏肝，渗湿止泻。

方药：白术 10g，茯苓 15g，陈皮 10g，半夏 10g，木香 6g，砂仁 10g，厚朴 10g，枳壳 10g，郁金 10g，乌药 10g，炒薏苡仁 30g，泽泻 15g，焦三仙各 12g，桔梗 10g，炒黄芩 10g，甘草 3g，生姜 10g。7 剂，水煎服。

医嘱：忌食辛辣、生冷、刺激性食物。

二诊：2011 年 7 月 27 日。服 3 剂药后口腔溃疡已痊愈，大便基本成形，日行 2 次，无下坠感，口干，双下肢酸困。按上方加黄芪 10g，泽泻改为 12g。7 剂，水煎服。

三诊：2011 年 8 月 5 日。服药期间因进食水果、牛肉汤等导致大便不成形，日行 2 ～ 3 次，余无不适。按上方去炒黄芩，加芡实 12g。7 剂，水煎服。

随访结果：坚持服药 3 月余，大便已成形，日行 1 次。

按语：泻泄之证，每因饮食不当或情志不畅而加重，系由土虚木乘，肝脾不和，脾受肝制，运化失常所致。《医方考》说："泄责之脾，痛责之肝，肝责之实，脾责之虚，脾虚肝实，故令痛泻。"本案患者病程持久，重时有大便日行 7 ～ 8次，甚者 10 余次，伴有下坠感，病情每因饮食不当或情志不畅而加重，且有舌边尖红，脉弦滑，此乃肝气不舒，横逆犯脾，脾失健运之证。泻泄迁延反复，由实转虚，脾阳虚衰，则见面色萎黄，形体消瘦，乏力，腹胀等症状。今李老以健脾疏肝，渗湿止泻为治疗法则。枳壳、乌药、郁金疏肝解郁，黄芪、白术、茯苓、半夏健脾化湿和胃，薏苡仁、泽泻、生姜化湿健脾止泻，再配合桔梗、炒黄芩除肝经之热、升提上焦之气。诸药相合，以达疏肝理气、渗湿止泻。久泻不止，久病及肾，命门火衰，后期当以兼顾脾肾为主，故加芡实以补肾收敛止泻。

案 2

陶某：男，郑州市人，干部。初诊：2013 年 3 月 21 日。

病史：2002 年 3 月因饮食不节，食生冷水果和饮酒后发病，腹痛，痛则腹泻，腹泻黏液脓血便，多至 3 ～ 4 次 / 日，西医肠镜检查诊断为溃疡性结肠炎。11 年来服用中西药物，时轻时重，近日因饮酒逐渐加重。身体感到疲倦畏寒，四肢乏力，面色萎黄，舌体胖大，边有齿痕，苔薄白，脉沉细。

中医诊断：痢疾（脾虚湿滞，脾肾阳虚证）。

西医诊断：溃疡性结肠炎。

治法：健脾利湿，温补脾肾。

方药：李老自拟经验方加减。

白术10g，茯苓15g，猪苓10g，泽泻15g，桂枝5g，炒苍术10g，川朴10g，木香6g，黄连6g，煨肉蔻10g，吴茱萸4g，五味子10g，地榆炭12g，秦皮10g，炒薏仁30g，乌药10g，炙甘草5g，生姜3片，红枣5枚为引。20剂，水煎服。

二诊：2013年4月9日。大便日2～3次，不成形，无黏液脓血便，腹痛及里急后重感减轻，仍感身体酸困无力。舌质淡，体胖大，苔薄白，脉沉细。原方去秦皮、地榆炭，继服20剂。

三诊：2013年5月7日。水样便日一次，腹痛及里急后重感基本消失，身体较以往感觉有力。但仍易疲劳，近日因饮酒，出现大便中伴有少量不消化食物。舌质淡，为脾气不足，中寒不运，纳化失常的表现。上方加太子参15g，20剂，增强健脾益气之功，助脾运化，温中和胃。

四诊：2013年5月29日。大便日一次，基本成形，余症消失。舌质淡红，体稍大，苔薄白，脉沉细。患者诸症消失，为脾虚得补，中阳得温，湿邪已去，久疾基本痊愈。以三诊方巩固治疗30剂，前20剂每日1剂，后10剂每2日1剂。四月后，随访无复发。

按语： 根据本案患者面色萎黄、舌质淡、舌体胖大、边有齿痕、脉沉细之象，辨证为脾虚湿滞，脾肾阳虚。根据该病临床表现，将其归属于"肠澼""肠风""脏毒"等范畴。

本案因患者过食生冷，饮食不节，过度饮酒损伤脾胃，又失于根治，导致反复下痢11年之久。依据病机，治宜健脾利湿，温补脾肾，以自拟经验方化裁治之。药用太子参、白术、苍术、茯苓、炒薏仁健脾益气化湿；木香、川朴、乌药理气燥湿止痛；桂枝、吴茱萸祛寒理气通阳；煨肉蔻、五味子涩肠止泻、温补肾阳；黄连、秦皮燥湿清热；泽泻利水渗湿；地榆炭凉血止血。本案治疗除用健脾利湿、理气收涩药物外，桂枝、吴茱萸以增强祛寒湿之功，诸药合用共奏健脾祛湿之功、温补脾肾之阳。

（四）肝胆疾病

1. 胁痛

案1

李某，男，30岁，工人。初诊日期：2005年6月21日。

主诉：间断性右胁肋疼痛3年，加重半月。

现病史：7年前体检时发现"丙肝"，由于没有症状，未予正规治疗。3年前无明显诱因觉右胁肋部疼痛，呈隐痛，到郑州市第三人民医院诊治，诊断为"丙肝"，后住院治疗15天，症状消失后出院。此后间断服用中西药物治疗，常因情绪及劳累间断性出现右胁肋疼痛。半月前又因情绪变化出现此症，且呈加重趋势。现症：右胁肋部隐痛，饮食、睡眠可，二便尚可。舌质暗红，体稍胖大，苔稍黄腻，脉弦细（20天前在郑州市第三人民医院查B超未见异常，肝功能：谷丙转氨酶：84U/L；谷草转氨酶：66U/L，余正常。丙肝抗体阳性）。

中医诊断：胁痛（肝郁血虚，内有郁热证）。

西医诊断：1. 肋间神经痛（怀疑）；2. 丙肝。

治法：疏肝健脾，养血清热。

方药：丹栀逍遥散加减。

当归 10g，白芍 12g，白术 10g，茯苓 15g，柴胡 6g，香附 10g，郁金 10g，川朴 10g，青皮 10g，丹皮 10g，炒栀子 10g，板蓝根 12g，莪术 12g，甘草 3g。14 剂，水煎服，日 1 剂。

医嘱：畅情志，清淡饮食，忌生冷、辛辣油腻之物，忌暴饮暴食，饥饱无常。

二诊日期：2005 年 7 月 16 日。感右肋部隐痛症状较前稍减，行走时隐痛症状稍明显。舌质暗红，体稍胖大，苔稍黄腻，脉弦细。上方去板蓝根、莪术，加川楝子 12g，元胡 10g，枳壳 10g 以疏肝泻热，活血止痛。14 剂，水煎服，日 1 剂。

三诊日期：2005 年 9 月 6 日。现仍觉右肋部隐痛，遇劳累或情绪变化时加重，但较前明显减轻，饮食、睡眠可，二便正常。舌质稍暗红，舌体正常，苔稍黄腻，脉弦滑。考虑患者病程较久，气血不足，故上方加太子参 12g，蒸首乌 18g，五味子 12g 以补气养血。其舌红，苔稍黄腻，脉弦滑，为湿热之象，加茵陈 15g 清利湿热。14 剂，水煎服，日 1 剂。

四诊日期：2005 年 10 月 8 日。右肋部隐痛基本消失，但遇劳累或情绪变化时仍可出现，饮食可，睡眠可，二便正常。舌质稍暗红，苔稍黄腻，脉弦滑。上方继服 21 剂，水煎服，日 1 剂。

五诊日期：2005 年 11 月 15 日。右胁肋部疼痛消失，食欲可，二便调。舌质稍红，苔薄白，脉弦。上方继服 21 剂，以巩固疗效。

治疗结果：右胁肋隐痛消失，纳食、睡眠可，二便正常。

按语： 肝（胆）脉布两胁，故胁肋部疼痛，多可从肝胆辨治，本案患者疼痛每因情绪刺激而加重，舌质暗红，说明肝经气血瘀滞，其疼痛性质为隐痛，且其劳累后疼痛亦加重，脉弦细，说明肝血不足；舌质偏红，苔偏黄，是郁滞日久化热之征；至此，治疗当以疏肝清热，养血活血。然其舌体偏大，苔偏腻，是内有脾湿，脾脏功能受损的表现，且丹皮、栀子等清热之品有伤脾之嫌，况又有"见肝之病，知当传脾，当先实脾"之名训，故患者虽脾虚证据不足，但健脾之品仍不可少，因此，用丹栀逍遥散加减，而取得了满意疗效。

案 2

李某，女，58 岁。初诊日期：2005 年 7 月 30 日。

主诉：胁部隐痛加重半年余，伴烦躁、失眠等症。

现病史：患者于 20 世纪 60 年代出现右胁痛，按压痛甚，时作时止。于 80 年代做 B 超检查诊为胆囊炎，胆结石。胃镜示：慢性浅表性胃炎。经过治疗，胆结石已排出，但右胁隐痛不止。于 2004 年 12 月胁部隐痛加重，夜间疼痛更甚，心烦急躁，失眠多梦较甚。现右胁隐痛不适，胆区有压痛，胃脘胀满不舒，心烦急躁易怒，失眠多梦，经常夜不能寐。舌体淡胖有齿痕，舌边、尖暗红，苔白稍腻，脉弦细数。

中医诊断：胁痛（肝脾失调，肝郁化热）。

西医诊断：慢性胆囊炎，慢性胃炎。

治法：疏肝健脾，清心安神。

方药：李老经验方脏躁方加减。

白术 10g，茯苓 15g，橘红 10g，旱半夏 10g，香附 10g，郁金 10g，小茴香 10g，乌药 10g，栀子 15g，莲子心 6g，龙齿 20g，夜交藤 20g，节菖蒲 10g，枳壳 10g，甘草 3g，川楝子 12g，元胡 10g，青皮 10g，厚朴 10g。15 剂，水煎服，日一剂。

医嘱：畅情志，戒郁怒；忌食辛辣食物。

二诊：2005 年 8 月 14 日。胁痛、烦躁失眠减轻，胃脘仍有胀痛不舒。舌体胖淡有齿痕，舌边尖暗红，苔白稍腻，脉弦细数。上方加金钱草 12g。15 剂，水煎服，日一剂。

三诊：2005 年 9 月 10 日。胁痛基本消失，偶有心烦急躁，睡眠好转，胃脘胀痛消失，二便正常。舌质淡，体略胖大，苔白，脉弦细。上方继服 15 剂。

随访 3 个月，胁痛未再发作，夜寐正常。

按语： 患者久病胁痛，乃肝脾失调所致。近半年来由于肝郁化热，故出现烦躁失眠较甚，夜不能寐。病属肝脾失调，肝郁化热。治当疏肝健脾，清心安神，用李老自拟脏躁方加味治之，方中白术、茯苓、橘红、旱半夏、节菖蒲、枳壳、甘草健脾祛湿和胃；香附、郁金、西茴、乌药疏肝理气；栀子、莲子心、龙齿、夜交藤清心安神；合金铃子散疏肝理气，清热止痛；加青皮疏肝，厚朴行气等。二诊胁痛、烦躁失眠减轻，方药对症，继用初诊方药疏肝健脾，清心安神治之，另加金钱草清热利胆。三诊虽胁痛、烦躁失眠基本消失，但仍需继续服药以巩固治疗。

2. 黄疸

黄某，男，43岁。初诊日期：2005年3月29日。

主诉：周身肌肤、小便黄已3月余。

现病史：1995年发现患有乙肝，平素每日少量饮酒。去年12月初出现腹胀、纳差、厌食油腻，周身困乏，至中旬全身出现黄疸，查总胆红素50μmol/L，谷丙转氨酶440U/L，谷草转氨酶350U/L；乙肝五项：HbsAg、HbeAb、HbcAb均阳性。诊断为慢性乙肝（活动期），入住郑州市某医院治疗50天，服用丹茵合剂及中药（茵陈、大黄、丹参等）、肝泰乐等药物效果不佳而出院。现腹胀以下午为甚，胸脘满闷，全身乏力，恶心，日进主食150g左右，厌油腻，小便黄，白睛、面色及肌肤黄染，腹部隆起。舌体稍胖大，舌质淡红、边有齿痕，苔稍黄腻，脉濡缓。腹部叩诊呈鼓音。

2005年3月16日实验室检查：总胆红素67μmol/L，直接胆红素41.3μmol/L，间接胆红素25.7μmol/L，谷丙转氨酶480U/L，谷草转氨酶：400U/L。

中医诊断：黄疸（阳黄，湿热黄疸、湿重于热）。

西医诊断：慢性乙型肝炎（活动期）。

治法：健脾和胃，化湿清热，理气退黄。

方药：茵陈五苓散加味。

茵陈12g，白术10g，茯苓15g，泽泻12g，桂枝6g，香附10g，郁金10g，厚朴10g，砂仁6g，广木香6g，焦三仙各15g，青皮10g，甘草3g。10剂，水煎服，日一剂。

嘱：卧床休息、饮食清淡，忌食辛辣生冷油腻及饮酒。

二诊：2005 年 4 月 10 日。腹胀基本消失，饮食增加，日食 500g 左右，周身较前有力，面色黄、小便黄减轻，舌体稍胖大，舌质淡红，苔稍黄腻，脉缓。2005 年 4 月 9 日肝功能化验结果：总胆红素 32μmol/L，直接胆红素 19.2μmol/L，间接胆红素 12.8μmol/L，谷丙转氨酶 125U/L、谷草转氨酶 97U/L。

二诊辨证论治：临床症状及肝功能化验均好转，说明脾气渐旺，胃气渐和，湿热渐化，去理气祛瘀之香附、青皮，加气阴双补之太子参 15g，益气而不过燥，藿香 10g 芳香以化中焦之湿。10 剂，水煎服，日一剂。

三诊：2005 年 4 月 20 日。诸症继减，身黄、小便黄已退，惟多食仍感腹胀，下午身感困乏。舌质正常，苔薄白，脉缓。2005 年 4 月 9 日肝功能化验：总胆红素 16μmol/L，直接胆红素 9.4μmol/L，间接胆红素 6.6μmol/L，谷丙转氨酶 35U/L，谷草转氨酶 33U/L。

三诊辨证论治：食多仍腹胀，下午身感困乏，脾虚仍未恢复，仍应以初诊方加减出入，黄疸已退可去茵陈。

处方：加味四君子汤。

党参 15g，白术 10g，茯苓 20g，泽泻 12g，郁金 12g，厚朴 10g，砂仁 6g，丹参 20g，青皮 10g，元胡 10g，甘草 3g。30 剂，水煎服，日一剂。

四诊：2005 年 5 月 21 日。诸症消失，饮食恢复病前食量，四肢有力，已恢复开车工作。肝功检查各项仍正常。舌质正常，苔薄白，脉象正常。2005 年 5 月 19 日肝功能化验结果：总胆红素 14μmol/L，直接胆红素 8.3μmol/L，间接胆红素 5.7μmol/L，谷丙转氨酶 25U/L，谷草转氨酶 23U/L。

四诊辨证论治：疾患已瘥，为防复发，以健脾益气和胃，疏肝理气通络之剂，日服半剂，以资巩固。

处方：四君子汤加味。

党参 15g，白术 10g，茯苓 15g，泽泻 12g，桂枝 5g，广木香 6g，砂仁 6g，厚朴 10g，元胡 10g，郁金 10g，甘草 3g。10 剂，水煎服，每日半剂。

黄疸等诸病症消失，肝功正常而病情稳定。

按语： 本例罹患黄疸已 3 月有余，经治效果不显，且因过服寒凉药物，脾阳受损，湿着留滞，胆液被阻，外溢肌肤而发黄，其色晦暗不华；湿困中宫，纳化失司，故脘闷腹胀，食少恶心，厌油腻，周身乏力。舌有齿痕，苔稍黄腻，脉弦滑，皆为阳黄湿胜于热之象，辨证属"阳黄湿盛于热"，病机为脾失运化，湿热阻于中焦，肝失疏泄，胆液外溢，下注膀胱。其发病因素主为湿邪，如《金匮要略·黄疸病脉证并治》"黄家所得，从湿得之"，治疗当遵"祛湿当以温药和之"及李老提出的"治湿当重健脾"的原则，药取白术健脾益气，使水湿不致停聚；桂枝辛温助阳，助膀胱气化，使气行则水行；又因黄疸的消失与小便的通利与否密切相关，小便利则湿得以下泄而黄自退，"诸病黄家，但利其小便"，故以茯苓、泽泻淡渗利湿，通利小便；茵陈、郁金清肝利胆退黄；香附、青皮、厚朴、广木香疏理气机；砂仁、焦三仙温通行滞，化湿和胃；甘草调和诸药。诸药为伍，共为健脾温中、祛湿清热、利胆退黄之剂。诸症消失，肝功检查各项指标正常而痊愈，为防复发，终以健脾益气和胃，疏肝理气通络之剂以资巩固。

3. 肝硬化

杨某，男，44 岁，干部。初诊：2011 年 9 月 1 日。

主诉：腹胀大 3 月余，加重 1 周。

现病史：3 个月前患者因劳累后出现腹胀，纳差，身倦乏力，无恶心呕吐等，服吗丁啉后不见效，卧床休息后稍缓解，故未重视，直到 2011 年 8 月 23 日于市六院查乙肝五项提示"HBsAG、HBeAG、抗 –HBC"均阳性，彩超示肝硬化、中等量腹水（64mm）、脾大，肝功能示 ALB：30g/L，TBIL：201.2μmol/L，CHE：2078U/L，AFP：70.18ng/mL，低钠低氯，立即住院，给予保肝利尿、退黄等常规治疗后，腹胀减轻，但仍纳差、乏力，为求中医中药治疗，遂至李老门诊诊治。现症：腹胀，纳差，乏力，面色暗黄，巩膜黄染，小便黄，大便正常，日 1～2 次，眠差，舌体稍胖大，舌边尖红，苔黄稍厚腻，脉弦滑。

中医诊断：鼓胀（湿热内蕴）。

西医诊断：乙肝后肝硬化（失代偿期）。

治法：健脾祛湿，清热利湿，活血通瘀。

方药：茵陈五苓散加减。

茵陈 10g，焦栀子 10g，白术 10g，茯苓 15g，桂枝 5g，生薏仁 30g，陈皮 10g，炒山药 15g，香附 10g，砂仁 10g，厚朴 10g，枳壳 10g，桂枝 6g，柴胡 6g，郁金 10g，乌药 10g，丹参 15g，焦三仙各 12g，甘草 3g，生姜 3 片为引。25 剂，水煎服，日 1 剂。

医嘱：慎起居，勿过劳，合理饮食，畅情志。

二诊：2011年9月27日。服上药后，纳食好转，仍腹胀，乏力，小便黄，舌质红，苔白厚，体稍胖大，脉弦滑。9月21日复查彩超提示肝硬化、腹水（43mm），脾稍大，肝功示ALT：136U/L，AST：72U/L，ALP：230U/L，CHE：1568 U/L，TBIL：244.7μmol/l，ALB：28g/L。

处方：黄芪15g，白术10g，茯苓15g，陈皮10g，半夏10g，木香6g，砂仁10g，生薏苡仁30g，泽泻10g，桂枝5g，丹参15g，焦三仙各12g，茵陈10g，焦栀子10g，赤芍15g，莪术10g，大黄6g，甘草3g，生姜3片为引。20剂，水煎服，日1剂。

三诊：2011年10月19日。服上药后，精神明显改善，腹胀减轻，身感较前有力，时感右胁隐痛不适，舌苔薄白稍腻。守上方去泽泻，加小茴香10g。20剂，水煎服，日1剂。

四诊：2011年11月15日。服上药后，诸症明显改善，面色好转，巩膜黄染减轻，稍有腹胀。守上方，加莱菔根15g。20剂，水煎服，日1剂。

医嘱：慎起居，勿劳累，增加蛋白质的摄入，保持心情舒畅。

五诊：2011年12月5日。服上药后，腹胀逐渐减轻，黄疸渐退，小便基本正常，仍感乏力，但较前明显好转，纳差，偶感右胁不适。12月3日复查肝功提示TBIL：45.9μmol/L，ALT：37U/L，AST：61U/L，ALB：25g/L，彩超示腹水约40mm。

黄芪15g，白术10g，茯苓15g，陈皮10g，半夏10g，木香6g，砂仁10g，厚朴10g，枳壳10g，柴胡6g，乌药10g，小茴香10g，焦三仙各12g，内金12g，萝卜种15g，生薏苡仁

30g，赤芍 15g，桂枝 5g，丹参 15g，茵陈 10g，焦栀子 10g，莪术 10g，大黄 6g，甘草 3g，生姜 3 片为引。20 剂，水煎服，日 1 剂。

医嘱：慎起居，勿劳累，增加蛋白质的摄入，保持心情舒畅。

六诊：2011 年 12 月 24 日复诊。服上药后，腹胀、黄疸等症基本消失，纳眠可，舌质淡，苔薄白，脉弦稍细。守上方去莱菔根，加山萸肉 15g。15 剂，水煎服，日 1 剂。

医嘱：慎起居，勿劳累，可适当停中药，定期复查。

治疗结果：2012 年 5 月 27 日于郑州市第六人民医院复查肝功提示 TBIL：17.6μmol/L，ALT：35U/L，AST：42U/L，ALB：67.8g/L，彩超示腹水消失，肝实质弥漫性改变，脾稍厚。

按语： 李老认为，鼓胀不论何种病因或他病转化而成，最终殊途同归，均导致肝、脾、肾三脏彼此功能失调，形成气滞、血瘀、水停。临床证型多种，水湿阻滞气机可随脾阳盛衰、年龄体质、用药过于寒热等原因转化为寒湿困脾或湿热蕴结证。鼓胀气滞湿阻证，多为初次腹水，患者正气未衰，预后良好；若湿从寒化，寒湿困脾，治疗当用通阳利水祛邪与扶正并用，预后良好；若湿热交错，阴阳互结，临床较为难治。本案症见腹胀、纳差、乏力、面色暗黄、巩膜黄染、小便黄、眠差、舌体胖大、舌边尖红、苔黄稍厚腻、脉弦滑，显为脾虚肝郁、湿热互结、血瘀浊水停于腹中证。治以茵陈五苓散加减，旨在健脾祛湿，清热利湿，活血通瘀。方中运用桂枝、生姜是李老的用药经验和特色，用辛温之桂枝以振奋脾阳助膀胱之气化，生姜走而不守以利水邪；化瘀是利水之关键，"血不利则为水"，加入丹参活血化瘀也是李老用药之玄机。李老指出：本案湿热互结，往往缠绵难愈，在治疗上非苦寒之药不能燥湿清热，但药量稍过则易损伤脾阳，使运化水湿之力更弱，则水湿更盛，因此在用药上要注意湿和热之偏盛，力保用药适当，防止偏弊。

4. 肝性脑病

常某，男，55岁。初诊时间：2006年5月27日。

主诉：时有昏迷2月余。

现病史：患者自诉有乙肝病史十余年，2006年3月在河南省级某医院被诊断为肝癌。2006年3月做介入治疗，效果尚可。之后经常出现肝昏迷。曾在河南省某医院住院治疗，出院后仍时发昏迷。现症：肝昏迷经常发生，神志时清时昧，神情恍惚，精神较差，肢体乏力，饮食、二便尚可，唾液多。舌质稍淡，舌体胖大，舌苔稍白腻，脉弦滑。

中医诊断：肝昏迷（肝脾失调证）。

西医诊断：肝性脑病。

治法：健脾祛湿，芳香透窍。

方药：白术10g，茯苓18g，橘红10g，旱半夏10g，郁金10g，节菖蒲10g，穿山甲10g，茵陈15g，生薏苡仁30g，莪术15g，鳖甲15g，白蔻仁10g，川朴10g，甘草3g。7剂，水煎服，日1剂。

另：苏合香丸6丸，每日2～3次，每次1丸，温水吞服。

二诊：2006年6月10日。服上药后，精神好转，口中流涎消失，虽时有昏迷，但昏迷时间较以前明显缩短。体倦乏力，二便尚可。舌质稍淡，舌体胖大，舌苔稍白腻，脉弦滑。

方药：李老经验香砂温中汤加减。

白术 10g，茯苓 15g，陈皮 10g，旱半夏 10g，香附 10g，砂仁 8g，小茴香 10g，乌药 10g，桂枝 6g，白芍 12g，鳖甲 15g，山甲 10g，茵陈 12g，白术 12g，山慈菇 7g，白花蛇舌草 15g，柴胡 5g，丹皮 10g。60 剂，水煎服，日 1 剂。

鳖甲煎丸，每服 6g，每日 2 次，温水吞服。

三诊：2006 年 8 月 12 日。肝昏迷减轻，意识好转，神志已清醒，大便每日 1～2 次。舌质淡红，舌体稍胖大，舌苔薄白，脉弦滑。二诊香砂温中汤加减方继服 30 剂。鳖甲煎丸，每服 6g，每日 2 次。

四诊：2006 年 9 月 23 日。服上药后，平时已不昏迷，大便稍干，每日 2 次，色黄，纳食尚可。用疏肝健脾，理气活血之法巩固治疗。

方药：当归 10g，白芍 12g，白术 10g，茯苓 15g，柴胡 6g，香附 10g，郁金 10g，节菖蒲 10g，莪术 12g，穿山甲 10g，山慈菇 8g，鳖甲 15g，白花蛇舌草 18g，桃仁 10g，甘草 3g。14 剂，水煎服，日 1 剂。

鳖甲煎丸，每服 6g，每日 2 次。以资巩固。

按语：李老治疗肝病有着丰富的经验，曾治疗多例肝昏迷病人。本例由肝癌引起的肝昏迷病人，经李老辨证，系由肝脾失调，肝郁脾虚，痰湿蒙蔽清窍所致。观其舌质稍淡，舌体胖大，舌苔稍白腻，脉弦滑，诊为脾虚。脾虚生湿酿痰，痰湿蒙蔽清窍，则发生肝昏迷，神志时清时昧，神情恍惚。治用健脾祛湿，芳香透窍之法，用李老经验方香砂温中汤合苏合香丸治之。方中白术、茯苓、橘红、旱半夏健脾祛湿化痰；白蔻仁、川朴化湿行气；郁金、节菖蒲芳香透窍；针对肝癌，用穿山甲、莪术、鳖甲、生苡仁活血散结溃坚；茵陈疏肝利湿除黄。本证因痰湿蒙蔽清窍，辨证属寒闭，而用温开法，服苏合香丸。方药对证，治疗收到良效，昏迷时间较以前明显缩短。二诊、三诊用健脾疏肝，化瘀软坚之法，香砂温中汤合鳖甲煎丸治疗扶正祛邪并用。四诊时因平时已不昏迷，而用疏肝健脾、理气活血之法，调整处方用逍遥散加味以巩固治疗而善后。

5. 内耳眩晕

案 1

李某，男，42 岁。初诊：1991 年 6 月 7 日。

主诉：眩晕半年余。

现病史：患者于 1990 年 11 月间突然出现眩晕，以后每 3 ~ 4 天发作一次，发作时头晕目眩，视物旋转，不能站立，不能睁目，伴有恶心呕吐，3 ~ 4 小时后逐渐好转。于当地县医院诊为梅尼埃病。经服西药镇静剂效果不显，且发作日渐频繁，至今年 5 月，每日发作 1 ~ 3 次，每次 1 小时左右。现症：眩晕欲仆，耳鸣如蝉，心烦易怒，少寐多梦，腰膝酸软，口苦。舌质红，苔薄，脉弦细。

中医诊断：眩晕（肝肾阴虚，阳亢风动证）。

西医诊断：梅尼埃病。

治法：育阴潜阳，平肝息风。

方药：李老经验方养阴息风汤加减。

蒸首乌 20g，牛膝 15g，白芍 15g，枸杞子 12g，泽泻 12g，茯苓 15g，龙胆草 10g，蝉蜕 9g，节菖蒲 10g，天麻 12g，细辛 5g，菊花 12g，灵磁石 30g，钩藤 15g，甘草 3g。9 剂，水煎服。

医嘱：注意休息。

二诊：1991 年 6 月 16 日。眩晕已平，耳鸣减轻，口苦得除，夜能安寐，但时觉心烦。舌苔薄黄，脉象缓和。患者服药 9 剂，疗效显著，肝阳得平，眩晕则止，诸证好转。耳鸣、心烦等症尚存，说明余邪犹在，当守方继用，以求痊愈。因其口苦已无，故上方去龙胆草，心烦未解，加炒栀子 9g 清热除烦，以巩固疗效。并忌服辛辣肥甘之品。

方药：蒸首乌 20g，牛膝 15g，白芍 15g，枸杞子 12g，泽泻 12g，茯苓 15g，蝉蜕 9g，节菖蒲 10g，天麻 12g，细辛 5g，菊花 12g，灵磁石 30g，钩藤 15g，炒栀子 9g，甘草 3g。26 剂，水煎服。

三诊：1991 年 7 月 20 日。精神、饮食、睡眠均好，心烦消失，无特殊不适，临床病获痊愈，然肝肾久虚不可骤撤其药，当继服杞菊地黄丸 1 个月以巩固疗效，防止复发。

按语：《素问·至真要大论》有云"诸风掉眩，皆属于肝"。《内经》中讲"无风不作眩"，张景岳提出"无虚不作眩"，朱丹溪认为"无痰不作眩"，另有"血瘀致眩"之说，基本概括了眩晕一证的主要病机。临床治疗，当抓住主症，明辨病机。本案患者肝肾阴虚，阴不制阳，肝阳偏亢，阳亢则风动，上扰清窍，发为眩晕。肝藏血，肾藏精，乙癸同源，相互影响，常常"虚则同虚"。本例患者久病体虚，阴虚无以制阳，肝阳上亢，终致虚风内动，诸症杂起，此为本虚标实之证。在治法上，当滋补肝肾，平肝潜阳，注重虚虚实实之理。方中蒸首乌、枸杞滋养肝肾，益精填髓；牛膝其性"走而能补，性善下行"，能补益肝肾，引火下行；天麻平肝息风，"为治风之神药"；菊花、磁石平肝降逆，聪耳明目；白芍养阴柔肝；龙胆草清肝火；节菖蒲通窍安神；蝉蜕入肝经，善于疏散肝经风热；细辛辛香走窜，引经通窍；钩藤清热解毒，助滋阴平肝之力；另外需注意的是，方中茯苓、泽泻的应用，健脾渗湿，为实脾以防亢逆之肝气相乘之意，足见李老遣方用药面面俱到，丝丝入扣，标本兼顾，方能疗效显著。

案 2

任某，女，50岁。初诊日期：2005年5月24日。

主诉：突发性眩晕9月余。

现病史：9个多月前无明显诱因突然出现眩晕，耳鸣，自觉天旋地转，不能站立，伴恶心、呕吐。经河南省人民医院检查，确诊为梅尼埃病。经静滴碳酸氢钠及口服天麻丸、眩晕停、舒乐安定、盐酸异丙嗪等药物半个月，病情减轻，但平时仍有头晕感。停服后月余，眩晕再度发作。两个月前开始发作频繁，约半月左右发作1次，每次发作均按上述方案治疗并卧床两天方可活动，近日服西药效果不理想。现症：眩晕，耳鸣，失眠多梦，胸脘痞闷，恶心欲吐，食少纳呆，口干苦，不欲饮，内心烦躁，面色潮红，精神不振。舌质红，苔白腻，舌体胖大，脉弦滑。

中医诊断：眩晕（脾虚痰阻，肝阳上亢证）。

西医诊断：梅尼埃病。

治法：健脾化痰，平肝潜阳。

方药：李老自拟方健脾清肝止旋汤。

白术 10g，茯苓 15g，泽泻 12g，郁金 12g，节菖蒲 10g，佛手 10g，广木香 10g，灵磁石 30g，菊花 12g，钩藤 15g，蝉蜕 10g，竹茹 10g，乌药 10g，天麻 10g，甘草 3g。10 剂，水煎服。

医嘱：忌食肥甘厚味，自我调节情绪。

二诊：2005 年 6 月 6 日。眩晕大减，耳鸣亦轻，恶心欲呕已除，且已思食。舌质红，舌体胖大，苔白腻，脉弦滑。上方加太子参 10g 以益气健脾助运。10 剂，水煎服。

三诊：2005 年 6 月 18 日。眩晕已平，耳鸣已失，食量复常，夜梦减少，入睡较慢。舌质淡红，苔薄白，舌体胖大，脉弦。

方药：太子参 10g，白术 10g，茯苓 15g，泽泻 12g，夜交藤 20g，节菖蒲 10g，合欢皮 15g，广木香 10g，灵磁石 20g，菊花 10g，蝉蜕 10g，天麻 10g，甘草 3g。10 剂，水煎服。

四诊：2005 年 6 月 29 日。患者一切复常，病已痊愈。继服香砂六君子丸以善后巩固，防止复发。

2006 年 3 月 11 日电话随访，知眩晕未作，睡眠尚可，心情不舒时入睡需 1 小时左右，因无其他不适，故未再服药。

按语： 梅尼埃病临床表现为反复突然发作的剧烈眩晕、听力减退及耳鸣，常伴有恶心、呕吐，当属中医的"眩晕"范畴。本例患者平素性情急躁，日久肝失条达，易引动风阳上扰头目而发眩晕；且素喜肥甘，损伤脾胃，使其健运失职，水湿内停，积聚成痰；肝风夹痰上扰清窍，清阳不升，清窍失养，故致眩晕。脾为生痰之源，诸风掉眩皆属于肝，主要病变脏腑在肝、脾，正如《丹溪心法·头眩》中说："头眩，痰夹气虚并火，治痰为主，夹补气药及降火药。无痰则不作眩，痰因火动。"故脾气亏虚宜补，健脾化痰以绝生痰之源；肝阳上盛宜泻，平肝清火以祛风止眩。据证施方，法当健脾化痰，平肝潜阳，药用白术、茯苓、泽泻健脾益气，兼以利湿；节菖蒲、竹茹清化痰热，和胃止呕；佛手、木香、乌药、郁金疏理肝脾，以使肝脾气机调畅，复其舒达、运转之机，气行湿化，痰饮无由可聚；灵磁石、菊花、钩藤、蝉蜕、天麻潜降肝阳，平肝息风，清利头目；甘草调和诸药，如此肝脾同调，标本兼顾，风、火、痰、虚共治而使病愈。

（五）疑难危重或罕见疾病

以下是以李老口述、徒弟记录，保持原汁原味的对十个罕见或疑难危重之病例的诊治案例，如疰夏、硫酸食道烧伤等，在李老行医几十年也很少见，且是初次遇到的，虽无治疗经验，但均在中医理论指导下，用中药挽救了患者的生命，或减轻了患者的痛苦。

昏迷、黄疸、鼓胀案

患者李某，男，近60岁，系河南省轻工业学院职工。

会诊时间1986年10月。会诊地点：省级某西医院。

主诉：神志昏迷3日。

现病史：患者患慢性肝炎多年，今年8月发现肝炎转为肝硬化，且合并腹水，故入院治疗，经医院多方治疗，病情日渐加重，出现黄疸，腹胀不适，近3日由昏睡转入肝昏迷。

大便 12 日未排，虽经灌肠亦未排便，近 2 日未排尿。病情危重，院方已下病危通知书，家属为求中医治疗，请李老前来会诊。经检查患者深度昏迷不醒，面色黄瘦，眼睑及全身呈深黄色，体温尚正常，血压 90/60mmHg，脉象滑数无力，经家属帮助见舌质偏红，舌苔黄腻。既往糖尿病、高血压多年，控制尚可。

李老谈诊治体会：病系中医鼓胀的湿热互结证，病情极为严重，当前危及生命的是肝昏迷，湿热互结大肠，因而迫及膀胱两天不能小便。先开一剂药，用鼻饲灌药，服药后如果 3 个小时左右，患者大小便能通，神志逐渐苏醒，还有可救之法，如大小便不通，则束手无法。

患者老伴听李老说病情危重，哭诉并请李老尽最大力量救治患者。李老说马上取药，急煎服药，如病有好转再联系李老。

中医诊断：1. 昏迷；2. 鼓胀（湿热互结证）。

西医诊断：1. 肝性脑病；2. 肝硬化合并腹水。

治法：逐瘀泄热，开窍醒神。

处方：茵陈桃仁承气汤。

桃仁 10g，大黄 10g，枳实 10g，厚朴 10g，芒硝 10g（后下），茵陈 12g。一剂急煎。

服药方法：鼻饲方法灌服，药液分两次，每次约 200mL，同时配服安宫牛黄丸，一次半丸，用温水将其融化，早晚各一次。

次日早晨电告午后服药后三个多小时，患者解出黑色硬便数块，相继也解了小便，晚上继服二煎和半丸安宫牛黄丸，患者半夜即略有知觉，次日早晨神志已逐渐清醒。医院派车邀请李老继续会诊。检查：患者言语不清，但理解力正常，已有知觉，可自行伸舌，见舌苔黄腻大部已退，舌质稍红，舌苔薄稍黄。脉象仍滑数无力。病人表示愿意喝点流食。

处方：茵陈四苓散加味。

白术 10g，茯苓 20g，猪苓 10g，泽泻 15g，茵陈 12g，香附 10g，郁金 10g，柴胡 6g，玉米须 20g，白蔻仁 10g，桃仁 10g，甘草 3g。1 剂，分 2 次缓服。

配合安宫牛黄丸 1 丸，分 2 次服。

服药 1 剂后，家属联系李老，患者病情逐渐好转，神志已清醒，可以言语，一日内可以进数次流食，小便正常。今日又排便一次，李老嘱咐，上方继续服用一周。

第三次会诊，患者精神好转，可在床上靠坐多时，饮食增加，一周内排便 2 次，已取掉鼻饲管，检查舌苔薄白，舌质淡红，舌体稍胖大。脉象和缓较前有力。眼及皮肤黄疸已有好转，腹部已不感胀满，腹水消失大半。

处方：茵陈五苓散加味。

白术 10g，茯苓 20g，猪苓 10g，泽泻 15g，桂枝 6g，茵陈 12g，香附 10g，郁金 10g，柴胡 5g，玉米须 20g，桃仁 10g，甘草 3g。7 剂。停服安宫牛黄丸。

第四次会诊，患者精神继续好转，可扶起坐床，语言正常，饮食增加，可食半流质食物。检查巩膜、面色、皮肤黄疸基本消失，腹部柔软，腹水消退，小便正常，色不黄。大便 2 日 1 次。舌质淡红，舌苔薄白，舌体稍胖大，脉细和缓有力。

处方：逍遥散加味。

当归 10g，白芍 12g，白术 10g，茯苓 15g，柴胡 5g，香附 10g，郁金 10g，砂仁 8g，鳖甲 15g，青皮 10g，茵陈 8g，太子参 15g，泽泻 12g，甘草 3g。

后家属联系李老，上方连服近一个月，现患者黄疸、腹水彻底消失，未再复发，饮食、大小便、精神恢复，可在室内外活动。

此患者痊愈后，追访其又存活了七年，肝病未复发，后听说因患急性心肌梗死病故在原医院。

李老谈诊治该病的体会：该患者系鼓胀湿热互结证，而致大小便长时间不解，湿热蒙蔽清窍，而致的肝昏迷。辨证治疗上根据疾病的演化共分四步：

第一步：急则治其标，以荡涤热结，理气活血，清热透窍而急救，方用茵陈桃仁承气汤配服安宫牛黄丸，二便通，湿热自可外除。

第二步：服药一剂后，大小便已通，患者逐渐清醒，不能再服茵陈桃核承气汤，但据脉证，余热未净，黄疸腹水如故，用健脾利水，疏肝理气之茵陈四苓散加味，继服安宫牛黄丸，以进一步清热利湿，凉开透窍，湿热祛则黄疸可退。

第三步：见患者神志清醒，腹水、黄疸大有好转，舌诊、脉诊热象已除，停服安宫牛黄丸，照上方改用茵陈五苓散加味，因余热未净二诊未用桂枝，现患者热退湿存，且有腹满食少故加桂枝，即五苓散加味，以温中健脾助膀胱之气化而退黄利水。

第四步：见患者腹水、黄疸消失，脾之运化功能正在恢复，但热久损伤肝阴，用疏肝健脾，理气活血的治法以善后治疗。

昏迷、黄疸案

患者系本学院干部李某母亲，76 岁，1975 年秋，某天下午，李老获悉，李某母亲住进某省级西医院，病情较重，因李某是本院同志又是好友，李老到病房探视李母。李某介绍，据院方诊断，母亲的病情是暴发性肝衰竭，全身黄疸且有腹水，已昏迷 2 日，不能进食，小便失禁。现住院治疗已近一周，未见好转，且病情加重，医院已下病危通知书，让准备后事。

李老说："我深知李同志是个孝子，其幼年丧父，是母亲一个人把他拉扯大，在家庭非常困难的情况下供其上学，参加工作，当上干部。为报母恩，将母亲接到身边，照顾无微不至，深得我的敬佩"。李老对此进行了安慰而告别，李同志一直送李老从四楼病房到一楼大厅，眼含热泪对李老说："振华，你也是医生，不能想想办法，救救我母亲吗？"救母亲的心情和祈求的语气，深深感动了李老，同意尝试为其诊病。患者脉象洪数，舌苔薄黄，舌质红。全身发黄，并有少量腹水。

中医诊断：昏迷；鼓胀；阳黄（热重于湿）。

西医诊断：肝性脑病；暴发性肝衰竭；急性黄疸合并腹水。

治法：凉血解毒，清热透窍。

方药：犀角散加减。

犀角 9g（水牛角代），黄连 9g，金银花 15g，板蓝根 30g，栀子 9g，茵陈 30g，丹皮 9g，玄参 15g，郁金 9g，节菖蒲 10g，甘草 3g。1 剂，急煎，鼻饲方法灌服。

同时配服安宫牛黄丸 1 丸。且嘱咐若其母明早能苏醒过来，则有救。

次日早上八点多，李同志来电说，母亲已经苏醒，医院院长和他也是好友，来病房看视，大为惊奇。其后李老继续进行治疗，先服健脾疏肝，清热利湿的茵陈四苓散。一周后，等腹水、黄疸基本消失，即服舒肝理脾和胃之加味逍遥散，治疗一个月而痊愈。病愈后追访，李母又存活了十余年，本病未再复发。

李老谈诊治该病的体会：本案属于西医暴发性肝衰竭，中医虽无此病名，但根据其症状属于"黄疸"的"急黄"范畴。以其发烧、黄疸色如橘柚，腹水，肝昏迷等，其病理根本在于湿热过盛，积聚中焦，尤其内热过盛，热则病进，故其病发展迅速，症状明显，属于黄疸病最严重之证，如失于一时之治疗，便会出现生命危候。根据湿热已进入血分必须用凉血解毒，清热透窍之药。方以犀角地黄汤加减，犀角用水牛角代替，水牛角不但清热凉血还有兼透的功效，丹皮凉血泻血中伏火，玄参配黄连、金银花、板蓝根除清热解毒外，还有透热转气的作用，配以栀子、茵陈利湿退黄，郁金、节菖蒲开窍醒神，甘草调和诸药。配以安宫牛黄丸以凉开透窍，苏醒后停服安宫牛黄丸，服上方一周后等腹水、黄疸基本消失。由于本病属于急性疑难之证，损伤肝脾较重，故改用疏肝理脾和胃之品，调理月余而痊愈。

痿证案

孟某，男，35 岁。初诊：1978 年 8 月。

主诉：发作性四肢活动障碍 10 年余。

病史：1968 年 3 月，患者无明显诱因突然出现两腿发软而跪倒，不能行走，短时即恢复正常，当时未引起重视，亦未进行诊治，2 年后上述症状再发，伴两上肢亦出现发软无力，发作时间较上次延长，约数小时才恢复正常。此后发作频繁，从 1970～1976 年，每月发作 2～3 次，发作时间多在早晨将起床时，发作后四肢无力，穿衣困难，1 天左右逐渐恢复，不发作时，两腿亦发软，行走无力，不能跑步。西医诊断：周期性瘫痪。多处求治，效果不佳，慕名而来求诊。

现症：上述症状每月发作 3～4 次，发作时四肢瘫软，不能下床活动，一般需 3～5 天才能下床行走。不发作期间，四肢无力，精神疲惫，呼吸气短，畏风怕冷，食欲欠佳，大便常年溏泄，一日 3～4 次。面色萎黄，呈慢性病面容，舌苔薄白，舌质淡，舌体胖大，脉象无力。

中医诊断：痿证（肺脾气虚证）。

西医诊断：周期性瘫痪。

治法：益气健脾，活血通络。

方药：十全大补汤加减。

黄芪 30g，党参 15g，白术 10g，茯苓 15g，当归 12g，川芎 9g，白芍 12g，桂枝 6g，丹参 24g，鸡血藤 30g，川牛膝 15g，川木瓜 21g，地龙 15g，甘草 6g。

30 剂，水煎服，日 1 剂，2 次服。

二诊：服药后，患者诉在刚服药的前几天发作了两次，后再未发作，饮食较前有增加，大便成形，日 1～2 次，精神较前好转，怕冷亦减轻，李老诉，效不更方，上方改党参为白干参，加强补肺脾之效。

三诊：患者先后共服药 110 剂，到 1979 年 10 月，仅发作了一次，而且症状很轻，只出现短时四肢乏力，现已停药三个多月未见发作。自感四肢有力，在部队经常参加体力劳动，畏风怕冷现象亦消失，饮食正常，大便成形，日 1 次，体重较服药前增加了六公斤，面部红润，舌脉正常，嘱服十全大补丸，以资巩固效果。追访多年未见复发。

李老谈诊治该病的体会：痿证是指肢体筋脉弛缓、软弱无力，日久因不能随意运动而致肌肉萎缩的一种病证。本案患者虽然没有肌肉萎缩之证，但发病多年，而且病情逐渐加重，虽多方治疗效果不显。痿证之治疗在《黄帝内经》就有"治痿者独取阳明"。独取阳明就是为补益后天之意。患者食欲欠佳、精神疲惫、大便常年溏泄为脾胃虚弱之候，而脾胃为后天之本，气血生化之源，脾胃虚弱，气血生化乏源，无以濡养五脏，以致不能充养筋脉四肢，故出现四肢无力时瘫软。且脾为土，肺为金，脾虚日久，土不生金，脾胃虚弱输送给肺之气血津液不足，使肺气亦虚，故出现呼吸气短，畏风怕冷，面色萎黄。再据舌苔薄白，舌质淡，舌体胖大，脉象无力。故辨本病为肺脾气虚，生化源亏，气血不足，筋脉失养所致。方用十全大补汤治疗，以黄芪、党参、白术、茯苓补肺脾之气，运化复常，资生气血，当归、川芎、白芍、丹参活血补血，配以鸡血藤、川牛膝、川木瓜、地龙通经活络，桂枝温通经络，甘草调和诸药。终使十多年之顽疾得愈。

顽固型头痛案

周某，男，65 岁，台北市人。初诊日期：1999 年 4 月。

主诉：头痛 30 年余。

病史：患者在 30 多年前因头部遭机械撞伤，出现头痛，多年来四处求方医治，先后到过北京、上海等地大医院诊治，药物不详，均不见好转。周某的弟弟系河南省三门峡市一合资企业经理，一个偶然的机会，得知李老治愈不少疑难重病，忙告知哥哥，周某闻听大喜，专程从台湾来郑州求李老诊治。

现症：头痛，疼痛部位为左额头发际处，固定不移，上午轻，下午重，如遇感冒受凉或情绪不愉快时疼痛更甚，纳食可，二便正常，尚能做一般工作。舌质紫暗，舌体不胖大，舌苔薄白。脉象沉细涩。

诊断：头痛（血瘀证）。

治法：活血化瘀，理气通络。

方药：通窍活血汤化裁加减。

蒸首乌 15g，赤芍 15g，山萸肉 15g，枸杞子 15g，丹皮 10g，川芎 10g，郁金 10g，节菖蒲 10g，白芷 10g，羌活 10g，天麻 10g，细辛 5g，桃仁 10g，红花 10g，香附 12g，麝香 0.1g，（冲服），穿山甲 10g，土鳖虫 10g，甘草 3g。葱白 3 寸，黄酒一两为引。

医嘱：避免情绪不愉快和防止受凉。头痛日久，须长期坚持服药。因须回台湾治疗，取药 90 剂。日 1 剂分 2 次服，水煎服。

二诊：患者诉服药到 20 剂以后，疼痛逐渐减轻，自觉三十多年来头部没有如此轻松过，遇凉天气疼痛也没有以前剧烈，自觉明显减轻，李老说"治慢性病要有坚有守"上方去麝香，稍做加减继续服药。

三诊：患者头痛基本消失，偶有疼痛，遇寒凉疼痛不显，上方稍做加减继续服药 70 剂以巩固效果。

患者前后三次专程来郑州请李老诊治，250 天从未间断服药，头痛彻底治愈，没有复发。两年后患者专程从台湾到郑州对李老表示感谢。

李老谈诊治该病的体会：头痛为临床常见的自觉症状，可单独出现也可出现于多种慢性疾病之中。但因外伤 30 多年之头痛，在临床中尚属罕见。根据患者有外伤史，头痛部位固定不移，舌质紫暗，脉象沉细涩。紧抓主证，诊断为血瘀证，特别是局部脉络瘀滞。以活血化瘀，理气通络法治疗，方用清代名医王清任的通窍活血汤化裁治疗。王清任拟定了多个逐瘀方剂，通窍活血汤是以治疗头面血瘀而设。本案患者头部外伤，瘀血内停，脉络不通，故头痛经久不愈，以赤芍、川芎、红花、桃仁、丹皮活血化瘀，配以开窍通阳的麝香、葱白、黄酒温通经脉，羌活、细辛、白芷、郁金、节菖蒲理气透窍，温经止痛。脑为髓海，其主在肾，加蒸首乌、山萸肉、枸杞子、天麻益肾平肝。头痛日久，用穿山甲、土鳖虫搜风剔骨。香附理气行血，甘草调和诸药。故多年之痼疾痊愈。

李老讲，本病能取得痊愈，除了辨证准确，用药配伍得当外，患者密切配合也很重要，服药两百多剂，从不懈怠，从不间断，实在难得。李老常讲："治急性病要有胆有识，治慢性病要有方有守。"也就是说治急性病医生要诊断正确，用药合理，敢于用药，抓紧治疗。治慢性病有方是诊断正确、用药合理，有守就是不轻易大变处方，坚持长期吃药，才能收到满意的效果。

食道烧碱损伤案

刘某，女，23岁。王某，女，19岁。初诊日期：1974年4月。

主诉：吞咽困难3月余。

现病史：刘某与王某（两人为姑嫂关系）3个月前因误服硫酸，引起食道溃破，大出血，刘某出血约150mL，体温39℃，王某出血约100mL，体温尚正常，经医院多方救治，用止血、消炎药物及补液治疗，血止。治疗六天后出院，然仍有吞咽困难，均仅能进食流质食物。后赴某省级医院找著名外科专家诊治，经X线片检查，诊断为食道狭窄，必须手术治疗。姑嫂均惧怕手术，拒绝手术治疗。后经河南中医学院学生时某介绍，找到李老诊治。现症：头晕，吞咽困难，不能吃固体食物，食欲差，口干，体倦无力。刘某重王某轻。X线检查：刘某食道黏膜破损约2.5cm，王某约2cm，均为收缩功能差。二者均舌质红，舌苔黄少津，脉象弦细。

诊断：食道烧伤，食道狭窄（热毒内炽，损伤津血证）。

治法：滋阴清热，活血通络。

方药：自拟养阴益胃汤。

辽沙参21g，麦冬15g，石斛15g，生白芍21g，葛根15g，丹参24g，丹皮10g，生地15g，当归12g，枳壳10g，花粉12g，茯苓15g，甘草3g。3剂，水煎服。

二诊：两患者服药后，同来复诊，刘某较前吞咽顺利，可以吃面条，但须喝水冲下，其他症状均减轻，王某好得较快，自述可以吃油条，上方加桃仁10g，二人继服8剂。

三诊：服药一周后，姑嫂复诊，刘某可以吃少量馒头，王某已经可以吃馒头，效不更方，继服。

四诊：刘某守上方连服12剂，现已可以正常吃饭，吃馒头不须喝水助下，诸症消失，痊愈，但早上口稍干。王某已痊愈，无任何不适感。检查：钡餐透视二人食道黏膜均恢复，收缩功能正常。刘某舌苔薄白，舌质稍红，脉沉细，照上方加牛蒡子10g，知母12g，再服10剂，巩固疗效。追访7年，姑嫂二人至今健康。

李老谈治疗此病体会：本案病例在中医著作里未见有记载，更没有治疗经验可借鉴，但在中医理论指导下，辨证分析，患者是由外邪——硫酸入侵而致病。硫酸为强酸性化工品，具有强烈的腐蚀性和氧化性，属中医的热毒。热毒内侵，食道黏膜严重破损后形成瘢痕，气血瘀滞不通，出现吞咽困难，不能食固体食物，热灼伤阴可见口干，食道损伤后导致胃功能降低，故见头晕，食欲差，体倦乏力等证，再据舌质红，舌苔黄少津，脉象弦细，系热毒内炽，损伤津血而致病。治疗以滋阴清热，活血通络为法，方用自拟的养阴益胃汤治疗。辽沙参、麦冬、石斛、生白芍、葛根滋阴清热，益气生津，丹皮、生地清热凉血生津，活血化瘀，丹参、当归活血祛瘀，消除瘢痕，枳壳理气行气，使气行则血行，花粉清热生津止渴，茯苓利水渗湿，消除水肿，甘草调和诸药。先后服药二十余剂而获痊愈。

本病不仅是疑难之病，也是少见之病，李老说在其临床七十多年中也仅见这两个病例，但其治疗思路，治法方法值得我们细心玩味。李老常说"方有别，医无界"。通过这两个病例说明，对一些我们没有治疗过的疾病甚至没有见过的疾病在中医理论的指导下大胆的尝试，可能会有意想不到的效果。

脑外伤案

李某，男，35岁。

主诉：头晕头疼2月余。

病史：患者系郑州某建筑公司一名技术员。1992年的一天，在高空作业时，不慎从脚手架跌下，导致脑部外伤，患者出现剧烈头痛，急送至某省级医院治疗，诊断为颅内出血，给予开颅手术，症状好转后出院。出院后2个月，患者再次出现剧烈头痛，至医院检查：颅内又形成一血块，院方顾忌患者生命，认为不宜再做手术，建议回家休养治疗。患者因终日头痛、头晕，生活不能自理，婚姻状况亦陷入困境，其妻意欲提出离婚，后患者公司经理得知李老医术精湛、医德高尚，于是亲自登门拜访，恳求李老给属下诊治，李老听了公司经理的陈述和恳求，既对李某深表同情，又对该公司经理如此关爱下属而感动，当下答应，尽其全力为李某诊治。

初诊：公司派车送患者到李老家诊治，由工友背着患者到李老三楼的家中诊治。症见头部疼痛，眩晕，舌质暗红，舌苔薄白，脉弦而涩。

诊断：颅内伤（气滞血瘀，堵塞血脉证）。

治法：活血化瘀，理气透窍。

方药：通窍活血汤化裁。

248

蒸首乌 18g，当归 15g，川芎 10g，赤芍 15g，丹皮 10g，香附 12g，秦艽 10g，白芷 10g，桃仁 10g，郁金 10g，红花 10g，节菖蒲 10g，穿山甲 10g，天麻 10g，细辛 5g，麝香 0.1g（冲服），葱白三寸（后下），甘草 3g。7 剂，水煎服。

二诊：公司派车，上楼时李某由工友搀扶，步行上楼，李老见患者药到病轻，又经细细诊查，将上方麝香一药减去，照上方继续服用。

三诊：李某服药 10 剂，病症大为减轻好转，此次竟能坐工友的自行车来家诊治，经李老诊断，上方加黄芪30g。10 剂，水煎服。

两个多月后，奇迹出现了，李某不仅诸证痊愈，且能上班了，公司领导及其工友都为李某病愈而高兴，其妻也不再提及离婚之事。李老高超的医术不仅解除了患者病痛之苦，而且拯救了一个即将破碎的家庭。为此公司工会特送李老一面锦旗，上写"医术高超，华佗在世"。后随访，患者近 20 年来一切正常，从未复发。

李老谈诊治该病的体会：上医医国，中医医人，下医医病。一个医者不但要医术精湛，还要有高尚的医德，想患者所想，急患者所急。本案患者的实际情况特殊，如果病治不好，一个完整的家庭就没有了。患者是外伤后引起颅脑出血，虽行开颅手术，但术后两个月后又有血块形成。根据患者有外伤史，诊为气滞血瘀，堵塞血脉。气血瘀滞成块而头疼剧烈，舌质暗红，舌苔薄白，脉弦而涩俱为血瘀之象。以活血化瘀，理气透窍为法治疗，方以清代名医王清任为治疗瘀阻头面的头晕头疼等证而设的通窍活血汤为基础方加减治疗。

药用川芎、赤芍、桃仁、红花、丹皮活血化瘀，消散血块。秦艽、穿山甲、天麻活血通络，祛瘀止痛，香附行血中之气，疏肝理气，白芷、细辛、麝香、葱白为辛温发散，开窍通阳之品，为本方之重点，再配郁金、节菖蒲进一步理气活血，开窍醒神，通阳止痛，蒸首乌补肾通脑，甘草调和诸药。服药后症状减轻去麝香，后又加黄芪补气扶正而得痊愈。

疰夏案两则

案1　王某，女，31岁。职业：军医。初诊：1974年8月。

病史：1974年8月初的一天，患者户外劳动时，突感头晕头疼，全身发热，测体温39℃，但全身无汗出，随之回屋休息，请医生来检查时，症状消失，体温正常，未服药症状自除。后又因户外活动，体温再次突然上升，回阴凉地方休息后，体温又骤然下降。体温恢复正常后，伴随头昏头沉，四肢无力，纳差，食之无味，严重时干呕恶心，服西药无明显疗效。此种病情，实属罕见。于1974年8月中旬，来求诊。

症见：每到户外活动即体温升高，已有10天余，全身无汗，四肢无力，纳差，时感头昏头沉，舌苔白腻，脉象濡缓。

诊断：疰夏（外感寒湿，湿浊束表证）。

治法：辛温透表，芳香燥湿。

处方：藿香正气散与九味羌活汤化裁。

藿香10g，砂仁8g，陈皮10g，半夏10g，羌活10g，白芷10g，苍术10g，紫苏10g，独活10g，川芎10g，前胡10g，甘草3g，生姜5片。

服药6剂，症状完全消失，再到户外活动，体温正常，全身可见汗出。

案2　张某，女，44岁，职业：干部。初诊：1978年5月初。

病史：患者每到夏季5月以后，即出现头疼头晕，户外活动后体温上升，一般在38℃左右，伏天可到39℃。休息后恢复正常。伏天以后，因天气炎热，患者整日头晕、恶心不能上班，需每日在室内地板上铺上凉席休息，严重时恶心呕吐不食，靠输液以维持营养，此病已11年余，曾到北京、上海等地治疗无效。

1978年入夏，旧病复发，终日不得安宁。一日偶得一友信息，河南中医学院李院长曾在许昌治愈过一例此病，患者喜出望外，立即打听李老住所，前来求诊。症见患者精神萎靡，面色泛白，舌苔白腻，舌苔胖大边有齿痕，脉象沉滑。

诊断：疰夏（肺脾气虚，湿浊束表证）

治法：芳香化浊，温中通络。

处方：藿香10g，厚朴10g，半夏10g，桔梗10g，羌活10g，白芷10g，佛手10g，郁金10g，节菖蒲10g，桂枝3g，前胡10g，茯苓18g，甘草3g。

二诊：服药十余剂后，虽值天气炎热，但诸症大减，在阳光下体温已基本不高，一般体温在37℃左右，饮食增加，但仍感乏力，时觉身热欲睡，但已无昏睡，能在室外短暂活动，颈髋等部位已有少量汗出。舌质淡，苔白滑，舌体胖大边有齿痕，脉沉稍滑。

处方：白术10g，苍术10g，茯苓10g，桂枝5g，藿香10g，半夏10g，厚朴10g，草果10g，郁金10g，羌活10g，

独活 10g，秦艽 10g，白芷 10g，节菖蒲 10g，川芎 10g，甘草
3g。

三诊：服药十剂后，全身汗出，热感全消，饮食如常，
在阳光下活动，无不适感，心情舒畅，但时感乏力。舌脉基
本同前。

处方：白术 10g，苍术 10g，茯苓 15g，桂枝 5g，紫苏
10g，羌活 10g，独活 10g，秦艽 10g，白芷 10g，节菖蒲 10g，
川芎 10g，甘草 3g。

服药六剂后，诸证全无，追访两年，每年夏天正常，无
复发。

李老谈诊治该病的体会：本病西医认为是中暑的一种，
但很少见，相当于中医的热射病，亦叫疰夏，在中医典籍中
鲜有记载，有记载者，也不是很完全。在《丹溪心法》中有：
"疰夏属阴虚，元气不足，夏初春末，头疼脚软，食少体热者
是，宜补中益气汤。"一般都按气阴亏虚来论治，从症状来说
记载也不详细。本病的特点是每到夏天就会发病，一见太阳
后体温升高为主，不能出汗，到阴凉处体温下降，随着气候
转凉症状逐渐消失，但每年夏天反复发作，而且逐渐加重。

病案 1：王某患病十余日，根据患者每到户外活动即发
热，体温高达 39℃，全身无汗，到阴凉处休息后体温下降，
四肢无力，纳差，时感头昏头沉，严重时干呕恶心，舌苔白
腻，脉象濡缓，判断为湿浊束于肌表，皮毛闭塞，阳气不得
外达。治疗以辛温解表，芳香燥湿的藿香正气散与九味羌活
汤化裁治疗，方以藿香、羌活为君药，取辛温芳香之性，即
能发散在体表之邪，又能化体内湿浊。配苍术、紫苏、前胡、

生姜发汗祛湿，宣散解表为臣药，助君药使湿邪从体表而解。白芷、独活、川芎行气血，祛寒湿，除头疼，砂仁、陈皮、半夏、燥湿和胃消除兼症共为佐药，甘草调和诸药为使。本案系外感寒湿之邪，在治疗上辛温透表，芳香燥湿，以祛邪为主，加之患病时间不长，年轻正气损伤不甚，湿邪尚在体表故服药6剂而痊愈。

病案2：张某患病已11年余，虽然同有在户外活动后体温升高，无汗出，休息后体温恢复正常，但该患者由于久病，正气较前例损伤较甚，故发病时出现整日头晕，恶心呕吐，面色泛白，精神萎靡，已经不能正常工作，严重时靠输液以维持营养，多年来每到夏天必发作，舌苔白腻，舌体胖大边有齿痕，脉象沉滑，显系脾虚运化力弱，土不生金，肺气亦虚，这是两个病例不同之处。《金匮要略》说"感受外湿，首先土德不足"。虽然二者病理相同，而轻重不同，故案1以解表透邪为主。案2以理气健脾为主，加以透表为辅。首诊同案1，以芳香化浊，温中通络为法治疗，药仍以羌活、藿香芳香化湿，发散湿邪为君药。配以厚朴、半夏、茯苓、佛手燥湿和胃，健脾祛湿。桔梗、白芷、前胡宣散祛湿，郁金、节菖蒲开窍醒神，桂枝通阳助膀胱之气化，甘草调和诸药。服药后诸症大减，身体已经可以见汗出，但患者病久损伤正气，脾胃虚弱，故二诊以健脾为主，不但有辛温的苍术还有苦温白术，增加健脾的功能。以健脾化湿，温中通络为法善后而得痊愈。

本病在临床中非常少见，李老在行医几十年中，也仅治疗这两例患者，虽然古籍记载以气阴亏虚来治疗，然李老在中医理论的指导下，师古而不泥古，根据症状来分析病机，辨证用药，两例患者虽然都为脾虚，病机相同，但病情轻重不同，故用药也不完全一样，案1患病不久以祛邪为主，邪祛正自安。案2患病日久，以健脾祛湿，扶正祛邪为主，辅以温中通经之品而得痊愈。这些同病异治的辨证思维方法值得我们深思和研究，就现在流行的一些传染病，新冠肺炎和禽流感等病虽相同，个体的症状可能不同，治疗亦当同病异治。

昏迷案

杨某，男，87岁。初诊时间：2007年10月19日下午。

病史：其子代诉，父亲因患胃病住某省级西医院住院治疗，7天来，基本上无进食，现已昏迷，医院已口头告知病危。父亲在昏迷中有时喊李老的名字，原因是李老和杨某是多年好友，平时他本人或者家属有病常找李老治疗。儿子为了尽孝心，请李老为父亲看病，不管治好治不好其父亲的病，也尽了父亲和子女的心愿。李老听后深受感动，说："我和你父亲是多年老友，他有病我原来不知道，现在知道了我立即就去看望，但现在是医院抢救阶段，医院不通知会诊，我没法插手治疗，何况这种病情治疗也不是一次就能解决的。"儿子讲："病已经很重了，生死就在眼前，能不能转到你们中医院治疗？"李老说："这也是一个办法，但转院现在很危险啊，你父亲高龄且7天无进食，仅靠输营养液来维持生命，这样转院在路上很危险。"最后儿女们下决心说转院。就这样医院派救护车将患者转到了河南中医学院第一附属医院。当晚李老去检查：患者神志昏迷，7天无进食，四五天未大便，仅靠输营养液维持生命，心电图检查：除供血不足外还可见室性早搏，并不断出现二联三联率，脉象弦硬，沉取无力。舌质红无苔，口腔、舌上缺津液，牙齿干燥，病情极其危重。

诊断：昏迷（气阴亏虚证）。

治法：益气生津，养阴救逆。

处方：白干参8g，西洋参10g，辽沙参15g，麦冬15g，石斛15g，知母12g，花粉15g，陈皮10g，乌药10g，远志10g，郁金10g，节菖蒲10g，炒枣仁18g，炒麦芽12g，元参10g，炙甘草5g。

一剂急煎，当晚和第二天早上各鼻饲一次。

安宫牛黄丸一丸，分3次服用，今晚、明早各鼻饲一次，如明早神志清醒则停服。

二诊：2007年10月20日8时。李老到医院查房，患者已基本清醒，神志清晰，但说话困难。检查：舌苔和口腔已有少量津液，早搏减少，特别是二联三联率减少。嘱停服安宫牛黄丸，汤药继续连服2剂，每日1剂。

三诊：2007年10月22日。患者完全清醒，能正常识人，激动地握着李老的手，流下眼泪，患者已想吃食物，并进流质食物如面汤之类。嘱，原方继续服药一周。

四诊：2007年10月29日。患者病情大有好转，语言正常，头脑清醒，还可在床上靠床头稍坐，饮食增加。检查：心律不齐大有好转，早搏呈偶发性，二联三联率消失。已大便一次，舌苔有薄白苔出现，口腔有津液已不干燥。以益气养阴，健脾和胃法治疗，处方：白干参 10g，西洋参 8g，辽沙参 15g，麦冬 15g，石斛 12g，白术 10g，茯苓 12g，鸡内金 10g，陈皮 10g，郁金 10g，节菖蒲 10g，炒枣仁 15g，远志 10g，焦三仙各 10g，知母 10g，花粉 15g，甘草 3g。

7 剂水煎服，日 1 剂，分 2 次服。

服药后，饮食基本正常，鼻饲管已经撤掉，可下床站立。随着病情好转，胃阴恢复，在原方基础上去西洋参、辽沙参，加强心健脾胃之品调理一月余，胃病基本痊愈。可以坐轮椅在室外活动。

后据家属讲，患者又存活了两年三个月，最后因感冒合并肺炎而终。但去世前胃病、心脏病未再复发。

李老谈诊治该病体会：本病患者年老体弱，加之久病，7天未进食，已至危候。根据舌红无苔，口腔、牙齿干燥缺津，无食欲，有冠心病，供血不足，并发心律不齐，室性早搏，出现二联三联率，显系气阴双亏征象。阴虚气必虚，但以阴虚为主，故西洋参、辽沙参、白干参并用。脾喜燥而恶湿，胃喜润而恶燥，该病气阴双亏，长时间不能进食，进而虚火上炎，清窍失灵，进入昏迷之重病。故重点用适量的养阴益气的西洋参、辽沙参、白干参配麦冬、元参等以恢复其阴；胃阴亏虚加知母、花粉清热；郁金、节菖蒲、炒枣仁、远志强心开窍、养心安神；炒麦芽、陈皮、乌药健胃理气；再配以少量安宫牛黄丸清虚热、凉开透窍，故病情得以缓解。后随着胃阴的恢复，食欲的增加，在原方的基础上酌加益气健脾和胃之品，原方合香砂六君子汤加减调理，总之气阴恢复，心脏供血好转，脾胃气阴得健，病情痊愈。本证由于患者病久气阴亏虚，用药以甘凉润燥健胃，而不能用滋腻、香燥和苦寒之品，防止助湿、燥湿而伤阴，以利益气生津。心脏病用药以强心为主，不可单纯活血化瘀以耗正气，同时应量少徐服，以利年老体弱吸收。

第四章

弟子心悟

中医学是我国传统文化的瑰宝，2020年新冠肺炎疫情暴发，中医药在抗击此次疫情中发挥了重要作用，其疗效受到了国家及人民的普遍认可。近年来，中医西化现象愈加严重，中医出现"后继乏人、乏术"的趋势，而学习、研究、传承名老中医学术思想及临证经验是培养中医人才的有效途径之一。

国医大师李振华教授从医70余载，教学60余年，一生关心中医事业、重视中医传承，退休后的愿望是"尽量多带徒弟，把自己一生的临床体会以文字形式记录下来传给后人"。李老90岁高龄仍坚持给传承人、弟子等授课，针对疑难杂症的诊疗，通过四诊合参找到病机，确定理法方药的应用思路，讲解有理有据，常使学生茅塞顿开。他为国家和社会培养了大量优秀的中医人才。

本章节内容为李老学术传承人及弟子们跟师学习的心得体会，既充分展示了李老的学术思想、临证经验等，又从另一个视角反映出李老遣方用药的特点以及弟子们传承创新发展的成果。参与本部分写作的弟子，已成为各自所在医院的中流砥柱。现将各位弟子跟师体会，与同道及学习中医者分享，不足及有误之处请同仁指正。

一、传承李老学术思想，以湿论治内科杂病5则

李郑生：国医大师李振华教授之子，教授，硕士研究生导师，主任医师。河南省名中医，第六批全国老中医药专家学术经验继承工作指导老师，河南中医药大学李振华学术思

想研究所所长。

李郑生教授自幼在李老的严格要求下，谨遵家训，熟读经典，深耕临床。现从事中医临床已40余年，在传承李老学术思想的基础上，开拓创新，在脾胃病及内科杂病诊治方面，积累了丰富的临床经验。擅长治疗慢性萎缩性胃炎、反流性食管炎等胃肠疾病，急性热病、冠心病、高血压、糖尿病、更年期综合征、慢性咽炎等内科常见疾病及疑难杂病。

中医认为，"湿"邪致病广泛，可涉及内、外、妇、儿、皮肤各科疾病。随着人民生活水平的提高，近年来，外湿所致疾病减少，然因人们过食寒凉、肥甘，嗜烟酗酒等诸多因素导致内湿所致病证明显增多。

内湿是脏腑功能减退的产物，湿为阴邪，其性重浊、黏腻、趋下，如湿阻中焦，影响中焦脾胃运化，可成脘腹痞满、呕吐反酸、大便溏薄、舌苔白腻等症。湿滞肌肉、经络、筋骨，则成着痹。又因夹有风邪、寒邪之不同，而成行痹、痛痹。湿邪阻滞脏腑气机的运行，气郁化火，湿与热结，而成湿热之证。湿热外蒸皮肤，可致荨麻疹、湿疹，甚至牛皮癣等疾病的发生。湿热下注，可导致下肢酸沉，或是男科、妇科相关疾病的产生。同时，湿是痰、饮、水的物质基础，湿可变生为痰、饮、水，故又可导致痰、饮、水相关疾病的发生。

诸人皆知湿气重，但不知湿之由来。内湿终因脾虚，脾失运化，水液代谢失常，导致水湿内生。故在治疗上应以健脾祛湿，调理机体脏腑功能为主，同时根据湿邪所致疾病及寒热属性的不同，灵活运用芳香化湿、苦寒燥湿、温化寒湿、淡渗利湿之法。根据所致病理产物（痰、饮、水、食、瘀、热）等不同，细微辨证，动态加减用药。

现将李郑生教授诊治的部分相关病例摘录于下。

溃疡性结肠炎案

张某，女，40 岁。初诊：2019 年 7 月 16 日。

主诉：腹泻 10 年余，加重 2 月。

现病史：患者平素嗜食寒凉，大便不成形，每日 5 ～ 6 次，未重视，未正规治疗。后每日大便次数 7 ～ 8 次，夹有黏液及脓血，于 2008 年在当地医院行肠镜检查，诊断为溃疡性结肠炎，后一直采用中西药灌肠疗法及口服美沙拉嗪等药物治疗，控制不佳，反复发作。2019 年 4 月 20 日于郑大一附院检查胃镜：食管 – 贲门炎，糜烂性胃炎，十二指肠炎；肠镜：溃疡性结肠炎；阑尾：低度恶性黏液性肿瘤；病理：低级别黏液性肿瘤。已于 2019-5-8 行阑尾切除术。术后每日黏液脓血便 10 余次，为求进一步诊疗，遂来我门诊求治。现症：大便溏，夹有黏液、脓血，10 余次 / 日，纳差，时有恶心，伴有畏寒肢冷、乏力，面色萎黄，眠可，舌体胖大，质稍红，苔白腻，脉沉滑。

西医诊断：溃疡性结肠炎。

中医诊断：泄泻（脾肾阳虚证）。

治法：健脾补肾，渗湿止泻，收敛止血。

方药：参苓白术散加减。

黄芪 15g，党参 15g，炒白术 10g，茯苓 15g，陈皮 10g，炒山药 20g，香附 10g，砂仁 10g，姜厚朴 10g，炒苍术 10g，乌药 10g，桂枝 6g，炒白芍 12g，刘寄奴 15g，浙贝母 10g，炒薏苡仁 30g，炒芡实 15g，升麻 6g，地榆炭 10g，槐米炭 15g，甘草 3g。3 剂，水煎服。

医嘱：生姜 3 片为引，2 日 1 剂，每日下午温服 1 次即可。忌寒凉、辛辣食物，调畅情志。

二诊：2019 年 7 月 23 日。服上药后，患者大便次数稍有减少，10 次 / 日，乏力较前缓解，舌体胖大，质稍红，苔白稍腻，脉沉滑。脾气渐复，故守上方，去香附、刘寄奴，加用木香 6g 以行气燥湿，吴茱萸 3g 以温中散寒，助阳止泻。3 剂，水煎服。医嘱：同上。

三诊：2019 年 7 月 30 日。服上药后，大便 7 ~ 8 次 / 日，脓血减少，时有肛门坠胀感，舌质红，苔薄白，脉沉滑。守上方加用诃子肉 10g 以涩肠止泻，柴胡 6g 以升举阳气。3 剂，水煎服。医嘱：同上。

四诊：2019 年 8 月 6 日。服上药后，患者面渐红润，乏力、畏寒肢冷等明显缓解，大便次数 4 ~ 5 次，渐成形，脓血明显减少。守上方去槐米炭，加用补骨脂 10g。7 剂，继服。

复诊：2019 年 8 月 20 日。现患者大便 4 ~ 5 次 / 日，偶有脓血，守上方去地榆炭。7 剂，继服。

复诊：2020 年 1 月 9 日。近半年，患者坚持服用中药，现面色红润，体重增加 3 公斤，大便成形，日 2 ~ 3 次，无黏液及脓血。嘱患者继续服用治疗，以防止复发。

按语：溃疡性结肠炎是一种慢性和复发性肠道炎症性、慢性免疫性疾病。其发病机制尚不明确。临床上是以反复发作的腹痛、腹泻、黏液脓血便为主要表现，伴有里急后重感，病程较长，发作与缓解交替。该病属于中医学"泄泻"的范畴，其病理基础不外乎脾虚与湿盛，又因久泻脏腑功能失调，进而产生气滞、痰湿、湿热、血瘀等壅滞肠间，络瘀痰阻，血败肉腐，日久及肾，脾肾两虚，缠绵不愈。在治疗上以健脾补肾，渗湿止泻，收敛止血为治则，方用参苓白术散加减。因患者久病迁延，且阑尾肿瘤切除术后2月，故用黄芪、党参以急补脾气；炒白术、茯苓、陈皮、半夏、香附、砂仁、甘草可益气健脾，疏肝和胃，兼顾脾胃；炒薏苡仁、炒芡实可健脾止泻，芡实又可益肾固精；《金匮要略》有"病痰饮者，当以温药和之"的记载，且大便夹有黏液，为病在气分，故加用桂枝、炒白芍以温中健脾，取小建中汤之方义；大便时有出血，为肠中郁热，地榆可凉血止血，解毒敛疮，为疗肠风脏毒之要药，合槐米炒炭用，可增其收敛止血之效；刘寄奴、浙贝母两药配伍可敛疮生肌，促进溃疡愈合，为李老治疗黏膜溃疡的常用组合。

溃疡性结肠炎又称为"不死的癌症"，其症状较难控制，且在治疗过程中极易反复。需要患者积极配合，饮食上要绝对忌口，禁食寒凉、辛辣、不亦消化的食物等，同时调畅情志。李教授从事临床多年，诊治了多例溃疡性结肠炎患者，了解到溃疡性结肠炎患者，即使服用米粥等食物，亦会引起腹泻，实为脾胃极度虚弱引起。故总结得出，当患者脾胃虚弱之时，可采用2日服用1剂中药，即每日下午4点服用一次中药汤剂，当日上午可配服一次参苓白术散颗粒。待患者大便次数减少，脾胃功能有恢复之势，可恢复每日1剂中药。

溃疡性结肠炎的治疗如抽丝剥茧，需紧握病机，细细调养，随症治之，才可收获佳效。

糖尿病肾病案

陈某，女，42岁，初诊：2016年7月23日。

主诉：糖尿病4年余，发现蛋白尿7个月。

现病史：5年前患者于体检时发现空腹血糖8.7mmol/L，后多次检验，空腹血糖均高于正常值，诊断为2型糖尿病。未正规治疗，血糖控制不佳。7个月前因出现小便泡沫多、腰部酸痛等症状，至当地医院就诊，查尿常规：尿蛋白（++），空腹血糖：8.3mmol/L，先后服用多种中药汤剂及中成药治疗，效果不佳。现症：小便泡沫多，腰部酸痛，乏力，纳可，眠差，大便正常。舌体胖大，舌质嫩红，苔白稍腻，脉沉细。

近期：尿蛋白（++），尿隐血（++），空腹血糖7.8mmol/L，肾功能正常。

西医诊断：糖尿病肾病。

中医诊断：消渴病（脾肾两虚，湿浊下注证）。

治法：健脾补肾，分清化浊。

方药：六君子汤合萆薢分清饮加减。

炒白术10g，茯神15g，陈皮10g，炒山药15g，香附10g，砂仁10g，桑寄生15g，葛根15g，花粉15g，黄连6g，益智仁12g，绵萆薢15g，乌药10g，玉米须30g，丹皮10g，白茅根15g。生姜3片为引，15剂，水煎服，日1剂。

医嘱：忌食生冷、辛辣，调畅情志，勿劳累。

二诊：患者近日复查尿常规：尿隐血（-），尿蛋白（++），仍有乏力、腰部酸痛，舌脉同前。守上方减白茅根，加用太子参15g，川断15g。15剂，水煎服，日1剂。

三诊：患者乏力、腰部酸痛较前缓解，小便泡沫多，纳眠可，大便正常。上方减丹皮，加用黄芪 15g 益气补虚，大黄炭 10g 以降尿蛋白。30 剂，水煎服，日 1 剂。

四诊：患者尿蛋白（＋），乏力、腰部酸痛较前明显缓解，小便泡沫减少，近日时有头晕、眠差，血压 140/95mmHg。上方加用天麻 10g。15 剂，水煎服，日 1 剂。

经上述治疗近半年，复查尿常规：尿蛋白（－），尿隐血（－）；空腹血糖：6.3mmol/L；无泡沫尿。为进一步巩固治疗，给予中药，并配制成水丸，每次 6g，1 日 2 次。

做水丸的方药组成：炒白术 10g，茯神 15g，陈皮 10g，炒山药 15g，香附 10g，砂仁 10g，桑寄生 15g，葛根 15g，花粉 15g，黄连 6g，益智仁 12g，绵萆薢 15g，乌药 10g，玉米须 30g。

按语：《素问·奇病论》曰："此五气之溢也，名曰脾瘅。夫五味入口，藏于胃，脾为之行其精气，津液在脾，故令人口甘也。"此文明确指出：脾不为胃行其津液，以致"津液在脾"，湿遏中焦，水谷精微不能布散，为口甘的发病机制。故糖尿病早期或前期应属于中医"脾瘅"的范畴。

糖尿病肾病是糖尿病微血管常见的并发症之一，属中医"消渴病肾病"或"尿浊"范畴，多因糖尿病失治误治，脾失健运，水湿下注，日久及肾，肾失封藏，精微外泄而成。本病为本虚标实之证，脾肾两虚为本，湿浊下注为标，故方选六君子汤合萆薢分清饮加减。方中白术、茯苓以健脾祛湿；桑寄生、炒山药、益智仁以补肾固精；土壅易致木郁，故用香附以助肝之疏泄；陈皮、砂仁理气健脾，使全方补而不滞；益智仁、乌药合用以补肾气，助膀胱气化，萆薢以分清化浊；

玉米须以利湿化浊，葛根、黄连、花粉以清热生津，四药合用，可有效控制血糖；黄芪可益气健脾，另据现代药理作用研究，黄芪有降尿蛋白及空腹血糖的作用；大黄具有通腑泻浊、活血解毒之效，炒炭后泻下之力减弱，但保留了部分大黄素等有效成分，且炭化后有较强的吸附和收敛作用，对于降肌酐、尿素氮、尿蛋白等均具有比较好的疗效。全方标本兼顾，清补兼施，诸药合用，共奏健脾补肾，分清化浊之功。

高尿酸血症案

苗某，男，38 岁。初诊时间：2017 年 12 月 4 日。

主诉：发现高尿酸 1 月余。

现病史：患者于 2017 年 11 月份在新乡市中医院体检，查尿酸值 529μmol/L，甘油三酯 1.87mmol/L，腹部彩超提示为脂肪肝。患者既往无痛风发作史，平时觉四肢末梢发凉，纳眠可，二便调，舌体胖大，苔薄，脉沉。

中医诊断：痹证、历节病、尿浊（脾虚湿滞证）。

西医诊断：无症状高尿酸血症。

治法：健脾祛湿。

方药：香砂六君子汤加减。

炒白术 10g，茯苓 15g，陈皮 10g，炒山药 15g，香附 10g，砂仁 10g，葛根 12g，生薏苡仁 30g，丹参 15g，莪术 10g，刘寄奴 15g，小茴香 10g，知母 12g，桂枝 5g，炒白芍 10g，甘草 3g，生姜 10g，15 付，水煎服。

二诊：2017 年 12 月 27 日。复诊前患者查尿酸、血脂均已降至正常。现舌下有一小块溃疡，四肢末梢仍发凉，脾虚肝郁，清阳不达四肢，守方加郁金、天麻以疏肝调畅气血，怀牛膝温肾暖脾，继服 20 剂。

按语：中医无高尿酸血症这一病名，但从临床转归来看，可归"痹证""历节病""尿浊"范畴。本病多因恣食肥甘醇厚，运化不及，壅积脾胃，久则脾胃受损，升清降浊失常，水谷精微不归正化，而为湿、为浊；尤其脾肾受损，体内生理、病理产物不能及时排出，蓄积过多易成本病。临证时，多本虚标实，以脾虚、肾虚为本，湿浊甚至瘀为标。本患者痛风未曾发作，病情尚轻浅，以脾虚湿滞为主。患者四肢末梢发凉，乃因脾虚湿浊内阻脉道，气血营卫失和所致。方选香砂六君子汤加减，健脾理气祛湿；桂枝、炒白芍取桂枝汤之意，温通经脉，调和营卫；现代医家多认为尿酸高无痛风发作者，亦病及血分，但程度较轻浅，故方中酌加莪术、刘寄奴、丹参入血分而通瘀滞。葛根、薏苡仁为李教授治疗高尿酸血症常用对药，薏苡仁健脾运脾并利湿，葛根助脾升清降浊，二药合用使升降复常，水谷精微归于正化，自无邪气内生。

慢性荨麻疹案

祁某，男，36 岁。初次就诊：2018 年 1 月 4 日。

主诉：反复皮肤瘙痒半年余。

现病史：患者半年来反复皮肤红疹，伴有瘙痒，夜晚八点左右至次日凌晨瘙痒较重，影响入睡，白天红疹消失，纳可，大便可，平时易脱发，发现血糖高 4 月余，现皮下肌注胰岛素，血糖控制可，舌体胖大，舌尖红，苔黄腻，脉弦细滑。

中医诊断：瘾疹（风湿热邪郁于肌腠）。

西医诊断：慢性荨麻疹。

治法：活血祛风，除湿止痒。

方药：桃红四物汤加减。

当归 12g，赤芍 15g，桃仁 10g，红花 10g，川芎 10g，香附 10g，丹皮 10g，薏苡仁 30g，土茯苓 30g，蝉蜕 10g，地肤子 12g，蛇床子 12g，白鲜皮 12g，防风 6g，苍术 10g，地骨皮 12g，生姜 1og，7 剂，水煎服。

二诊：2018 年 1 月 11 日。上方服后，诸症明显减轻，近日患者突发痛风，乃湿瘀阻滞，气血不通，加鸡血藤 30g，川牛膝 15g，葛根 12g 以增活血化瘀，通络止痛之功。继服 7 剂。

三诊：2018 年 1 月 17 日。患者皮肤瘙痒偶发，足踝疼痛减轻，脱发如前，观其面脂溢偏多，抽血复查提示尿酸、血糖值高，舌体胖大，舌尖红，苔稍腻，脉细。临床上，由于饮食、情绪等影响，病机不断演变，临证须动态辨证，抓住疾病本质，灵活辨别虚实、寒热的偏重。发为血之余，湿热熏蒸故患者面部偏油腻，久郁血分，伤及阴血，阻塞营卫，血虚内燥，毛发不固，此时病机以脾虚湿热为主，方选二陈平胃散加味。

处方：炒白术 10g，土茯苓 30g，陈皮 10g，半夏 10g，香附 10g，砂仁 10g，厚朴 10g，苍术 10g，地骨皮 12g，蝉蜕 10g，天麻 10g，葛根 15g，黄连 6g，川芎 10g，蛇床子 12g，黄精 12g，生姜 10g，7 付，水煎服。

四诊：2018 年 1 月 25 日。脱发改善不甚明显，舌体胖大，苔薄，脉细。守方去半夏，加蒸首乌 15g，当归 15g，黄芪 15g，防风 6g，以益气养血祛风，续服 15 剂。

五诊：2018 年 2 月 9 日。脱发量较前减少甚多，纳眠可，二便调，舌体稍大，苔薄，脉细，效不更方。处方：黄芪15g，炒白术10g，茯苓15g，陈皮10g，炒山药15g，香附10g，砂仁10g，柴胡6g，郁金10g，乌药10g，蝉蜕10g，天麻10g，川芎10g，葛根15g，花粉12g，防风6g，黄精12g，蒸首乌15g，生姜10g，30剂，水煎服。

患者后又就诊多次，以中药调理血糖，血糖控制可，问及荨麻疹未再复发。

按语：患者平时工作紧张，压力大，饮食不规律，经年累月，伤及肝脾，土失健运，木不畅达，气滞湿郁，久而化热，湿热内蕴，或因外受风邪，或因食辛辣荤腥动风之物，风、湿、热邪相搏于肌腠，瘾疹发作。急者治标，"医风先活血，血行风自灭"，用桃红四物汤去生地，加丹皮以活血养血，薏苡仁、苍术祛湿；风盛则痒，加蝉蜕、地肤子、蛇床子、白鲜皮、土茯苓祛风除湿止痒，防风祛表风，服后肤痒明显减轻，及时调治临床之佐证。

本例患者就诊期间，虽有风疹、消渴、脱发等疾病，病名异而源相同矣，均因脾虚肝郁，生湿化热演化而来；风湿热邪郁于肌肤而发为风疹；脾虚气血化生乏源，湿热耗伤阴津，阴虚燥热发为消渴；湿热内蕴，血热血虚，容易脱发。治之均以健脾除湿为主，标本兼顾，而每获佳效。李老常强调，不可见湿热便大投苦寒清热药，多数患者虽湿热表象明显，观其舌体胖大或有齿痕，可知由长期脾虚发展而来，过用苦寒反伤脾胃，痰湿加重，病必不除。

肌衄案

韦某，女，36岁。初诊：2017年7月6日。

主诉：周身反复出现片状红斑和青紫色斑块2年余。

现病史：2年前患者无明显诱因出现周身反复出现片状红斑和青紫色斑块，伴上肢抬举不利，疼痛难忍，四肢触痛明显，于多家医院西医化验、检查结果均提示正常，未能明确西医诊断，服药症状不能缓解，经人介绍，遂来门诊。刻下症：神志清，精神差，表情痛苦，四肢、胁肋部多发片状红斑和青紫色斑块，上肢疼痛，活动受限，抬举困难，下肢困重，四肢压痛明显，乏力，纳可，眠差，大便黏，舌体胖大，质暗边尖红，苔黄润，脉濡。

中医诊断：肌衄（湿热阻滞证）。

治法：健脾祛湿，活血祛风。

处方：土炒白术10g，土茯苓30g，薏苡仁30g，泽泻18g，桂枝5g，橘红10g，半夏10g，香附10g，豆蔻10g，蝉蜕10g，地肤子12g，蛇床子12g，白鲜皮12g，厚朴10g，苍术10g，威灵仙15g，防风6g，怀牛膝15g，鸡血藤30g，天麻10g，川芎10g，丹参15g，甘草3g。15剂，水煎服，1日1剂。

二诊：2017年7月20日。患者周身红紫斑块变青，青紫斑块变淡，上肢可抬举过肩，疼痛仍有，下肢困重减轻，纳眠可，大便好转，舌体胖大质暗，苔黄稍润，脉濡。

处方：当归15g，赤芍15g，桃仁10g，红花10g，香附10g，牡丹皮10g，薏苡仁30g，土茯苓30g，蝉蜕10g，地肤子12g，蛇床子12g，白鲜皮12g，地骨皮12g，黄柏10g，刘寄奴15g，浙贝母10g，白术10g，荷叶10g，怀牛膝15g，甘草3g，15剂，煎服同前。

三诊：2017年8月3日。上肢抬举正常，无疼痛，下肢困重明显减轻，周身青紫斑块减少，压痛较前明显减轻，颜色转暗，未出现新发的红紫斑块，纳眠可，二便可，舌体胖大质暗，苔黄润较减，脉濡。上方加豆蔻10g，玄参12g，15剂，煎服同前。

四诊：2017年8月17日。胁肋部、上肢无青紫斑块，下肢青紫斑块明显减少，色浅青，无压痛，下肢无困重感，纳眠可，二便调，舌稍暗苔薄黄，脉数。上方去荷叶、黄柏，加黄芩10g，防风6g，15剂，以巩固疗效，以香砂养胃丸善后。半年后回访，未复发。

按语：肌衄，又称紫斑，是血溢出肌肤腠理之间，皮肤出现青紫斑块或点状出血点的病证。《证治要诀·诸血门》提出："血从毛孔而出，名曰肌衄。"《内经》云："阳络伤则血外溢，血外溢则衄血。"《医学入门·斑疹》云："内伤发斑，轻如蚊迹疹子者，多在手足，初起无头痛身热，乃胃虚火游于外。"《景岳全书》云："血本阴精，不宜动也，而动则为病。血主营气，不宜损也，而损则为病。盖动者多由火，火盛则逼血妄行，损者多由于气，气伤则血无以存。"该患者气虚失摄，血溢肌表，周身多发片状红斑和青紫色斑块，气可生血、行血、摄血，气为血之帅。《血证论·阴阳水火气血论》云："运血者，即是气。"强调了气机畅达与否对营血运行的影响。脾为气血生化之源且统摄血液，故脾气充足，则统血正常，气血循脉运行，保证了其正常运行及濡养周身的作用，反之则病。李东垣的《脾胃论·脾胃盛衰论》云："百病皆由脾胃衰而生。"治疗上健脾益气以顾本，根据不同的临床症状配合相兼症状的治疗。湿邪阻滞，脉络不畅，不通则痛，四肢疼痛；湿性趋下，下肢困重，乏力，大便黏，缠绵难愈，结合舌脉，属于湿热阻滞证，治疗上在健脾的基础上，加利湿清热、凉血活血之品，随证治疗。李教授强调，临床利湿用药有三，淡渗利湿者，予五苓散类；芳香化湿者，予藿香、佩兰类；苦寒燥湿者，予黄连、黄柏类。该患者湿热为重，给予白术、薏苡仁、泽泻、豆蔻健脾利湿，黄柏苦寒燥湿，辅以地肤子、蛇床子、白鲜皮清热解毒，丹参、鸡血藤、桃仁、红花活血通络止痛，当归、赤芍活血养血，标本兼顾，疗效显著。肌衄的病位在肌表，常见病因有脾胃气虚、禀赋不足、邪热侵袭等。脾主统血，主一身血脉之运行，脾虚则血失统摄，溢出脉络，发于肌表，则见紫斑；从病理上讲，诸湿肿满，皆属于脾，脾虚生湿，湿郁化热，湿热泛滥，脉络失守，发为肌衄；或脾气虚甚者，脾阳虚损，下劫肾阳，肾精亏虚，脾肾不足，气失统摄，溢出脉络，发为肌衄；或热毒内盛，迫血妄行，血热伤络亦可诱发本病，且病久阴血气俱伤。肌衄的基本病机主要是脾虚失摄、热盛动血。临床上肌衄多属虚实夹杂之证，单纯的脾虚证和单纯的血热证并不多见，常见脾虚、热盛、湿邪、气虚、阴虚、阳虚等相兼出现或相互转化，治疗时要谨守病机、明辨虚实、精准辨证、标本兼顾。

二、学习李老治疗慢性萎缩性胃炎的经验

郭淑云：国医大师李振华教授第二届硕士研究生，国家二级教授，主任医师，博士研究生导师。河南省首届名中医，

第五批全国老中医药专家学术经验继承工作指导老师，原河南中医药大学第一附属医院消化二区主任。

擅于用中医药治疗慢性萎缩性胃炎、慢性浅表性胃炎、消化性溃疡、胃－食管反流病等胃肠及其他消化系统疑难疾病。

李振华教授擅治脾胃疾病，对慢性萎缩性胃炎常以脾胃肝动态辨证的方法诊治，独具特色，且疗效显著。郭教授以此法治疗本病亦常获良效。

（一）李老治疗慢性萎缩性胃炎的理论基础

中医学认为：人是一个有机的整体，各组织与器官虽然都有其各自不同的功能活动，但在生理上是相互联系的，病理上是相互影响的。由于慢性萎缩性胃炎多由慢性浅表性胃炎等慢性胃病迁延不愈发展而来，基于脾与胃相表里，在功能上纳化升降的相互协助及与肝脏之间生克乘侮的密切关系，故李老认为：发展至慢性萎缩性胃炎阶段，必然会出现脾胃肝三脏腑的功能失调。

因脾胃同居中焦，互为表里。胃为水谷之海，主受纳、腐熟水谷；胃气以降为和，胃腑以通为用，通降有常，则糟粕下行，胃肠得以盈虚更替，此所谓"传化物而不藏"。然胃这一功能，必赖脾的相须相使，必以中气旺盛为肇基，方得正常进行。如《素问·刺禁论》曰"脾为之使""脾气散精"，主运化、转输水谷精微，而"为胃行其津液"；脾以升为健，脾气上升则精气乃能转输上承，化为气血，充养周身，因此饮食物的消化、吸收、排泄是脾胃纳与化、升与降共同作用的结果。若脾失运化、升清，则妨碍胃之受纳、降浊；反之，胃不腐熟、和降，亦碍脾之运化、升清。故李老提出：治疗慢性脾胃病，"治脾需兼治胃，治胃亦必兼以治脾，脾胃病不可单治一方"的观点。

而脾胃与肝关系密切。脾胃得肝之疏泄条达，则纳运健旺，清升浊降，而肝得脾胃所化生之气血以荣养，疏泄才能正常。因此，肝病常可犯及脾胃，而脾胃之病亦每累及肝。脾胃气虚，气血化生不足，使肝体失养，则可影响肝之疏泄，以致土虚木郁；或由中虚，脾胃升降纳化失司，以致痰、湿、食、瘀等壅滞中焦，气机不畅，阻遏肝之舒达，则使土壅木郁。清代黄元御曰："木生于水而长于土，土气冲和，则肝随脾升……木荣而不郁，土弱不能达木，则木气郁塞。"又云："木之能泄，赖己土之升，升则气达也……土湿脾陷，抑遏己土生发之性，疏泄不畅。"从根本上阐述了土虚木郁和土壅木郁的病机。而肝气郁滞，疏泄不利，又可横犯脾胃，使脾胃功能失司。故李老常言："土气既虚，肝木易郁，肝气一动，常犯中宫。"基于这一脏腑密切相关的理论学说，李老又提出治疗脾胃病必须紧密联系肝的学术思想。正是由于脾胃肝三脏腑之间的密切关系，结合李老几十年来的诊治体会以及河南省重点科研项目"脾胃气虚本质研究""七五"国家重点科技攻关项目"慢性萎缩性胃炎脾胃气虚证临床与实验研究""十五"国家科技攻关项目"李振华学术思想及临证经验研究"、"十一五"国家科技支撑计划项目"李振华治疗慢性萎缩性胃炎临床经验应用与评价研究"等多项研究成果，使其形成了脾胃肝动态辨证治疗慢性萎缩性胃炎的理论基础。

（二）李老治疗慢性萎缩性胃炎的经验方药及方义分析

李老自拟方：香砂温中汤。

药物组成：白术、茯苓、陈皮、半夏、枳壳、木香、砂仁、川朴、香附、桂枝、白芍、乌药、甘草等。

方义分析：李老认为慢性萎缩性胃炎的病位在"胃"，但由于本病是在长期胃病反复不愈的基础上转化而来的，久病多虚，故其基本病机多为"脾胃气（阳）虚，肝郁胃滞"。基于脾、胃、肝的生理、病理特点及相互间的特殊关系，李老提出脾易虚、胃易滞、肝易郁的发病特点及脾宜健、胃宜和、肝宜疏的治疗特色，并认为在这三者中任何一者罹病，必然或多或少地波及其余两者，临床所见的慢性萎缩性胃炎中尤其如此，这一理论在李老治疗本病所制立的香砂温中汤中则有充分体现。

（三）心得体会

通过跟随李老学习及在"十一五"国家科技支撑计划项目"李振华治疗慢性萎缩性胃炎临床经验应用与评价研究"科研课题工作的开展中，笔者应用李老的香砂温中汤治疗了许多慢性萎缩性胃炎的患者，均取得很好的疗效，现撷取三例与同道分享。

案1

刘某，男，45岁，中学教师。初诊：2013年6月20日。

主诉：胃脘胀满、嗳气近1年。

现病史：2011年8～9月份因进食较多辣味食品及饮冰

镇啤酒加之焦虑紧张而致胃脘不适，因症状轻微，未予重视，将近 1 周后胃脘不适感加重，胃脘撑胀、有轻度烧灼感，食量下降，嗳气，口干，在荥阳市人民医院就诊，给予奥美拉唑肠溶胶囊、依托必利等西药，口服半个月后症状基本消失，停药后症情稳定。2012 年 9 月因生活不规律致症状复发，经服上述西药症状控制不明显，2012 年 11 月 26 日在河南省人民医院做电子胃镜，提示：萎缩性胃炎？病理检查结果：（胃）萎缩性胃炎，局部腺体呈轻度不典型增生，经服泮托拉唑、依托必利、果胶铋等西药，症状稍有缓解。现症：胃脘撑胀，尤以饭后明显，食欲不佳，食量下降，嗳气较频繁，乏力肢困，气短懒言，大便溏薄，1 日 2 次，睡眠及二便正常。舌质淡，苔薄白，舌体胖大，脉弦细。

西医诊断：慢性萎缩性胃炎，局部腺体轻度不典型增生。

中医诊断：胃痞（脾虚肝郁胃滞证）。

病机：脾失健运，肝气郁滞，胃失和降。

治则：以健脾益气，疏肝解郁，和胃止呕为主。

处方：香砂温中汤加减。

炒白术 20g，茯苓 15g，炒山药 20g，陈皮 10g，姜半夏 10g，木香 10g，砂仁 6g，香附 15g，郁金 15g，枳壳 10g，柿蒂 15g，刀豆 20g，炒麦芽 20g，神曲 12g，鸡内金 10g，炙甘草 5g。15 剂，水煎服。

二诊：2013 年 7 月 5 日。服药 15 天后脘胁撑胀明显减轻，食欲稍好，食量稍增，嗳气亦减，仍有乏力肢困，气短懒言，大便正常，日 1 次。效不更方，继服 15 剂。

三诊：2013 年 7 月 21 日。脘胁撑胀基本消失，食欲可，食量增，偶有嗳气，乏力肢困，气短懒言较前稍好，上方去陈皮、姜半夏、砂仁，加党参15g。30剂，水煎服。

四诊：2013年8月22日。诸症基本消失。继以上方去柿蒂、刀豆，调治半年，患者脘胁胀满等症未发作。胃镜及病理复查：慢性浅表性胃炎。

按语：本患者为饮食所伤，损及脾胃，使脾虚失运，胃失和降，则致胀满、纳差、乏力、便溏等症；"土虚无以荣木"，加之情志所伤，使肝脏疏泄失常，则脘胁胀痛；胃失和降则食少嗳气；脾气亏虚则乏力便溏；舌脉乃脾虚肝郁之象。方以李老香砂温中汤治之。方中以白术、茯苓、山药、炙甘草，取四君子汤方义补中益气、健脾养胃，立足补虚；辅以陈皮、半夏、木香、枳壳助胃之降，行胃之滞；柿蒂、刀豆以治嗳气；炒麦芽、神曲、鸡内金消食和胃；诸药相合，共奏健脾益气、疏肝解郁、和胃降逆等效。李老指出，慢性脾胃病胃胀虽由脾虚引起，但治疗时不可以大剂补药壅补，而当以平补药中加以行气之品以"通补""行补"，待胀满得以减轻，气机得以条畅时再加党参、黄芪，以补益中气。李老还指出：本病胃黏膜萎缩，特别是伴肠化生者，亦称癌前病变，属难治之证。方药有效，亦需坚持服用，在食欲增加、胃消化功能尚未恢复之时，宜适量控制饮食，以防增加脾胃负担。

案2

李某，女，56岁，干部。2012年7月13日来诊。

主诉：胃满腹胀反复10年余。现病史：自述10年前，因情志不畅出现胃满腹胀、纳差、嗳气等症。以后常因情志不畅或饮食失宜使病症复发。2008年曾做胃镜示：胆汁反流性胃炎。口服吗丁啉、莫沙必利、疏肝解郁胶囊可使病情减轻或缓解，但每遇上述病因使病症反复发作。今年5月经胃镜检查及病理活检示：慢性萎缩性胃炎伴轻度肠上皮化生。又服上述药物病症未能减轻。现症：脘腹胀满，饮食量少，食后胀满益重，下午尤甚，嗳气频作，脘腹喜温喜按，大便溏，日行1～2次，四肢倦怠乏力。望之形体消瘦，面色萎黄。舌质淡，舌体胖大，苔薄白，边有齿痕，脉弦细无力。

西医诊断：慢性萎缩性胃炎伴轻度肠上皮化生。

中医诊断：胃痞（脾虚肝郁胃滞证）。

病机：肝郁脾虚，中阳不足，胃失和降。

治则：以温中健脾，疏肝理气，降气和胃为主。

处方：香砂温中汤加减。

炒白术20g，茯苓15g，炒山药20g，陈皮10g，姜半夏10g，木香10g，砂仁8g，香附15g，乌药15g，枳壳10g，丁香5g，柿蒂15g，桂枝5g，干姜10g，泽泻12g，炒麦芽20g，神曲12g，鸡内金10g，炙甘草5g。15剂，水煎服。

二诊：2012年7月29日。脘腹胀满减轻，饮食有所增加，食后胀满、下午尤甚略减，时有嗳气，脘腹喜温喜按，大便稍溏，日行1次，仍有四肢倦怠乏力。形体消瘦，面色萎黄。舌质淡，舌体胖大，苔薄白，边有齿痕，脉弦细无力。15剂，水煎服。上方加党参12g，黄芪12g。继服15剂。

三诊：2012年8月14日。时有脘腹胀满，饮食明显增加，食后胀满、下午尤甚已消失，偶有嗳气，已无明显的脘腹喜温喜按，大便正常，日行1次，四肢倦怠乏力好转。形体消瘦，面色萎黄。舌质淡，舌体胖大，苔薄白，边有齿痕，脉弦细无力。15 剂，水煎服。上方去陈皮、乌药、丁香，继服30 剂。

四诊：2012 年 9 月 16 日。脘腹胀满嗳气消失，饮食可，大便正常，时有四肢倦怠乏力。体重增加 3kg，面色稍见红润。舌质淡红，舌体稍胖大，苔薄白，边有齿痕，脉稍弦细。30 剂，水煎服。上方加党参、黄芪之用量，去陈皮、乌药、丁香、干姜。药物调整如下：

党参 15g，黄芪 20g，炒白术 20g，茯苓 15g，炒山药20g，姜半夏 10g，木香 10g，砂仁 8g，香附 15g，枳壳 10g，柿蒂 15g，桂枝 5g，泽泻 12g，炒麦芽 20g，神曲 12g，鸡内金 10g，炙甘草 5g。继服 30 剂。

五诊：2012 年 10 月 18 日。患者已无明显不适，现纳食可，大便正常，体重较前又增长 2kg，面色红润。上方去柿蒂、泽泻继服。

以后依据病症稍加调整，半年后复查胃镜：慢性浅表性胃炎；病理：（胃窦）黏膜慢性炎。

按语： 本案是由情志不舒，以致肝气郁滞，横乘脾胃，复因饮食失宜，而使脾气益虚，胃气益滞，导致本案诸症的发生。依据脉证，诊断为肝郁脾虚，中阳不足，胃失和降的胃痞。治以温中健脾，疏肝理气，降气和胃为主。方以李老经验方香砂温中汤加减治疗。方中党参、黄芪、白术、茯苓、炒山药、桂枝、干姜、炙甘草温中健脾益气；香附、乌药疏肝理气解郁；陈皮、半夏、砂仁、枳壳、丁香、柿蒂降气和胃消痞；麦芽、神曲、鸡内金消食化积开胃；用泽泻者，因本案患者便溏脾虚生湿，利湿即所以健脾。全方针对脾虚、阳馁、肝郁、胃滞等病机特点，汇健脾、温中、疏肝、降气、和胃、消食等法于一体，温中有补，补中寓行。用药15剂，患者脘腹胀满得减，饮食有增，嗳气已缓，可知脾有健运之象，肝有疏理之能，胃有通降之力，病机已有好转。择时加入补药党参12g，黄芪以从本论治。为防过用疏理之品耗伤正气，上方去丁香、厚朴，党参改为15g，继服20剂。再服后病症继减，腹胀等标实之证基本蠲除，为防行气之品过用耗散正气，即去陈皮、乌药、丁香等药。总之，本案谨守病机，灵活选药，将李老的学术思想贯穿其中，而获佳效。

案3

宋某，男，30岁。初诊：2014年5月21日。

主诉：胃脘胀满、嗳气2年余。

现病史：两年前因饮食、作息不规律出现吞咽食物不畅，纳差，稍食即饱，餐后出现胃脘胀痛，嗳气后胀痛感减轻。经服用中成药荆花胃康胶囊、开胸顺气丸等症状缓解，此后1年内因症状基本不明显，故未服用任何药物。2013年3月中下旬因饮食不慎，上述症状相继出现，且愈益加重。经服龙七胃康片、西药莫沙必利等，症状时轻时重，经河南中医学院第一附属医院胃镜检查提示：1. 食管正常；2. 慢性浅表性胃炎。病理提示：（胃窦）慢性萎缩性胃炎（中度），伴肠上皮化生。现症：胃脘胀满疼痛餐后加重，胃部喜暖，偶可出现两胁窜痛，嗳气，饥不欲食，饮食减少约过半，周身疲困乏力，大便不畅，4日左右1次，质不干。舌质淡，舌体稍胖大，苔白腻，脉弦细。

西医诊断：慢性萎缩性胃炎伴轻度肠上皮化生。

中医诊断：胃痞（脾虚肝郁胃滞证）。

治则：以健脾益气，疏肝和胃为主。

处方：香砂温中汤加减。

白术 10g，茯苓 12g，陈皮 10g，半夏 10g，香附 10g，砂仁 8g，川朴 10g，桂枝 5g，白芍 10g，乌药 10g，枳壳 10g，木香 6g，焦三仙各 10g，丁香 5g，鸡内金 10g，甘草 3g。15 剂，水煎服。

二诊：2014 年 6 月 5 日。胃脘胀满疼痛餐后加重感减轻，偶可出现两胁窜痛，嗳气略减，仍饥不欲食，饮食稍有增多，仍周身疲困乏力，大便不畅，2 日左右 1 次。舌质淡红，舌体稍胖大，苔白腻，脉弦细。服药后疗效尚好，上方继服 15 剂。

三诊：2014 年 6 月 22 日。胃脘胀满疼痛减轻过半，餐后加重感已消失，半个多月来两胁窜痛未出现，已无嗳气，食欲感增强，每天增加主食 60g 左右，周身困乏稍有好转，大便明显通畅，2 日 1 次。舌质淡红，舌体稍胖大，苔白稍腻，脉弦细。上方加党参、黄芪，去陈皮、丁香，处方如下：

党参 15g，黄芪 18g，白术 10g，茯苓 12g，半夏 10g，香附 10g，砂仁 8g，川朴 10g，桂枝 5g，白芍 10g，乌药 10g，枳壳 10g，木香 6g，焦三仙各 10g，鸡内金 10g，甘草 3g。30 剂，水煎服。

四诊：2014 年 7 月 24 日。偶有胃脘胀满疼痛，嗳气等症未再出现，食欲明显好转，主食可增至正常时的 2/3，自感周身较有力，大便通畅，2 日 1 次。舌质淡红，舌体稍胖大，苔白，脉稍弦细。再减行气之药乌药、木香。

处方：党参 15g，黄芪 18g，白术 10g，茯苓 12g，半夏 10g，香附 10g，砂仁 8g，川朴 10g，桂枝 5g，白芍 10g，枳壳 10g，焦三仙各 10g，鸡内金 10g，甘草 3g。30 剂，水煎服。

半年后复查胃镜：慢性浅表性胃炎；病理：（胃窦）黏膜慢性炎。

按语：本案由饮食失宜伤及胃腑，致胃气滞塞，和降失常，久之由胃累及肝脾，以致脾虚、肝郁、胃滞，脾胃肝三脏腑同病，导致本案诸症的发生，治疗时遵李老"脾宜健、肝宜疏、胃宜和"的原则，立法健脾益气，疏肝和胃，以李老的香砂温中汤加减治之。药物仍以党参、黄芪、白术、茯苓、甘草等药健脾益气，香附、乌药疏肝解郁，川朴、半夏、枳壳、砂仁、木香、陈皮、焦三仙、鸡内金等药和胃消食。由于本案肝郁不甚，而以脾虚食滞为主，故治疗时先以消食之药为主，疏肝之药为辅，待食积得消，紧以健脾之党参、黄芪伍入，以加强健脾，从导致慢性萎缩性胃炎的病理基础入手，从本论治。本案的治疗体现了"脾胃气（阳）虚是慢性萎缩性胃炎的病理基础"的思想，故治疗时健脾益气之药当为本病治疗的根基；慢性胃病（慢性萎缩性胃炎）当以脾胃肝三脏腑同治，但治疗时当以脾虚、肝郁、胃滞三者彼此的轻重有所侧重而灵活机动地调整药物的组成与剂量，体现了李老脾胃肝动态辨证的理论学说，彰显了中医学整体观念、辨证论治及恒动观的特色。

三、传承肝脾胃三位一体论治疗脑病心得

华荣：师承国医大师李振华教授、张学文教授，主任医师，硕士研究生导师。广东省首批中医师承导师，陕西省优秀中医临床人才研修项目传承导师。

擅于治疗脾胃病、脑病头痛、眩晕、失眠、中风、癫痫等及外感热病。

李振华教授认为，人体是一个有机的整体，而在诸脏腑中，肝脏与脾胃的关系更为密切。肝为阳脏，体阴而用阳，其功能主疏泄条达，肝疏泄条达正常，脾土才能正常运化而不致壅滞。如情志伤肝，肝郁气滞，失其疏泄条达，横逆脾胃，可导致脾胃升降失常，即所谓木郁克土；如饮食损伤脾胃或久病脾胃虚弱，湿阻中焦，肝气失其正常的疏泄条达，均可导致肝脾失调或肝胃不和，即土壅木郁。故二脏中任何一脏有所偏盛或偏衰，均可能使上述关系遭到破坏，出现肝、脾、胃彼此乘侮异常。尤其肝失疏泄条达，横逆脾胃是导致脾胃病极为重要的因素。在脾胃病的病程演变、转归、愈后中，肝、脾、胃的协调及病理影响起着关键的作用，在脾胃病中表现为脾常虚，肝常郁，胃常滞，很少单独为病。

华主任临床在脾胃病及内伤杂病的治疗中广泛应用这些理论的同时，对肝脾气机升降理论在中风、眩晕、头痛等脑病中的运用体会颇多。例如：肝经风火是头痛的始发病机。头为诸阳之会，手足三阳经均循行头面，与足厥阴肝经、督脉上汇于颠顶，故肝脏与头痛、头风发病最为密切。脑为髓

海，依赖肝肾精血和脾胃水谷精微的濡养，故以眩晕、头痛多见的脑病与脾胃、肝肾的关系密切。

升降理论是中医基础理论的精髓，是人体气机运动的主要形式。脾胃为一身气机升降的枢纽。从生理上讲，脾主升，引导肝的升发、肺之宣发、肾水上济；胃主降，引导心火下降、肺气肃降、肾的纳气。脾胃作为脏腑气机上行下达之枢纽，脾虚运化乏力，而脾主为胃气行其津液者也，则胃气壅滞，失于和降，脾胃气虚一方面鼓动无力，清阳不升，不荣则痛；另一方面则导致脾虚生湿，湿性重浊黏滞，胃失和降而浊阴不降，上犯清窍发为头痛。肝脾胃失调在眩晕、头痛病机中的作用尤为重要，其病缘于脾湿生痰，痰阻清阳，肝郁气机不利，气郁化火动风，肝风夹痰浊上蒙清窍所致。因此，在调理气机升降的过程中，重视脾胃的同时应注重调和肝脾。治疗上从肝脾胃同调论治，强调气血调和为主，从肝脾论治，以健脾运脾为先，肝脾胃同调为治疗之根本，具体用药遵循李老提出的"脾宜健，肝宜疏，胃宜和"原则，配合使用心理疏导、精神安慰等心身并治之法，临床疗效更显著。

肝肾精血同源，阴精不足往往可导致血虚，故亦有滋阴以养血之法，肾阴不足导致肝血不充，从而导致肝郁气滞，滋水清肝饮即以滋肾养肝，疏肝清肝并用。肝为阳脏，体阴而用阳。华主任认为"肝之用不足当求之于肝之阴血"，然滋肾方可养肝，所谓滋水涵木，在中风防治上要重视滋肾养肝。因此，华主任临床喜用滋水清肝饮、天麻钩藤饮、一贯煎等名方。中风以肾阴虚为发病之本，以肝阳暴张，阳化风动，血随气升，气血逆乱为发病之标。如脾虚痰湿内胜，亦必借助肝气上逆，方可痰随气升，风痰蒙蔽清窍，脑脉闭阻而发病。在中风急性期痰热腑实证是关键证候，是中风急性期救治的关键。中风是"三高"的疾病，对于中风的高危因素高血压、高脂血症、糖尿病等伴发的眩晕、头痛、麻木等中风先兆阶段，要从痰瘀湿浊，脏腑气血辨证调理，防患于未然，使医患抓住"上工治未病"的阶段，早期干预。

多年的跟师与读经典，加上不断领悟和临床实践，华主任对李东垣"内伤脾胃百病由生""善治者唯在调理脾胃"，调理脾胃治百病，脾旺四季不受邪可谓心领神会。

眩晕案

冯某，女，60岁，初诊：2006年2月22日。

主诉：头晕、目眩3月余，加重伴恶心欲呕2天。

现病史：3个月前无明显原因出现头晕、目眩，体位改变上述症状加重，并伴有恶心欲呕，无耳鸣、耳聋，曾在多处治疗，服用西比灵以及数剂中药，症状改善不明显，且时有反复。现患者仍感头昏沉，伴左侧头胀痛，偶有耳鸣，疲乏无力，胸闷泛恶，食后胃脘胀满，眠差，口苦大便次数增多，质偏烂。舌质暗，舌苔黄微腻，脉沉弦滑。查血常规：血小板 317×10^9/L，TC：5.6mmol/L，TG：1.9mmol/L，LDL-C：3.3mmol/L。2月前查TCD示大脑中动脉血流增快。

西医诊断：高脂血症。

中医诊断：眩晕（痰浊内阻，肝郁化热证）。

治法：健脾化痰，疏肝清热。

方药：李老自拟方祛痰定眩饮加减。

法半夏 10g，茯苓 15g，陈皮 10g，白术 10g，节菖蒲 10g，远志 10g，葛根 15g，胆南星 10g，龙胆草 10g，菊花 10g，天麻 10g，蝉蜕 5g，山楂 15g，山栀 15g，甘草 5g。5 剂，水煎服，日 1 剂。

复诊：2006 年 3 月 1 日。诉服药后头晕目眩减轻，头胀痛缓解，睡眠改善，仍觉口干苦，大便不爽。原方去菊花、蝉蜕，加枳壳 10g，知母 15g，继服 10 剂，已无明显头晕目眩感，饮食好转，其他症状均有减轻。仍宗原方，嘱继续服用以巩固，并注意饮食调理。病人继服 5 剂后，诸症均消。

按语： 古代医家对眩晕病机的阐述有"无虚不作眩""无痰则不作眩"，说明眩晕的病机也不外虚实两端。《医学正传·眩晕》曰："眩晕者，中风之渐也。"本案眩晕辨证为痰热内扰，肝风内动。一方面眩晕伴恶心呕吐，腹胀纳差者，即如朱丹溪所言"头眩，痰夹气虚并火，治痰为主，夹补气药及降火药。无痰则不作眩……"患者年逾六旬，脾胃运化功能本已不足，加之平素饮食未加注意，以致中阳不运，致痰湿中阻；另一方面，《内经》言"诸风掉眩皆属于肝"，眩晕的发生与肝密切相关，加之患者痰浊阻滞脾胃，土壅木郁，肝失疏泄则生风化火，肝与胆相表里，肝郁化火，胆火上乘，则口苦，偏侧头胀痛；热扰心神则眠差。故治宜健脾化痰，疏肝清热。方用李老祛痰定眩饮加减。方中法半夏、茯苓、陈皮、白术、胆南星健脾化痰；菖蒲、山楂开窍化湿，助健脾胃；天麻、菊花清肝止眩；蝉蜕入肝经，善于疏肝清热；龙胆草、山栀子清泻肝胆之火；葛根通络止痛；菖蒲、远志疏肝理气，通窍安神；甘草调和诸药。上方加减用药，随症而变，标本兼顾，使脾气渐复，湿浊运化，肝气调达，郁火得泻，而眩晕自除，诸症消失。华主任运用李老论治眩晕方法治疗数百例均获良效，一般服中药 3～5 天内能明显控制症状。眩晕为中风先兆症之一，治疗眩晕的意义不仅在于可以治疗本症，提高生活质量，还可以截断疾病的发展趋势，达到预防中风的目的。

睑废案

胡某，女，48 岁，农民工，湖北省靳州镇人，初诊：2011 年 11 月 4 日。

主诉：左侧眼睑下垂 3 月余。

现病史：患者于 2011 年 8 月因外感后出现恶寒、汗出、倦怠乏力，继而出现左侧头顶胀痛，每次持续十余分钟，揉头皮后可缓解，在当地医院服用药物治疗（具体不详）效果差，并出现左眼睑下垂，眼球活动受限，先后在国内多家知名医院神经科及眼科辗转诊治，曾诊断为痛性眼肌麻痹、动眼神经损伤、动眼神经炎、动眼神经麻痹、脑动脉瘤，建议外科手术治疗，患者拒绝。因病情逐渐加重，多方求医无效，患者慕名于 2011 年 11 月 4 日至我院就医。刻下症：左眼睑下垂，左眼球活动受限，伴左侧头痛，情绪低落，舌胖大，苔白腻，脉滑。辅助检查：2011 年 8 月 8 日头颅 CT 平扫：结合病史，考虑左额叶软化灶。2011 年 8 月 16 日眼 + 头颅 MRA（平扫 + 增强）：1. 双侧眼眶、眼球及双侧视神经眶内段、管内段及颅内段未见异常；2. 左侧颞叶及双额软化灶；3. 左侧大脑前动脉 A1 段局限性狭窄；4. 右侧上颌窦炎症。泌乳素、空腹血糖升高。查体：左侧眼睑下垂，睑裂宽，眼球外展、内收等活动障碍，直接对光反射消失，瞳孔直径 3 ～ 4mm，视力减退，右眼正常。

西医诊断：颅神经炎。

中医诊断：1. 头痛（脾虚湿阻，外感风寒湿）；2. 睑废（脾虚湿阻，外邪侵袭证）。

治法：解表化湿，理气和中。

处方：藿香 15g，佩兰 15g，苍术 15g，紫苏叶 10g，葛根 20g，白芷 10g，白术 10g，茯苓 15g，陈皮 10g，厚朴 10g，大腹皮 15g，神曲 15g，节菖蒲 15g，桔梗 10g，甘草 10g。3 剂，水煎服。嘱无糖饮食。

二诊：2012 年 11 月 8 日。左侧眼睑可稍抬举，余症状大致同前。复查：催乳素正常；空腹血糖：7.4mmol/L。效不更方，3 剂，水煎服。

三诊：2011 年 11 月 14 日。左侧眼睑下垂及眼球活动障碍明显减轻，视力较前好转，正值经期，头痛较前加重，舌暗胖，苔白微腻，脉滑。表邪渐去，适遇经期，头痛加重。上方去大腹皮、紫苏叶，加川芎 15g，乌药 15g 以温经散寒，活血行气止痛。7 剂，水煎服。

四诊：2011 年 12 月 6 日。左眼睑下垂明显减轻，可睁眼，睑裂宽为正常时的 2/3，头痛减轻，月经正常，舌暗红，苔薄白，脉缓。效不更方，7 剂，水煎服。

五诊：2011 年 12 月 26 日。左侧眼睑下垂基本消失，仍少许头痛，舌暗红，苔薄白，脉缓。患者症状基本消失，说明表邪已去，标本兼治，扶正祛邪为原则，以健脾化痰，活血通络为法，方以半夏白术天麻汤化裁。

处方：法半夏 10g，天麻 10g，茯苓 15g，白术 15g，橘红 10g，葛根 20g，泽泻 15g，菊花 10g，丹参 15g，川芎 15g，白芍 15g，节菖蒲 15g，郁金 15g。5 剂，水煎服。

复诊：2012 年 1 月 9 日。左侧眼睑下垂消失，眼球活动自如，偶有少许头痛，舌淡红略暗，苔薄白，脉缓。继服上方，巩固疗效。

复诊：2012 年 2 月 17 日。唯夜眠梦多，余症状全部消失，特意前来道谢。予李老自拟方香砂温中汤化裁，调理脾胃以善其后。

处方：法半夏 10g，陈皮 10g，茯苓 15g，炒白术 15g，砂仁 5g，枳壳 15g，小茴香 10g，乌药 15g，刘寄奴 15g，延胡索 10g，川芎 15g，桂枝 10g，白芍 15g，夜交藤 30g，节菖蒲 10g，炙甘草 10g。6 剂，水煎服。

按语：《素问·生气通天论》曰："因于湿，首如裹，湿热不攘，大筋软短，小筋弛长，软短为拘，弛长为痿。"说明湿热为痿证的病机之一。在治疗上，《素问·痿论》提出"治痿独取阳明"之说。受李振华教授治疗湿热证经验启发，华主任认为其中虽有外邪致病的因素，然其本在于土德不足，脾虚生湿，湿阻气机而化热，终成湿热互结之证。治疗上，在清热祛湿基本原则的指导下进行辨证论治，常加用理气又不过燥之品，使气行则湿化，湿祛而热无所依，并重用健脾和胃之品，从根本上治疗痿证。

患者为普通百姓，常年打工，生活劳苦，以致肺脾气虚。脾气虚，运化失常，水湿之邪阻于内；肺气虚，表卫不固，风寒湿之邪侵于外，内外相感，邪阻于经络肌腠，则发为本病。治疗上，初期以急则治其标为则，以解表化湿，理气和中为法，方以藿香正气散化裁。藿香、佩兰、苍术为解表湿，化内湿两用之品，三药合用，性专力宏为君；配以紫苏叶、葛根、白芷解表邪为主，白术、茯苓、陈皮健脾化湿；佐厚朴、大腹皮两味，前者燥湿行气，后者行气利水，最适合湿阻气滞之证，因湿性黏滞，湿阻可见气滞，行气有助化湿，神曲解表兼和胃，节菖蒲化湿和胃开窍；桔梗引药上行，甘草益气健脾，调和诸药。

诸药合用，风寒湿邪尽去。因患者平素脾虚，易生痰湿，痰阻血瘀，上扰清窍，表邪去后，宜标本兼治，扶正祛邪兼顾。以健脾化痰，活血通络，升清降浊为法，方以半夏白术天麻汤化裁。法半夏燥湿化痰和胃，天麻平肝息风通络，两药合而为君，治风痰头痛之要药。李东垣在《脾胃论》中说："足太阴痰厥头痛，非半夏不能疗；眼黑头眩，风虚内作，非天麻不能除。"茯苓、泽泻利小便导湿浊，白术益气健脾化痰，杜绝生痰之源，橘红理气化痰，气顺痰消，葛根升清阳，菊花清利头目，丹参、川芎活血化瘀通络，白芍柔肝缓急止痛，节菖蒲、郁金合用化湿祛瘀开窍，最适合痰湿瘀阻头窍。理明法清，切中病机，诸药合用，标本兼治，效如桴鼓。病愈后期，以扶正、顾护脾胃为主，方选李老自拟的香砂温中汤化裁以善后。以香砂温中汤为主，合用温中健脾、化湿和胃药物，延胡索、川芎活血行气止痛，桂枝、白芍合用调和营卫之气，夜交藤安神，节菖蒲化湿和胃利窍。环环相扣，驱邪扶正，气血调和，病乃痊愈。

在诊断方法上运用了寻找复杂性机体的"靶点"或"敏

感点"的思维方法。如眼睑在五脏属脾,睑废为辨病位在脾的"敏感点";肝开窍于目,目睛活动受限为辨病位在肝的"敏感点";发病前有外感病史或"有一分恶寒,便有一分表证",为辨证外感的依据。

在治疗方案上运用了恒动、整体、辨证的观念。本医案在治疗上,分三个阶段,使用了三种治则、治法和基础方,恒动、整体、辨证的观念贯穿其中。正所谓"法无常法,常法无法"。在治疗方法上运用了脾胃学说、气血理论、三因制宜、扶正祛邪等思想。

四、用李老整体观、衡动观调治皮肤病

李兰芬:国医大师李振华教授之女,主治中医师。毕业于河南中医学院,从医四十余年,采用独特的内调外治相结合的手段治疗黄褐斑、痤疮、湿疹、妊娠斑、酒糟鼻、皮肤瘙痒等皮肤病,疗效显著。

李兰芬经常受到父亲的指导教诲,对患者要有"仁爱之心",方有"仁人之术"。如一次随诊时,患者头晕目眩、恶心失眠、烦躁,一派肝火上炎之象,但父亲用滋补肾阴法,说:一定要滋水涵木,再以平肝潜阳,治病必求其本,此患者因精血衰耗,水不涵木,若单清肝火虽可见一时之效,病难根除,且易复发。这次随诊使李兰芬受益匪浅。平时在家里她经常和弟弟、妹妹们一起探讨一些病案,深感中医博大精深,学无止境。她牢记父亲的话学习中医先学好中医基础理论,进一步学习四大经典,深明中医讲整体观、衡动观,

通过望、闻、问、切，四诊合参，才能精于辨证论治，执和致平，"法无常法，常法无法""方有别，医无界"。她把父亲这些学术观点、治疗经验铭记于心，并且运用到临床实践中，每获满意疗效。

医理通，百病通。自20世纪90年代末至今，李兰芬通过长期实践，积累了丰富的临床的治疗经验，特别是用内调和外治法治愈了一些缠绵难愈、损容的皮肤病，如在痤疮、酒渣鼻、皮肤瘙痒、湿疹、脂溢性皮炎、黄褐斑及银屑病的治疗中均获得了很好的疗效，并得到患者的好评。她从中总结出，只有脏腑气血调和，阴平阳秘，经络畅通，体健，容貌才能长驻，即美容的最高境界是内在美。

慢性湿疹案

黄某，男，44岁。初诊：2013年6月29日。

主诉：皮肤刺痒起疙瘩2年余，加重1个月。

现病史：颜面前额、鼻尖、鼻翼两侧皮肤微潮红，面颊部有淡红色丘疹，如白米粒大，表面皮肤粗糙、落屑、痒，搔抓后流黄水，晚间尤甚，抓搔后皮疹增多。纳呆，食后腹胀，四肢乏力，头沉，口渴不思饮，大便头干，小便黄，舌苔白、厚腻，舌质淡红、色暗，舌体胖大边有齿痕，脉弦滑。西药常用扑尔敏、苯海拉明，外用强的松软膏等，疗效不佳，想用中药治疗。

西医诊断：慢性湿疹，急性发作。

中医诊断：湿热内蕴（湿重于热证）。

治法：健脾利湿，清热除风止痒。

方药：四苓散加减。

处方：土炒白术 10g，云苓 15g，生薏仁 20g，泽泻 15g，川朴 10g，砂仁 8g，白蔻仁 10g，节菖蒲 10g，苍术 10g，炒枳壳 10g，黄连 9g，蒲公英 15g，地肤子 15g，白鲜皮 10g，苦参 10g，白茅根 20g，土茯苓 25g，桃仁 10g，丹参 15g，僵蚕 10g，荆芥 8g，防风 6g，甘草 3g。7 剂，水煎服，日 1 剂。

外用药：黄连 10g，蒲公英 20g，龙胆草 15g，蝉蜕 10g，地肤子 20g，蛇床子 20g，川椒 10g，白矾 6g，荆芥 10g。3 剂，水煎湿敷，每日 2 次，可起到清热燥湿，祛风止痒，解毒的作用。

二诊：2013 年 7 月 6 日。患者服上药后，部分皮损潮红已退，渗出止，痒减轻，已能安静入睡。头沉、四肢乏力、饮食不佳均有好转，服药后皮损大部分光滑，二便正常，脉弦滑，苔薄白微腻，效方不变，继续服 10 剂，水煎服，日 1 剂。外用药不变，5 剂，煎水湿敷，每日 2 次。

三诊：2013 年 7 月 16 日，患者共服上药 17 剂后，面色正常，已没有痒感，皮损渗出止，未见新生皮疹，饮食增加，舌质淡红，苔薄白，脉濡，临床治愈。患者平时脾虚，嘱服用香砂六君子汤加黄芪，以巩固疗效。

方药：太子参 15g，土炒白术 10g，云苓 15g，陈皮 10g，旱半夏 10g，砂仁 6g（后下），桂枝 4g，炒白芍 10g，黄芪 15g，防风 3g，炒枳壳 10g，香附 10g，甘草 3g。10 剂，水煎服，日服 1 剂。

按语：李老多次谆谆教导李兰芬，面部湿疹是湿热蕴结的一种常见疑难病证。湿为脾气虚所致，属寒属阴；湿阻气机化热，为表实证，属热属实属阳。本证是寒热虚实互结所致，故叶天士说："治疗此病，首先分清是'湿重于热'还是'热重于湿'，抓住主要方面。"又说："湿重者易伤阳，不宜过用苦寒，热去八分，以健脾为主。热重者易伤阴液，不宜过用辛燥，必须权衡轻重。"根据本案患者平素脾虚，就诊时，四肢酸懒、乏力、纳呆、口渴不思饮、腹胀、舌苔白厚腻、舌质淡红、脉弦滑、面色微潮红、起淡红色丘疹、瘙痒、流黄水，显为"湿重于热"，故用四苓散加减，以健脾利湿，清热止痒。《金匮要略》说：祛湿不利小便，非其治也。故用土炒白术、云苓、生薏仁、泽泻、白蔻仁、节菖蒲、苍术健脾利湿，芳香化湿，以黄连、蒲公英、白鲜皮、苦参、白茅根清热燥湿，桃仁、丹参活血。湿聚日久则有瘀，川朴、枳壳行气，荆芥、防风、僵蚕则祛风止痒，甘草调和诸药，用内调外治法，治愈。最后，用香砂六君子汤加减，以壮气血生化之源，而杜绝聚湿之源，黄芪以提高正气，巩固疗效。

慢性唇炎案

李某，男，15岁，初诊：2016年1月9日。

主诉：口唇肿痒、疼痛、灼热2月余。

现病史：近1年来唇肿，口周围皮肤脱皮、流水，近3天来口周经常流水、肿胀、热痛，吃饭、说话均感不便。曾多次治疗，口服过抗生素，曾用醋酸可的松软膏外涂等药物治疗，疗效不佳，反复发作而且面积越来越大。现症：患者唇红部分呈鲜红色，肿胀。唇周皮肤呈红色，表面有米粒大的丘疹群集，并掺杂小水疱，顶部抓破有明显渗出，纳差，自觉口干舌燥、烦躁、便干、尿黄。脉象滑数，舌苔白腻中间黄，舌质红。

西医诊断：慢性唇炎。

中医诊断：唇风（热重于湿证）。

治法：清热除湿，祛风止痒。

方药：银翘散合五苓散加减。

处方：连翘 10g，金银花 10g，薄荷 6g，淡竹叶 8g，黄连 8g，桔梗 8g，生白术 10g，云苓 15g，泽泻 15g，生薏仁 20g，炒枳壳 10g，鸡内金 10g，土茯苓 15g，白鲜皮 15g，地肤子 10g，僵蚕 10g，蝉蜕 6g，荆芥 5g，生甘草 3g。7 剂，水煎服，日 1 剂，分 2 次，温服。

外用：甘草油。

二诊：2016 年 1 月 16 日。唇色正常，肿胀已消，瘙痒基本消失，小水疱消失，口唇外渗出液已消失，食欲增加，二便正常，舌苔白微腻，舌质淡红，脉滑，热去湿存，上方去金银花、薄荷、淡竹叶，生白术改炒白术，黄连改 4g，加陈皮 10g，旱半夏 9g，厚朴 10g，砂仁 6g。7 剂，水煎服，日 1 剂，分 2 次，温服。

外用不变，继续擦甘草油。

三诊：2016 年 1 月 23 日。患者服用 14 剂药后，唇色正常，口周围已没有新生丘疹，痒止，饮食、二便正常，舌苔薄白，舌体胖大，舌质淡红，脉缓。停服汤药改服香砂养胃丸，以巩固疗效。

按语： 李老认为，治疗时一定要细察深思，万不可草率处方。只有辨证准，立法才明。"法无常法，常法无法"，不要拘泥于固定的套路，要根据病情，因人而异，从辨证论治中推断出疾病的发生、发展及变化的病机，进而选择恰当的方药，临床才能收到好的效果。

本案属"热重于湿"，故见唇色鲜红、肿胀，口干舌燥，烦躁，便干，尿黄，一派热象，又有渗出液及小水疱，则为湿象，故用银翘散和五苓散加减治疗。用金银花、连翘、黄连、薄荷、淡竹叶、白鲜皮、地肤子清热燥湿、解毒止痒；用生白术、生薏仁、云苓、泽泻、土茯苓健脾利湿；炒枳壳、鸡内金行气消食；僵虫、蝉蜕、荆芥祛风止痒；甘草调和诸药。患者症状消失后，改服香砂养胃丸，以巩固疗效。

以上两案例虽都发在面部，是形于外而实发于内，多由于饮食伤脾，脾失健运，脾为湿困，日久生湿热所致。同气相求，有内湿之人，多外感湿热之邪，以内在湿热与湿热外邪相搏结，则是本病的实质。李老常说在治疗湿热时，一定要权衡患者各个阶段病情轻重，分清湿与热的比重，这才是辨证的中心问题。

附：甘草油的制法

甘草 50g，香油 500g，甘草浸入油内一昼夜，文火将药炸至焦黄，去渣备用。可解毒、润肤、消肿、止痛。

五、对李老脾胃病辨证思维的体会

徐江雁：师承于国医大师李振华教授，医学博士，教授，博士研究生导师。现任河南中医药大学副校长，河南省重点学科中医医史文献学学科带头人，中国医学史精品课程负责人，河南省教育厅学术带头人。

（一）辨识主证，注意转化

跟李老学习中，李老传授给徐江雁如何辨证。特别是对脾胃病，李老认为：临床辨证，应首辨主证，此乃正确诊断之要务。主证的确定，并非是依据症状出现的多少和某症状的明显程度定，而是依据能反映疾病主要病理属性的症状确定。在临床表现中，主证在反映疾病的寒热虚实本质乃至病情发展变化等方面起到主导作用。辨识主证的目的是准确把握住疾病的本质，从而有针对性地制订治疗方案。如症见胃脘隐隐作痛，绵绵不断，喜温喜按，得食痛减，时吐清水，纳少，饮食无味，神疲乏力，手足欠温，大便溏薄，舌质淡，舌体胖大，舌苔白腻，脉弦细弱等表现，以胃脘隐痛，喜温喜按即为主证，隐痛喜按则属虚，它反映了胃脘痛的病理机制是脾胃虚寒、肝胃失和。抓住此证也就正确认识了肝脾失调、中焦虚寒而致的胃脘痛病证。

从辩证法的观点来看，任何事物都不是一成不变的，疾病是一个动态变化的过程，因此，主证也是在变化的。在一定条件下，疾病主证亦可发生转化。如上述脾胃虚寒型胃脘痛，症见胃痛隐隐，喜温喜按，手足欠温等虚寒症状；若病久寒凝气滞，脉络瘀阻，出现胃脘痛，剧痛有定处、拒按，甚至出血，则会脉转涩滞，说明主证已经发生转化，成为瘀血阻滞之证，治则也应随证变更，在健脾疏肝、温中和胃的基础上应酌加化瘀通络之品。实证日久不愈，损伤正气或伤及脏腑本身，可以转化为虚证；而虚证又每宜兼气滞、血瘀等标实之证，故应当以运动的、发展的辩证观，权衡病邪的偏盛偏衰，知其从逆，治随证变，方获良效。

（二）追溯病史，全面分析

李老认为，疾病的辨证过程，是全面分析病情资料，正确认识疾病本质的过程，只有在详细追溯病史，详尽分析所见症状和体征的基础上，才能正确辨识主证。

病史是疾病发生发展和逐渐演化的过程，通过追溯病史，可以全面了解分析病情，对正确诊治疾病具有重要意义。如在胃脘痛辨证过程中，除询问患者疼痛的性质和伴见症状外，还应注意追询病史，若病反复发作，每因情志不畅而诱发者，病发时并见胃脘胀痛连及两胁，即可判断为肝气犯胃为主的胃脘痛，治疗重在疏肝和胃；若胃脘痛虽然经常发作，但多因饮食不慎而发或加重，且兼有胃脘隐痛，恶凉喜热，即可判断为脾胃虚寒为主的胃脘痛，治疗重在温中健脾。而要做到全面分析，除注意询问病史外，还应综合四诊材料，做到四诊合参，从望、闻、问、切四诊，四个不同的侧面了解病情，相互对比参照，进行全面分析，才能正确进行诊断。

（三）辨明病性，权衡主次

李老认为辨证之要，在于辨明疾病的虚实寒热，而后方能对证施治。如胃痛以实为主，久痛多虚实夹杂。大凡胃痛暴作，起病较急者，多因寒热客胃。如过食生冷，寒积胃脘；或暴饮暴食，宿食停滞；或恣食肥甘厚味，辛辣烈酒，以致湿热中阻；或因暴怒伤肝，使肝气横逆，胃失和降；或肝郁日久，化而为火，肝火乘胃，胃气上逆，不通则痛，其病多属实证。而慢性胃痛，多有病程较长，反复不愈的病史。久病不已，必损中气，以致脾胃气虚或脾胃虚寒，使胃失温养，以致疼痛。或素因肝火胃热过盛，或嗜食辛辣之品，或因过服温燥之药，化燥伤阴，使胃失润养，以致疼痛。同时，不论胃阴不足，还是脾胃虚寒，均可影响脾胃的纳运、升降功能，以致形成中虚邪留，虚实夹杂。故急性胃脘痛的病机以邪实为主，慢性胃脘痛的病机多为虚实夹杂，且以脾胃气虚、肝脾胃失调为主。辨证之要，还须审察病证的标本，权衡主次，从而为治疗先后缓急提供依据。李老认为，对于胃脘痛的复杂证候，应权衡主次，辨清病证发展过程中的主次关系而施治。脾胃气虚，斡旋无力，使清气不升，浊气不降，气失运转而气滞；或胃阴不足，通降失司，气机不畅而气滞；或脾胃阳虚，水谷不化精微，反致痰湿留滞；或阴虚胃热，灼津为痰，致生痰热；或脾虚胃弱，无以腐化水谷，升清降浊，反致饮食停滞；或脾胃气虚，无力运行血液，使血行迟缓，胃络瘀滞；或因中气虚馁，防御无力，土壅木郁，招致肝气乘犯等，以致出现以胃阴不足、脾胃气虚，或脾胃虚寒为本，兼夹气滞、血瘀、痰浊、食滞、肝郁为标的各种不同虚实夹杂证候。随着病机演变，诸标实的病因病机之间亦可相互为病。如气滞可致血瘀、瘀血内阻，又阻滞气机，以致中虚与气滞血瘀并见。气机阻滞，津液不布，可致痰湿，而痰滞则气机愈加壅滞，以致中虚与痰湿、气滞兼夹为患，甚至进而致瘀，并见相应的兼夹证候。再者，气滞、血瘀等诸种病理产物，滞塞中焦，又可影响脾胃纳运、升降之机，使中气更虚，病情迁延难愈。因此，辨证之时，最应明辨标本主次，对证施治。方能药证相合，不致贻误诊治良机。

（四）确定病位，分清阶段

李老强调辨证的过程中，不仅要辨明病性，更需确定病位，分清阶段。脾胃病的病位虽然主要在胃，但与肝脾的功能失调密切相关。脾为胃之使，主运化，转输水谷精微，而为胃行其津液。脾以升为健，脾升则精气能转输于上，化为气血，充养周身。若脾失运化，则妨碍胃之受纳；脾不升清，常碍于胃之降浊。肝与脾胃，在五行上是木土相克关系，肝气的升发、疏泄是脾胃得以纳运、升降的重要条件。肝脏疏泄太过或不及，每可使脾胃升降、纳运失常。而脾胃运化水谷，化生气血，使肝之阴血充盈，则其升发、疏泄功能乃得正常。故不论脾失健运，抑或肝气横逆，冲犯胃腑，均可使胃失和降，气机郁滞，则疼痛、胀满、呕嗳等证由之而生。

李老认为，脾胃病在临床辨证时，除辨清病位之归属外，还要进一步分析疾病的转化阶段，是伤及气分还是久痛入血。若患者胃脘胀满疼痛，连及两胁，嗳气脉弦，或胃痛灼热，烦躁易怒，泛酸嘈杂，口苦舌红等，此为肝气犯胃或肝胃郁热所致，治宜疏肝理气和胃或疏肝清热和胃，调理气分方愈。若胃痛日久不愈，患者胃脘刺痛，痛有定处，舌质紫暗或有瘀点瘀斑，脉滞涩，是久痛入络，已由气入血，病在血分，需用化瘀通络、理气和胃止痛之法，从血分调治胃痛可愈。

辨别疾病不同病位和阶段，是辨证过程中不容忽视的重要方面，辨明病位，分清阶段，据此而施治，才可有的放矢，收到显著疗效。

（五）详审病势，观察预后

疾病是一个不断发展变化的过程，脾胃病也是如此。由于感受的病邪性质有差异，脏腑之间又存在着生克制化的密切联系，加之治疗用药得当与否，脏腑之气的强弱等，这些都决定着本病的发展趋势和转归预后。

李老认为，病邪有轻重阴阳之分，体质有虚实寒热之异，疾病随病邪的性质不同和人体的阴阳强弱不同而呈现不同的病变和发展趋势。如素体胃弱者，寒邪入侵，则中阳易于受损，而常兼食少纳差，面色苍黄，手足不温，体倦乏力，舌淡，脉细弱等虚寒之象。若素体阳盛，则食积易于化热成燥，而见胃痛急剧而拒按，大便秘结，舌苔黄厚而干，脉滑数之证。若素体肝旺，易致情志失调，肝气横逆乘犯于胃，而致胃脘痛，且肝郁每易化火，而出现胃脘灼痛，急躁易怒，口干苦，舌红，苔黄，脉弦数等症状。

在胃脘痛病变过程中，由于失治误治因素，也常导致病势的转化。如症见胃脘冷痛，隐隐不休，喜温喜按，得食痛减，舌淡苔白，脉沉迟无力，证属虚寒，加之治疗过程中，过用肉桂、附子、干姜等大辛大温药物，化热伤阴，亦可出现胃中灼热，口燥咽干，嘈杂不食，舌质变红、干燥少津，脉细数等症状，则证由脾胃虚寒而转化为阴虚胃热，使病理发生了变化。

脏腑之间存在着生克制化的关系，如木郁克土，土壅木郁，土不生金等，这些都可说明疾病的病理演化。《金匮要略·脏腑经络先后病》云："夫见肝之病，知肝传脾，当先实脾。"正是指出肝病传脾的病变发展趋势。如胁痛肝郁日久，肝气过盛，横逆犯胃，胃腑气机不畅。正如叶天士所云："肝为起病之源，胃为传病之所。"其肝盛为其主因，证偏实而易化热，以胁胀痛，平素急躁易怒，嗳气泛酸等症为特征。若病久不愈，肝郁化火，可耗灼胃阴，而致胃阴不足，胃失濡润，出现胃脘隐隐灼痛，饥不欲食，少食则饱，口干咽燥，大便秘结，舌红少津，脉弦细数等症，证由肝气犯胃演变为胃阴亏虚。可见在胃脘痛的诊断中，运用脏腑间的相互联系来审察病势的演化，也是辨证中十分重要的方面。

疾病的发展过程是一个正邪交争的过程，正能胜邪则病退，正不胜邪则病进，正气的盛衰决定着疾病的转归预后。一般而言，胃脘痛的预后良好。实证较易治疗，邪气去则胃气安；虚实夹杂，或正虚邪实者，则较难治疗。若胃热炽盛，热伤胃络；或肝火横逆犯胃，使胃络损伤；或瘀血阻络，使血不循经；或脾胃虚弱，统摄无能，则可造成吐血、便血。若出血量多，来势暴急，反复不止，症见大汗淋漓，四肢厥冷，面色苍白，脉微欲绝者，则可导致气随血脱，正气大衰，危及生命，故临床应予积极救治。另外，胃痛日久，亦可凝痰聚瘀，形成癥积，症见胃脘积块，日渐增大坚硬，疼痛逐渐加剧，形体迅速消瘦，甚则饮食不下，朝食暮吐，呕吐黏液，多预后不良。

胃气的强弱也决定着疾病的预后好坏，正如《素问·平人气象论》云"人以胃气为本"。脾胃为水谷之海，是人身元气生成之源，胃脘痛患者，虽然病情较久或较重，只要患者胃纳尚佳，食欲不减，说明胃气旺盛，有胃气则生。若气血生化有源，具有抗邪祛病的物质基础，预后多较好。反之，若患者食欲全无，或食入即吐，水米不进，胃气衰败，化源已绝，预后大多不良。可见，人体正气强弱与胃气存亡决定着疾病的病势和预后转归。

（六）验案举隅

胃脘痛案

于某，女，64岁。

主诉：胃脘部疼痛，连及右侧胁肋部及右后背5年。

现病史：患者自诉五年前无明显原因出现胃脘疼痛，并连及右胁、背部，在当地医院诊断为胆汁反流性胃炎，经治疗时轻时重。后在某医院检查患有胆囊息肉、胆囊炎，行胆囊摘除术。术后五个月，胃脘痛等症状加重。经中西医治疗效不佳。现症：胃脘胀痛，每遇情绪激动时症状加重，口干不苦，时有嗳气，平素急躁易怒，是有头晕，记忆力减退，纳差，怕食生冷等物，睡眠可，大便时溏。舌质稍红，舌体稍胖大，苔稍白腻，脉沉弦细。

中医诊断：胃脘痛（肝胃不和证）。

治法：疏肝理气，清热和胃。

处方：李老自拟香砂温中汤加减。

白术10g，茯苓12g，陈皮10g，半夏10g，香附10g，砂仁8g，桂枝5g，白芍12g，小茴香10g，乌药10g，木香6g，郁金10g，甘草3g，刀豆15g，柿蒂15g，莱菔子15g，知母12g，天花粉12g，川楝子12g，刘寄奴15g。

二诊：服上方 15 剂后，胃脘胀痛及右胁、背部疼痛减轻，口干、嗳气减轻，饮食好转，大便稍成形，以上方去刀豆、柿蒂、川楝子、莱菔子，加青皮、川朴、白蔻仁。服上方 15 剂后，诸症悉除。

按语： 本案属肝胃不和，气滞不通作痛之症；治宜理气活血，疏肝和胃。方用李氏自拟香砂温中汤加减，药用六君子汤合小建中汤温中健脾；香附、小茴香、乌药、木香、郁金疏肝理气；砂仁醒脾和胃；刀豆、柿蒂、莱菔子理气降逆和胃；刘寄奴活血止痛；知母、花粉、川楝子清肝胃郁热。诸药合用，共奏疏肝理气、和胃止痛之功。

脏躁案

黄某，女，47 岁，干部，初诊：2004 年 5 月 9 日。

主诉： 心急烦躁 1 年余。

现病史： 患者自述一年前因家庭问题而心情不畅，近半年来渐致急躁易怒，心烦失眠，寐则噩梦纷纭，记忆力减退。长期服用安定、谷维素、维生素 B_1、脑清片、安神补心片等药物，疗效不佳。曾经做脑血流图、心电图等多种理化检查，未发现异常，患者非常痛苦，甚至多疑善感，悲伤欲哭，烦躁欲死，不能正常工作。现症：头晕头沉，心急烦躁，失眠噩梦，心悸惊恐，哭泣无常，胸闷气短，腹胀纳差，倦怠乏力，舌边尖红，体胖大，苔黄稍腻，脉弦滑。

中医诊断： 脏躁（肝郁脾虚，痰火内盛证）。

治法： 疏肝健脾，清心豁痰。

处方： 李老自拟豁痰宁心汤加减。

白术 10g，茯苓 15g，橘红、半夏、胆南星、香附、郁金、节菖蒲、栀子各 10g，莲子心 5g，龙骨 15g，砂仁 8g，淡竹叶 12g，甘草 3g，琥珀 3g（分 2 次冲服）。

二诊，上方服 9 剂，诸症减轻，可去掉安定片睡眠 4 小时左右。效不更方，继服。

三诊，上方又服 15 剂，心急烦躁、悲伤欲哭症状消失，能安睡 6 小时左右，纳食增加，仍感头晕，舌质偏红，体胖大，苔薄白，脉弦细。方中去淡竹叶，加天麻 10g。

四诊，上方又服 12 剂，精神好，唯时感心悸气短，其他症状消失，舌质淡红，苔薄白，脉弦细，方用逍遥散加减以调理肝脾，巩固疗效。

处方：当归、白芍各 12g，白术 10g，茯苓 15g，柴胡 6g，郁金、节菖蒲、香附、远志各 10g，枣仁、龙骨、枸杞子各 15g，焦栀子 10g，甘草 3g。

五诊，上方服 15 剂，精神、饮食均好，诸症悉平，病获痊愈，已能正常生活工作。

按语：本病多为饮食或思虑伤脾、脾失健运，湿浊内生，土壅木郁，肝失调达；或郁怒伤肝，肝郁气滞，横逆犯脾，木郁土乘；肝郁脾虚，痰火内盛，上扰清窍所致。治宜疏肝健脾，清心豁痰。李老用自拟豁痰宁心汤加减治疗，方中白术、茯苓健脾祛湿，以杜绝生痰之源；橘红、半夏、胆南星豁痰降逆；香附、郁金、小茴香、乌药疏肝理气，使气行湿行，郁解热散；郁金配节菖蒲透窍和中；栀子、莲子心清心除烦；琥珀安神宁志；甘草调和诸药。诸药合用，可使肝气调达，脾得健运，痰火得清，心神安宁，则脏躁自平。

六、学习李老注重调理脾胃，培补后天之市

周军丽：师承于国医大师李振华教授，主任医师，教授，河南省中医药学会脾胃病专业委员会常委，河南省中医药学会肝胆病专业委员会委员，河南省消化内窥镜专业委员会委员。

擅于治疗食管疾病、各型胃炎、消化性溃疡、炎症性肠病等胃肠疾病及慢性肝胆疾病等。

脾为后天之本，气血生化之源。人出生后，所有的生命活动都有赖于后天脾胃摄入的营养物质。先天的不足，可以通过后天调养补足，同样可以延年益寿；先天条件优越者，如不重视后天脾胃的调养，久之也会多病减寿。脾主运化，胃主受纳，脾胃强健，运化水谷精微功能旺盛，消化吸收功能健全，才能为化生精、气、血、津液提供足够的原料，使脏腑、经络、四肢百骸，以及筋肉、皮、毛等组织得到充分的营养，维持正常的生理机能；脾与胃居于中焦，是升降的枢纽，其升降影响着各脏腑的阴阳升降，因此脾胃健运，脏腑才能和顺协调，元气才能充沛；脾胃居中土，与其他脏腑关系密切，脾胃有病很容易影响其他脏腑，而他脏疾病亦可影响脾胃，出现生克乘侮的疾病传变现象。所以《慎斋遗书》有言："脾胃一伤，四脏皆无生气。"在长期跟随李老临诊的过程中，耳濡目染，受李老"脾本虚证，无实证，胃多实证"的学术观点与"脾宜健，肝宜疏，胃宜和"的治疗思想影响，在疾病的诊治过程中应时刻注意健脾、疏肝、和胃。

现就跟师过程中整理的老师病案举例如下，以作学习之用。

偏枯案

张某，男，51岁，初诊：2009年1月6日。

现病史：自述1993年起左侧头部麻木，1997年在深圳某医院诊断为风湿性心脏病，经中西药治疗效果不显，2000年出现舌不能向右侧伸，2005年症状加重，一日晨起出现口眼向左侧歪斜，伴有头痛、眼痛，左侧面部不出汗，在省内某医院曾做核磁共振检查未见异常，用黄芪针、脉络静治疗7天，初有效，后出现心烦急躁，服脑心通，无明显疗效，头痛如裹持续不减，转另一西医院按脑萎缩治疗1年，北京某医院按神经性头痛治疗均无明显效果，后转省内多家医院治疗，前后历时十六年，效果均不明显并日渐加重，2009年1月经人介绍，慕名找到李振华教授，当时症状：心悸，胸闷，气短，失眠，口角向左侧歪斜，左侧面部无知觉，掐捏均无感觉，局部发凉，无汗，张口困难，流涎，舌伸不出，语言謇涩，头痛如裹，行走不稳，向一侧倾斜，坐立不安，心烦急躁易怒，记忆力减退，每日有短暂癫痫发作10余次，每次持续几秒钟，面色黧黑，舌质淡，舌体胖大，苔白厚腻，脉弦滑。详问其病史，知其病发之初长期在深圳工作生活，经常涉水淋雨，感受风湿之邪，加之紧张劳累，心脾气虚，健运失职，湿邪阻滞，脉络瘀阻而发本病。

治法：养心健脾，顾护正气。

方药：党参15g，麦冬15g，五味子10g，生地15g，茯神15g，丹参15g，远志10g，枣仁15g，节菖蒲10g，龙齿15g，阿胶 10g，黄连 5g，天麻 10g，细辛 4g，甘草 3g，日 1 剂，水煎分两次服。

另用白干参、藏红花、三七等粉碎制成胶囊，每次三粒，每日三次口服。

二诊：2009 年 2 月 28 日。服上药后心悸，胸闷，气短明显好转，睡眠改善，心烦急躁易怒不减，舌尖红，舌苔薄腻，此为肝郁化火之象，治以健脾除湿，平肝息风，化痰通络，处方：当归 10g，白芍 15g，白术 10g，茯苓 15g，柴胡 5g，香附 10g，郁金 10g，节菖蒲 10g，枳壳 10g，天麻 10g，细辛 5g，炒栀子 10g，白蔻仁 10g，钩藤 12g，全虫 10g，牡丹皮 10g，甘草 3g，每 1 剂，水煎分两次服。

三诊：2009 年 5 月 26 日。舌已能伸出口外，癫痫发作次数减少，心烦急躁易怒消失，头痛明显减轻，面部有知觉，行走平稳。

处方：白术 10g，茯苓 15g，橘红 10g，旱半夏 10g，香附 10g，郁金 10g，节菖蒲 10g，泽泻 15g，山甲 8g，川芎 10g，僵蚕 10g，白附子 10g，苍术 10g，丹参 15g，全蝎 10g，桂枝 6g，白蔻仁 10g，佛手 10g，生薏仁 30g，甘草 3g，每日一剂，水煎分两次服。

复诊：2009 年 7 月 24 日。口角已无明显歪斜，语言清晰，左侧面部感觉基本正常，记忆力明显改善，面色稍暗，舌尖红，体胖大，苔薄白。

处方：白术 10g，茯苓 15g，橘红 10g，旱半夏 10g，香附 10g，白蔻仁 10g，佛手 12g，郁金 10g，节菖蒲 10g，莲子心 6g，泽泻 15g，川芎 10g，全蝎 10g，山甲 8g，细辛 5g，苍术

10g, 天麻 10g, 麝香 0.5g（分两次冲），甘草 3g, 葱白三寸为引，每日一剂，水煎分两次服。

复诊：2009 年 8 月 19 日。诸症均已消失，行走坐卧均如常人，无癫痫发作，要求继续服药以巩固疗效。

处方：苍术 10g, 白术 10g, 茯苓 15g, 橘红 10g, 旱半夏 10g, 香附 10g, 郁金 10g, 节菖蒲 10g, 泽泻 18g, 川芎 10g, 天麻 10g, 桃仁 10g, 莪术 12g, 胆南星 10g, 全蝎 10g, 山甲 8g, 细辛 5g, 麝香 0.5g（分两次冲），甘草 3g, 葱白三寸为引，每日一剂，水煎分两次服。

按语： 偏枯，是由营卫俱虚，真气不能充于全身，邪气侵袭于半身偏虚之处所致一侧上下肢偏废不用之证。又名偏风，亦称半身不遂。《灵枢·刺节真邪》："虚邪偏客于身半，其入深，内居营卫，荣卫稍衰，则真气去，邪气独留，发为偏枯。"《金匮要略·中风历节病脉证并治》："邪在于络，肌肤不仁；邪在于经，即重不胜；邪入于腑，即不识人；邪入于脏，舌即难言，口吐涎。"李老认为本病的发生，多由于脏腑功能失调，或气血素虚，加之外邪侵袭入中经络，气血痹阻、肌肉筋脉失于濡养；或外风引动痰湿，痹阻经络；或内伤劳倦、忧思恼怒、饮酒饱食、用力过度，致瘀血阻滞、痰热内蕴，或阳化风动、血随气逆，瘀阻脉络，而致一侧肢体麻木，半身不遂，口眼歪斜，舌强言謇或不语等症。其病位在脑，与心、脾、肝、肾关系密切。病因病机不外风（肝风、外风）、火（肝火、心火）、痰（风痰、湿痰）、瘀（血瘀）、虚（气虚、阴虚），病性多为本虚标实。李老十分强调脾胃在本病发生发展过程中的重要性，因"脾为生痰之源"，脾胃居于中焦，通上连下，为气机升降之枢纽；升降逆乱，气血运行失常，可致气滞、血瘀、痰湿内停，痰瘀阻于舌本脉络，则出现语言不利、舌强语謇；流窜经络肢体，血行不畅，筋脉失荣则导致口眼歪斜、肢体不遂、麻木不仁。偏枯之病虽然有风、火、痰、瘀、虚等多种病因，但其基本病机为脏腑阴阳失调，气血逆乱。李老认为本病多为本虚标实，治疗上应注意治标与治本相结合，权衡病情之缓急，脏腑气血之盛衰，以决定扶正与祛邪的侧重。属脾气虚弱，痰湿停滞，瘀血阻络者，治以健脾益气，化痰利湿，活血通络；属阴虚阳亢，痰瘀阻络者，治以滋阴潜阳，化痰祛瘀，通经活络；属气虚血瘀者，治以益气活血，通经活络；属气阴两虚，脉络瘀阻者，治以益气养阴，通经活络；属风痰上扰清窍者，治以豁痰祛湿，息风通窍。李老强调在本病的治疗中，应时刻注意顾护脾胃。脾胃乃后天之本，气血生化之源；脾胃功能强健，则气血生化有源，升降之机正常，五脏六腑得以濡养；脾气健运，气血运行正常，则痰湿得清，瘀血得化，经络得通，而偏枯得愈。

本例患者半边脸无汗，属中医学的"偏沮"，由气血不能畅流周身所致；面部无知觉，口角歪斜，无汗，张口困难，流涎，舌伸不出，语言謇涩，是由于正气不足，营卫俱虚，络脉空虚，外邪入中经络所致；短暂发作的癫痫提示痰湿阻遏清阳，清窍被蒙；心悸、胸闷、气短为心气亏虚，气血不调；记忆力减退为心脾虚损，气血不足；头痛如裹，行走不稳，向一侧倾斜，坐立不安，均为脾失健运，清阳不升，浊阴不降，痰瘀互结，脉络失养之象。

本例患者病程长，症状多样，病情复杂，既有外感风湿，又有内伤劳倦，心脾气虚，根据病情之缓急，脏腑气血之盛衰，李老对本病分三个阶段治疗：首先以生脉饮加味，另配由白干参、藏红花、三七等药制成的胶囊，养心健脾，活血化瘀，重点以护心为主，使心之气血充盈，鼓动有力，血脉运行正常；第二步因本病为伤风中湿，经络不通，故治以祛风除湿，活血通络；重用虫类药，一者虫类药物为血肉有情之品，有补益作用，二者虫类药物有活血通络的作用；使风祛湿除，经络得通，则面部知觉恢复，张口困难及舌不灵活均改善；第三步，本病已与外风无关，为脾虚湿盛，治当健脾祛湿，通窍活血，使脾气健旺，湿无所生，营血流畅，经脉得养，则诸证皆除。

急性脑出血案

闫某，男，60岁。

现病史：患者于2009年12月29日驾车前往单位的途中遭遇"碰瓷"，因过度恼怒而致意识丧失，右侧肢体瘫痪，大小便失禁，急送某省级三甲医院，经头颅SCT平扫，诊断为"左侧外囊出血"，住院治疗。按脑出血常规治疗。因患者持续深度昏迷，病情危重，多方会诊不主张行颅内微创手术，遂请李老会诊。当时症见患者神志昏迷，两目上视，大汗淋漓，舌卷囊缩，遗尿，舌质红，舌体不胖大，脉弦细尚有力，血压135/90mmHg。

中医诊断：中风（中脏腑 脱证）（肝阳上亢，肝风内动）。

治法：平肝息风，清热凉血，少佐活血。

处方：蒸首乌18g，白芍15g，黄精15g，怀牛膝15g，郁金 10g，节菖蒲 10g，茯苓 15g，泽泻 15g，当归 10g，赤芍 12g，生地 12g，牡丹皮 10g，全蝎 10g，地龙 12g，甘草 3g。5 剂，每日 1 剂，水煎分两次鼻饲。

另用安宫牛黄丸，每次一粒，每日两次鼻饲。同时配合西医常规治疗。

二诊：2010 年 1 月 8 日。出现咳嗽，喉中痰鸣，呼吸急促，发热，T：39℃，听诊两肺满布湿啰音，头颅、胸部 SCT 平扫提示左侧基底节脑出血，双肺炎症。因肺部症状明显，急者治其标，故治以清热宣肺，止咳化痰。

处方：辽沙参 15g，前胡 10g，黄芩 10g，杏仁 10g，瓜蒌子 10g，知母 12g，川贝 10g，苏子 10g，鱼腥草 15g，桔梗 10g，葛根 15g，牡丹皮 10g，橘红 10g，青蒿 10g，地骨皮 12g，甘草 3g。继服安宫牛黄丸。

三诊：2010 年 1 月 10 日。服上方 2 剂，热退，咳嗽明显减轻，听诊肺部啰音消失。肺部症状改善，仍以原发病为重点，治以平肝息风，通经活络，开窍醒神。

处方：蒸首乌 15g，赤芍 15g，黄精 15g，枸杞子 15g，牡丹皮 10g，丹参 15g，鸡血藤 20g，郁金 10g，节菖蒲 10g，地龙 15g，全蝎 10g，蜈蚣 3 条，山甲 8g，茯苓 15g，桑枝 25g，泽泻 15g，红花 10g，甘草 3g。继服安宫牛黄丸。

复诊：2010 年 1 月 13 日。上方服 3 剂，仍神志昏迷，不能言语，患肢无知觉。治以平肝潜阳，通经活络，豁痰开窍。

处方：三七（冲服）3g，牡丹皮 10g，赤芍 15g，茯苓 12g，旱半夏 10g，泽泻 15g，冬瓜子 30g，生薏仁 30g，大黄 3g，郁金 15g，节菖蒲 10g，菊花 10g，夏枯草 30g，怀牛膝 30g，石决明 30g，珍珠母 30g，全蝎 6g，蜈蚣 1 条，地龙 10g。

复诊：2010 年 1 月 21 日。服上药 7 剂，神志逐渐清醒，发音困难，右侧肢体有痛觉，头颅、胸部 SCT 平扫提示左侧基底节区及左侧额颞顶叶可见大片状水肿样低密度影，与前片对比脑水肿加重；双肺炎症较前对比有所吸收；MRI 提示左侧基底节区脑出血，量约 42mL。主治医生建议手术，但患者家属拒绝，仍坚持中药治疗。治以养阴平肝，活血通络，通阳利水，以减轻脑水肿；同时建议减少输液量。

处方：蒸首乌 15g，赤芍 15g，当归 10g，川芎 10g，郁金 10g，节菖蒲 10g，丹参 15g，泽泻 15g，桂枝 5g，猪苓 10g，大黄炭 6g，白术 10g，茯苓 15g，全蝎 10g，蜈蚣 3 条，山甲 10g，地龙 15g，白僵蚕 10g，乌梢蛇 10g，木瓜 18g。10 剂。

复诊：2010 年 2 月 3 日。神志清晰，右侧肢体可稍活动，知觉恢复，能说简单的字词。头颅 SCT 平扫提示左侧基底节区及左侧额颞顶叶可见大片状水肿样低密度影较前对比有吸收。因患者有乙肝病史，故查肝功：谷氨酸氨基转移酶 47U/L，门冬氨酸氨基转移酶 90U/L，总胆红素 56.1μmol/L。治以益气活血，通经活络，佐以利胆退黄。

处方：黄芪 20g，当归 12g，川芎 10g，赤芍 15g，桃仁 10g，红花 10g，郁金 10g，节菖蒲 10g，白术 10g，茯苓 18g，泽泻 15g，桂枝 6g，山甲 10g，全蝎 10g，大黄炭 6g，蜈蚣 3 条，木瓜 18g，桑枝 25g，茵陈 12g，甘草 3g。7 剂。停用西药。

复诊：2010 年 2 月 11 日。神志清晰，语言謇涩，面色晦暗，右侧肢体活动受限，舌质红，苔薄白，脉沉细。治以益气活血，通经活络，处方：黄芪 25g，当归 12g，川芎 10g，

赤芍 15g，桃仁 10g，红花 10g，香附 10g，郁金 10g，节菖蒲
10g，桂枝 6g，生薏仁 30g，山甲 10g，全蝎 10g，大黄炭 6g，
川牛膝 15g，木瓜 18g，鸡血藤 30g，丹参 15g，桑枝 30g，独
活 10g，蜈蚣 3 条，甘草 3g。

复诊：2010 年 3 月 6 日。上方共服 22 剂，患者思维清晰，
精神佳，面色红润，语言表达清楚，右侧肢体功能明显改善，
右手可触到右耳，可在旁人扶持下行走，但动作迟缓，手扶
栏杆可缓慢上下楼梯，舌边尖红，舌体稍胖大，脉略弦。MRI
复查与发病时对比病情明显好转；复查肝功谷氨酸氨基转移
酶 22U/L，门冬氨酸氨基转移酶 38U/L，总胆红素 49.5μmol/L。
治以益气活血，通经活络，养阴平肝。

处方：黄芪 25g，当归 12g，川芎 10g，赤芍 15g，丹皮
10g，郁金 10g，石决明 15g，天麻 10g，豨莶草 18g，丹参
15g，茯苓 15g，山甲 10g，地龙 15g，全蝎 10g，大黄炭 5g，
蜈蚣 3 条，桑枝 30g，黄精 15g，蒸首乌 18g，甘草 3g。上方
略有加减，用药两月，患者语言流利，四肢活动如常人，病
告痊愈，恢复工作。

按语： 急性脑出血属中医学"中风""厥证"范畴。李老
认为中风的病因病机多由于肝阳上亢、阴虚阳亢、气虚血瘀
和痰湿阻滞，病因病机不同，发病的缓急轻重不同，其预后
亦不同。肝阳上亢者，一般平时无高脂血症、高血压、糖尿
病等基础疾病，多由于强烈精神刺激，极度恼怒而发病，病
势急，病情发展迅速，死亡率较高，但如治疗及时，措施得
当，往往恢复较快，后遗症轻微或不留后遗症；而其他三型
多有基础疾病或见于老年人，发病之后，治疗恢复较慢，多

留有后遗症。本例患者源于恼怒惊恐发病，病势急，病情重。病机为恼怒伤肝，惊恐伤肾，肝阳上亢，化火生风，肝风夹热、气、血上冲颠顶、壅塞清窍，使脑血管破裂出血，正如《素问·生气通天论》云："大怒则形气绝，而血菀于上，使人薄厥。"《内经·厥论》亦指出："阳气盛于上，则下气重上而邪气逆，逆则阳气乱，阳气乱则不知人也。"本证虽有脱象，但据脉证，不能补阳，仍治以平肝息风，清热凉血，少佐活血；清热凉血可使肝气下降，以期气返则生，减少脑部充血；稍加滋阴药物以壮水制火，使阴液得复，肝肾得养，火降风息。患者神志清晰后身体恢复的重点在以下三方面：思维能力、记忆力的恢复；语言表达能力的恢复；肢体功能的恢复。本例患者的治疗和用药特点：一是发病之初，针对病机，以平肝息风，清热凉血立法，少佐当归、赤芍养血活血之品，能加速血肿的吸收和解除脑受压，有利于神经功能的恢复。二是平肝养阴清热药加五苓散通阳利水，以减轻脑水肿。三是药中用少量大黄可行血中之气，引火下行。四是随着病情的稳定，逐步加动物药如全蝎、蜈蚣、地龙、僵蚕、乌梢蛇等，因此类药物为血肉有情之品，既有补益作用，又可通经活络。五是在益气养阴凉血活血药中少佐桂枝，并减少输液量，以增强机体自身利水之能力，取"善补阴者，必于阳中求阴，则阴得阳升而泉源不竭"之意。六是根据病情的变化，随时修改治疗方案，不墨守成规，拘于一方一药。需要强调的是中风虽属脱证，但初起心脏功能及血压尚可，应慎用补气之品，宜急用养肝、平肝、息风，以促使气返则生。早用或过用补气活血之药，有引动肝气上逆，肝风复起之虞。待病情完全稳定，各项功能逐渐恢复，则可益气活血，平肝通经活络以善其后。

在跟随李老临诊的过程中越来越深刻地认识到中医药学是整体之中注重个体的实践医学，中医药学的核心是整体观念和辨证论治。中医的学术思想来源于临床实践，也只有通过临床实践才能真正理解和运用中医整体观念和辨证论治的学术思想。正像朱良春所说的那句明言："中医之生命在于学术，学术之根本在于临床，临床水平之高低在于疗效。"而名老中医是中医理论与临床实践相结合的典范，我们只有拜老中医为师，虚心求教，才能把他们的经验学到手，才能提高疗效，从而把中医学术传承下来。名老中医的经验是十分宝贵的，我们不仅应该全面传承，包括一招、一式、一方、一法。更要着眼于学习他们辨证论治的思想，这是中医的精髓。换言之，我们更要学习他们临床中运用中医的思维去审因论治，组方遣药。

在中医学实践中，离不开认真思考，读书时思考，才能融会贯通，临床后思考，才能修正错误，只有通过缜密思考，才能将无序的思维变为有序，从纷乱中找出头绪，然后升华为理论。临床的时间越长，经历的病例越多，越感到医治一些顽固病，绝非几剂汤药就能解决问题，必须有方有守。因为疾病是日积月累而来，那么疾病的医治也必须循序渐进。也就是说，疾病的进展过程中有一本质的东西，决定病变的终始，非到病变的进展过程的完结，疾病不会痊愈，因此，治病必求于本，本质不变，方不可变，变则无效，甚则半途而废。疾病的顽固性决定医治必须有持续性。这里关键是要心有定见，也就是对疾病的本质要诊断准确，用药准确，丝丝入扣，才能功到自然成。反之，假如辨证不准确，犯虚虚实实之戒，就会造成失误。或者用药与疾病的本质沾不上边，风马牛不相及，丝毫无效还不知改方，服药多了就会造成身体内药物蓄积中毒，造成变证或其他的损害。脉变、证变、法变、方变、药变和守方不变是一个事物的两个方面，核心还是辨证论治。

七、运用李老脾胃病学术思想从痰论治案例 3 则

张正杰：师承于国医大师李振华教授，主治医师，现任河南省脾胃研究所专家组成员、河南中医药大学第一附属医院国医大师李振华传承工作室专家组成员、河南省脾胃病专业委员会委员、河南省保健协会常务理事、河南省全民健康促进会理事、郑州市中医内科专业委员会委员。

擅于治疗脾胃病、胃肠病、顽固性咽炎、更年期综合征、神经衰弱等内科疾病及疑难杂病。

李老在临证诊疗中重视脾胃，其脾胃学术思想除了用于治疗脾胃病、胃肠病外，对其他的疾病也有很好的疗效。张正杰在临床中运用李老的治疗脾胃学术思想，治疗心脏病心胃同治，治疗高血压从肝脾着手，化痰平肝，对于抑郁症、焦虑症和更年期综合征从清心豁痰出发治疗，从化痰理气的角度治疗梅核气，都取了很好的效果。李老在治疗痰湿引起的疾病时抓主证，同时注意兼证，脾虚痰湿的主证有舌体胖大，苔腻脉滑，腹胀纳差，大便异常，体型肥胖。根据兼证

317

的特点来分别用药，特别是根据痰湿的寒热虚实变化，如舌苔黄厚腻是热重于湿，在治疗时以清热化痰为主，待痰热已去，要及时调整方用，不过用寒凉药，不然会使痰湿更重，湿重于热是以淡渗利湿之品祛湿化痰。

　　注意兼证，在治疗心脏病时，除了痰湿外，还要注意血瘀，整个治疗过程要根据血瘀的情况使用合适的活血药。在治疗高血压时除了痰湿外，还有照顾肝气，根据肝的具体情况来疏肝、舒肝、平肝、清肝、镇肝、养肝、柔肝等分别用药。抑郁症、焦虑症，多是病机复杂，涉及心肝脾甚至肾多个脏器，寒热虚实错杂，在治疗时先抓住主证，化痰为主，同时疏通肝气，然后再根据兼证分别用药。以下为张正杰在李老学术思想指导下治疗的几个病例。

胸痹案

　　黄某，男性，60岁。初诊：2015年4月28日。

　　主诉：胸闷胸痛3年，加重，1月。现病史：患者在3年前因胸闷胸痛到医院就医，诊断为冠心病，屡用中西药治疗，病情始终未能有效控制。平时有慢性胃肠炎，易腹胀，纳食尚可，大便不成形，3～5次/日，吸烟嗜酒，痰多。近1个月来胸部闷痛不适，多食则腹胀，腹泻，日3次，伴有疲劳乏力，咯稠痰。求中药治疗而来诊。心电图示：窦性心动过缓，心率48次/分钟，频发性室性搏动，ST段下移0.05mV。舌体胖大，舌苔白腻，舌质淡红，脉沉缓无力。

　　西医诊断：冠心病，心动过缓，早搏。

　　中医诊断：胸痹（心脾亏虚，痰湿瘀阻证）。

　　治法：健脾和胃，化痰祛瘀，通阳宣痹。

处方：李老自拟导痰活血汤加减。

白术 10g，茯神 15g，橘红 10g，半夏 10g，香附 10g，白蔻仁 10g，藿香 10g，厚朴 10g，郁金 10g，节菖蒲 10g，炒酸枣仁 10g，远志 10g，丹参 15g，桂枝 6g，全瓜蒌 15g，薤白 10g，泽泻 15g，炒薏苡仁 30g，甘草 3g。10 剂。水煎服，日 1 剂，分 2 次服。

二诊：2015 年 5 月 10 日。服药后，胸闷胸痛减轻，纳食可，无腹胀，大便日 2 次，仍不成形，仍有疲劳感但有所好转。舌苔薄白，上方去藿香加党参 15g，继续服用 10 剂。

三诊：2015 年 5 月 20 日。复查心电图示：心率 60 次/分钟，偶发早搏，ST 段已无压低现象。患者无不适感，饮食正常无腹胀，大便日 1 次，上方继服 7 剂，日 1 次，巩固效果。

按语：李老认为，脾属土，与胃相表里，同属后天之本，灌溉四旁，以养心肺肝肾。心脏功能的正常主要依靠宗气的推动，而宗气来源于胃，若中焦脾胃虚弱，宗气匮乏，推动无力，心脉瘀阻或脾虚运化，水液失常，湿聚痰生，痰湿阻滞于胸中使胸阳不展，气血瘀滞，脉络不通，而出现胸闷胸痛之症。正如《灵枢·厥病》说："厥心痛，痛如以锥针刺其心，心痛甚者，脾心痛也。"又说："厥心痛，腹胀胸满，心尤痛甚，胃心痛也。"李老常讲，脾胃功能失常，湿阻气机是多种慢性病的发病根源，是各种心脑血管疾病的发生主要原因。正如《灵枢·杂病》说："心痛，腹胀，啬啬然，大便不利，取足太阴。"本案患者因平素脾胃虚弱，加之喜嗜烟酒，痰湿阻滞，瘀滞心脉而出现胸闷胸痛、腹胀、便溏、咯痰，皆为脾胃虚弱之候，其治疗以健脾和胃，化痰祛瘀，养心通脉为法。方用李老自拟的导痰活血汤以白术、茯神、橘红、半夏、白蔻仁、藿香、厚朴健脾益气，和胃化痰；香附理气，气行则湿行；郁金、节菖蒲、炒酸枣仁、远志开窍养心安神；李老常给张正杰讲在冠心病发病中，血瘀是一直存在的，在治疗时用活血化瘀之品是贯穿始终的，如丹参、桃仁、红花、降香等，根据血瘀的程度来选用合适的活血药，本案以丹参一味顶四物，活血化瘀；桂枝通心阳、醒脾阳、助膀胱之气化，为通阳之要药，配薤白、全瓜蒌舒展心阳，宽胸散结，振奋心脉，鼓动阳气，以助宣通心脉之痹阻；泽泻、炒薏苡仁健脾止泻；甘草调和诸药。待胃之纳化正常，无腹胀时加党参以增加养心脾之气。本证的关键在于脾胃失调，单用活血化瘀或扩张血管之法治疗，虽见一时之效，化瘀之久反伤正气，效不持久。故在治疗上以健脾胃为主，气血充盈，湿浊不生，心脉通畅而病自愈。

高血压案

邓某，男，39岁。初诊：2014年11月3日。

主诉：高血压3年。

现病史：患者为企业主，平时工作繁忙，熬夜饮酒过度，在5年前出现血压高，当时血压150/100mmHg。医院诊断为高血压，服用降压药，断断续续一直没有引起重视，近两年来血压越来越不稳定，服用降压药效果不好，连续换了缬沙坦和美托洛尔等降压药但效果都不理想，听熟人介绍而来求中药治疗。现饮食睡眠均可，大便不成形，头晕头沉如裹，平素容易急躁，患者自诉这一段时间血压都在180/120mmHg

左右，现测量血压 185/130mmHg。舌质淡红，舌体胖大，舌苔黄。脉沉弦细。

家族史：其母亲家族有高血压病史，其母亲患高血压多年。

西医诊断：高血压。

中医诊断：眩晕（脾虚湿盛，肝火上炎证）。

治法：健脾祛湿，平肝潜阳。

处方：李老自拟健脾平肝汤。

炒白术 10g，茯苓 15g，橘红 10g，半夏 10g，醋香附 10g，郁金 10g，节菖蒲 10g，炒栀子 10g，天麻 10g，菊花 12g，珍珠母 20g，生石膏 15g，石决明 20g，钩藤 12g，甘草 3g。7 剂，水煎服，日 1 剂，分 2 次服。

二诊：2014 年 11 月 11 日。服药后头疼头晕急躁减轻，一周来每天早晚检测血压两次，平均在 160/110mmHg，舌质淡红，舌苔稍黄，上方生石膏减为 12g，加夏枯草 12g，泽泻 15g。15 剂，水煎服，日 1 剂，分 2 次服。

三诊：2014 年 11 月 28 日。服用上方后，头晕头沉消失，无心烦急躁不适感，监测血压 145/95mmHg，舌苔薄白，舌质淡稍红，舌体胖大，脉沉弦。

炒白术 10g，茯苓 15g，橘红 10g，半夏 10g，醋香附 10g，郁金 10g，节菖蒲 10g，天麻 10g，菊花 12g，珍珠母 20g，石决明 20g，钩藤 12g，罗布麻 20g，炒杜仲 15g，甘草 3g。30 剂，水煎服，日 1 剂，分 2 次服。

治疗结果，血压 130/85mmHg，睡眠、饮食、二便均正常，无头晕头沉等不适感，一年后回访，血压一直正常无复发。

按语： 高血压多发生于 40 岁以上的中老年人，近年来高血压发病越来越年轻化，同时与职业、生活习惯、家族史等也有一定关系。

李老讲本病多因精神紧张，忧思忿怒，导致肝郁化火，肝阳上亢，及素体阳盛，肝火上亢；或肝火亢盛，日久耗伤肝肾之阴，以及肾精不足，肝失滋养，肝阳上亢；或肝肾阴虚日久，阴虚及阳，导致阴阳俱虚；或嗜酒肥甘，饮酒过度，伤脾生湿，痰湿阻滞气机，形成脾虚肝旺，肝阳上亢。总之，本病之病理，其标在于肝火亢盛，其本与肾脾有关。本病之治疗，如属阴虚肾亏早期出现的头晕目眩等证，中医之治法应首先滋补肾阴，亦叫壮水之主以制阳光，使肾阴恢复，肝火上炎引起的头晕目眩可不治自愈。如果忽视治病必求其本，仅根据血压高用单纯的降压药虽可见一时之效，但病难根除，且易不时发作。由于肾阴亏虚得不到及时治疗而越来越重，水不涵木，肝火上炎也会日渐加重并发多种疾病。或者脾虚痰湿壅盛，湿热交蒸；痰阻经络，肝火内炽，炼液为痰，以致肝火夹杂痰火，横窜经络，蒙蔽清窍。或者肝肾阴虚证，因肝火日盛，肝阳上亢，加之一时恼怒或劳累过度之诱因，血与气并走于上，不仅血压增高，并可出现厥证，如脑栓塞、脑出血等脑血管意外症，进而造成偏瘫、语言謇涩，以致神志不清等恶果，即属中风的严重证候。

本案患者因平素嗜酒肥甘，工作繁忙，熬夜等长期的不良生活习惯，加之有家族高血压病史，出现高血压，虽经治疗但效果不显。据其大便不成形、头沉如裹以及舌脉情况俱为脾虚失运，湿阻气机，肝郁化热，形成脾虚湿盛，肝火上炎之证。方用李老原创的健脾平肝汤，以炒白术、茯苓、橘红、半夏健脾祛湿，燥湿化痰，醋香附、郁金疏肝，配节菖蒲开窍醒神，去清窍之湿浊，炒栀子、天麻、菊花、珍珠母、石决明、钩藤平肝潜阳，清肝泻火。特别是一诊舌苔黄配清胃火之生石膏，药尽诸证减轻，但石膏为大寒大凉之品，不易久服，否则损伤脾阳气则痰湿更难除，以后逐渐减少石膏之用量，为本方注意之处，全方综合配伍，使脾健痰消，肝疏火清而血压正常而得痊愈。

脏躁案

郭某，女，42 岁。初诊：2015 年 9 月 20 日。

主诉：失眠、狂躁、乏力 3 月余。

现病史：患者在 10 年前因感情问题导致婚姻失败，后坚持不结婚而和闺蜜合伙做生意，生意一直顺利。半年前闺蜜自己投资其他生意，用患者的身份贷款，生意失败，携巨款潜逃海外，造成患者身无分文，无家可归，外欠贷款 500 万元左右。患者由于精神受到严重打击而出现心烦急躁，失眠，纳差，浑身乏力，一心只想用硫酸泼闺蜜女儿并同归于尽。精神病医院诊断为狂躁型抑郁症，服用黛力欣和安定类药物，效果不显反而头疼不能起床，因浑身疲劳无力无法复仇而来求诊。现纳差不欲食，失眠多梦，头疼头沉如裹，多噩梦，心烦狂躁，情绪不能控制，出门和保安吵，逛商场把商店门店砸了等，一天和人吵了六次架，厌世，不愿意和家人朋友沟通，觉得生不如死，善哭泣，就诊时在诊室痛哭半个小时，记忆力急剧下降。面色晦暗，舌苔白腻，舌质淡边尖红，舌体胖大，脉沉弦细。

西医诊断：狂躁型抑郁症。

中医诊断：脏躁（肝脾失调，痰火扰心证）。

治则：疏肝健脾，清心豁痰。

处方：李老自拟清心豁痰汤。

炒白术10g，茯苓15g，橘红10g，半夏10g，醋香附10g，白豆蔻10g，藿香10g，厚朴10g，醋郁金10g，节菖蒲10g，炒栀子10g，莲子心6g，龙齿15g，小茴香10g，焦三仙各12g，夜交藤30g，合欢皮20g，甘草3g。10剂，水煎服，日1剂，分2次服。

二诊：2015年9月30日。患者服药后，饮食增加，乏力好转，心烦狂躁减轻，出门已经可以正常沟通，能控制自己的情绪，不遇人皆吵架。睡眠有好转但仍做噩梦，时有头痛头晕，头疼如裹，舌苔薄白，舌苔胖大，舌质淡，脉沉细弦。

炒白术10g，茯苓15g，橘红10g，半夏10g，醋香附10g，砂仁8g，厚朴10g，醋郁金10g，节菖蒲10g，炒栀子10g，莲子心6g，龙齿15g，小茴香10g，焦三仙各12g，夜交藤30g，合欢皮20g，天麻10g，菊花12g，细辛5g，甘草3g。10剂，水煎服，日1剂，分2次服。

三诊：2015年10月10日。服药后睡眠好转，基本无噩梦，一晚上可以睡眠5～6小时，饮食正常，面色好转，已无乏力感，头晕头疼基本消失。除服药外，张教授对患者耐心劝解，告诉其犯法的危害和问题的解决方法。事情起因是经济纠纷，可以通过法律途径解决，使患者逐渐放弃轻生和犯法的想法。

党参 15g，炒白术 10g，茯苓 15g，橘红 10g，半夏 10g，醋香附 10g，砂仁 8g，厚朴 10g，醋郁金 10g，节菖蒲 10g，炒栀子 10g，龙齿 15g，小茴香 10g，夜交藤 30g，合欢皮 20g，青皮 10g，甘草 3g。20 剂，水煎服，日 1 剂，分 2 次服。

春节前夕，患者发来短信拜年祝福并告知，现在在家人和朋友的帮助下通过法律途径已经追回了一小部分资金，睡眠饮食均可，对生活充满了信心，感谢之情溢于言表。

按语：李老认为，抑郁症的发生多与精神因素、饮食生活失调和其他疾病形成有关。如长期情志不畅，或精神过度紧张，以致肝气郁结，气郁化火，耗伤肝肾之阴；或久病、高热伤阴，形成阴虚阳亢，心肾不交；或肝肾阴虚，久而阴损及阳，形成肾阳虚弱；或因思虑劳倦过度，伤及心脾，以致脾脏健运失职，气血生化之源不足，亦有因失血过度，以致心血不足，心脾亏虚；或脾虚失运，湿阻气机，化火成痰，痰火内盛，内扰心神，甚至痰蒙心窍，以致心神恍惚，哭笑无常。故本病之形成与心、肝、脾脏器功能失调有关。

李老对抑郁症的认识是从医圣张仲景在《金匮要略》中对脏躁的记载受到启发。如"妇人脏躁，喜悲伤欲哭，像如神灵所作"，已重点描述了抑郁症的主症。李老根据临床所见到的一些患者出现心烦急躁，失眠多梦，记忆力减退，善哭泣，精神恍惚，如见神灵等症状，十分类似脏躁。其病因大多是长期精神抑郁，情绪低落，出现心烦急躁，怒气伤肝，肝气郁滞，郁而化火，以致肝火引动心火，同时肝火耗伤肾阴，肝气又横逆脾胃，导致脾不能正常运化，水湿内停，遇热而为痰，痰湿随肝气上逆，蒙蔽清窍，导致思维混乱。由此可见，肝气失其疏泄条达，郁而化热，轻则引发脏躁，重则可发展成为抑郁症，而出现上述症状。李老在临床上治愈了大量类似的病例，病情重者少数亦有肝火引动心火，出现多疑幻想，发展为厌世甚至轻生的行为。所以李老认为抑郁症的病机在于肝。其病因在于精神受到刺激，怒气伤肝，郁而不解，肝失疏泄条达，郁而化火。肝火、心火不仅会导致失眠多梦，心烦急躁诸证，甚则出现神经失控，思维混乱。肝失疏泄条达，肝气横逆又可损伤脾胃，水湿运化失常，湿遇火而成痰，痰随肝气上逆蒙蔽清窍，则思维更加混乱不能自主。因而本病出现心肝脾肾四脏相互彼此功能失调。对此复杂之病机，李老认为宜通不宜补，通即是疏通肝气，恢复肝气疏泄条达的功能，气行则湿行，痰湿消失，热成无根之火，便会自行消散。同时在治法上以药物治疗和心理治疗并重，使肝气不再郁滞，其他脏器功能自可恢复。疏肝理气宜用清热而不燥之品，不宜纯用镇静抑制之剂。

李老在临床上长期思考、实践，研制出清心豁痰汤。张正杰在临床中使用本方治疗失眠、更年期综合征、神经衰弱、焦虑症等精神类疾病效果显著。本案患者因精神刺激而发病，治疗以清心豁痰汤加减。其中炒白术、茯苓、橘红、半夏健脾燥湿化痰。香附、郁金、小茴香直入肝经，疏肝理气。炒栀子、莲子心、节菖蒲、龙齿、夜交藤、合欢皮清心肝之火，安神宁志，火去不扰神明而思维正常。焦三仙、白蔻仁、藿香芳香化湿，消痰化积而使饮食增加，本方疏肝理气以治其本为主，清心安神，健脾祛湿以治其标，再辅以心理规劝治疗。全方集疏肝理气，清心豁痰为一体，使气行，湿行，火消，神安，思维恢复正常而得痊愈。

八、随李老跟诊心得

王海军：师承于国医大师李振华教授，副主任医师，郑州市卫生学校高级讲师。

李老一生救治了无数疑难危重病人，王海军作为李老的学生弟子随其门诊、会诊，深有感触。其中有一次是为著名剧作家杨兰春会诊。杨兰春是现代豫剧《朝阳沟》的编剧，被称为《朝阳沟》之父，曾任河南省文联副主席，与李振华是多年的老朋友，之前曾多次找李老诊病。2007年春，杨兰春患脑梗死住进了河南某省级医院，住院多日，7天未进饮食，靠输营养液维持，病情危重。其家属请李老会诊治疗。

当时李老也正患病，杨兰春家属来请，李老毫无推辞，带病出诊，王海军随李老一同前往。

来到病房，只见杨兰春蜷卧在床上，神志不清，口中却念叨着李老的名字。李老向家属简单询问了一下病情，更俯身床边，为其诊脉望舌。患者舌质红无苔，舌干缺津，脉象沉细微弱，大便数日未解。据舌脉，李老师诊为胃阴大伤。开处方前李老对王海军和杨兰春家属说："病情危重，胃阴大伤。有胃气则生，无胃气则死。当前要急救胃阴，恢复胃气。"遂开处方如下：

西洋参15g，白干参8g，麦冬15g，石斛15g，知母12g，天花粉12g，白芍15g，陈皮10g，鸡内金10g，郁金8g，焦三仙各10g，甘草3g。水煎服。

方中西洋参、白干参、麦冬、石斛、知母、白芍滋养胃阴，恢复胃气；郁金开窍醒神；天花粉生津；陈皮、鸡内金、焦三仙开胃进食；甘草和中。

二诊：服 1 剂药后，患者神志渐清醒，想喝鱼汤。随着此方服用 20 多剂后，已能坐起、说话，稍有些精神，只是食少、不能多吃，食后腹部胀满，神志时有恍惚，舌质变淡红有舌苔了，脉象沉细无力。李老师诊后，根据舌脉，认为当前重在脾胃虚弱，正所谓病随证转，方从证立，改为健脾益气为主。处方如下：

西洋参 10g，白干参 10g，白术 10g，山药 20g，茯苓 12g，陈皮 10g，半夏 8g，木香 6g，砂仁 8g，乌药 10g，菖蒲 10g，酸枣仁 15g，焦三仙各 10g，甘草 3g，水煎服。

方中用西洋参、白干参、白术、山药、茯苓健脾益气；陈皮、半夏、木香、砂仁、乌药、焦三仙和胃理气，醒脾开胃；菖蒲、酸枣仁调养精神，安神定志，甘草和中。

继服此方，辅以饮食调养，略事加减处方，又服 40 多剂后，患者精神好转，体力日益恢复，饮食增加，逐渐康复。2 年后，89 岁的杨兰春老人还坐着推车在室外活动，享天伦之乐。2009 年 6 月 2 日杨兰春去世，他的家人说，是李老又让他多活了 2 年零 3 个月，不胜感谢。

此案例患者年高多病，住院数日，饮食未进，神志不清，大便数日不解，尤其是舌质红无苔，舌干缺津，脉沉细微弱，属胃阴大伤，病情危重。李老根据"有胃气则生，无胃气则死"，急救胃阴，恢复胃气，而拯救危亡。首诊方中重用大量西洋参，适量白干参为主，西洋参益气养阴生津，白干参益气生津而不燥，峻补胃阴；辅以麦冬、石斛、知母、白芍、天花粉之属，滋养胃阴，生津润燥，以恢复胃气。服后胃阴得补，胃气得复而神志清醒能进汤水，垂危得生。复诊患者神志清醒，精神有所恢复，能坐起说话，舌也由质红无苔、干燥缺津，变为淡红有舌苔，脉象也由沉细微弱似无转为沉细而显但无力。以上表现说明患者只是病初好转，还有食少、胃脘痞满等脾胃虚弱之象，改为健脾益气为主，药用西洋参、白干参二药并重，以此为主，合以白术、山药、茯苓健脾益气，其中白干参健脾益气而不燥，是李老治疗脾胃病气虚为主而兼有阴液不足之症的常用药；辅以陈皮、半夏、木香、砂仁、乌药、焦三仙等和胃理气、开胃之品，增进饮食，促使其恢复。

李老此次会诊，针对患者的病情，从调理脾胃着手，急救胃阴，恢复胃气，健脾益气，增加饮食，恢复体力，而使病情很快出现好转，逐渐康复。既体现了李振华老师治病善于用调理脾胃之法，也体现了脾胃学说和调理脾胃方法与方物在救治危重患者中所起的显著作用。

九、拜师跟师李振华教授学习中医的体会和感悟

郭文：师从于国医大师李振华教授，河南中医药大学脾胃学术研究所成员、河南省营养保健协会副会长、药膳食疗专业委员会主任委员、河南省全民健康促进会副会长。

郭文的学医之路完全是传统的中医师承之路。跟随李老学中医的人众多，郭文作为其中一员，不仅感受到了李老对

于学生的认真、细心、负责，也见证了李老指导学生学习中医的过程，并成为了记录者。李老对待学生，既是严师，又像慈父。在李老的传授和指导下，郭文从一个对中医了解甚少的普通人，逐渐成为了一个中医迷。

（一）学医经历

郭文接触中医是在 2010 年春节后。他去拜访李老，正值中国中医药出版社准备出版一本反映李老医学人生的书籍。李老感叹：因年事已高，患腰椎间盘突出，躺在床上活动受限，学生们又很忙，恐难完成该书。于是郭文毛遂自荐，协助李老完成心愿。

但李老提出两点顾虑：一，郭文虽有一定的文字功底，但没有医学基础；二，郭文也有本职工作，时间不一定有保证。李老说，写书传于后学，是一项十分严肃但繁琐的工作，不能有丝毫的差错。

在李老的建议下，郭文认真阅读了出版社已出版的四本反映四位中医大家医学人生的书籍，了解了该套丛书的编写体例，也了解了四位医学大家的医学人生。博大精深的中医学深深吸引了郭文！为整理好该书，郭文又系统阅读了《李振华医案医论集》《人民医生李振华》，对李老有了更深入的了解，更加敬仰他的为人为医之道。自 2010 年 5 月开始，郭文几乎每天都去李老家里，坐在他床头，手写记录并录音李老的口述资料，回到家把文字资料整理好并进行打印，第二次去时交给李老审阅、修改。

对一些学术性很强的片段，李老亲自书写。他那种对中医学术的执着和热爱，令郭文为之动容。口述工作不断被登门求医的患者打断，郭文就同时替李老写药方。为写好药方，郭文经常晚上学习李老常用的药物名称，并通过侯士良教授主编的《中药800种详解》了解药物的功效。这样竟有意外的收获，很快就发现了李老的用药特点，并深深爱上了中医学。

在整理《走近国医大师李振华》书稿的近一年时间里，郭文倾听李老讲他如何跟家父学习中医，他的学医方法和读书心要，他的学术思想和临证经验，一同回顾他的成长历程，总结他学习中医的体会，郭文受益良多，也为其下定决心学好中医打下了坚实的思想基础。郭文深深地感受到，宁为良医不为良相的责任和担当，学好中医既能实现自己的价值又能造福人民。

整理《走近国医大师李振华》的过程实际上也是郭文跟李老学习的过程。使郭文对中医的学习方法、对中医理论有了一定的认识。李老见郭文学医心切，就收其为徒。拜师后，郭文几乎天天跟师。这期间，李老住院三次，但慕名求诊的患者依然很多，从未间断。郭文每天守在李老病床前听他口述，抄方。李老精神好时给他讲病因病机，讲如何辨证处方、用药技巧。郭文学医时年龄偏大，记忆力不好，常常苦恼。李老就鼓励郭文，自古就有一些大医40岁左右才开始走上学医之路，比如朱丹溪。住院期间，李老即使在重症监护室里，还在为远道来的重症患者诊治，令大家钦佩不已。患者更是感动得热泪盈眶，泣不成声，要知道，他也是躺在床上的患者啊！郭文内心十分感慨：李老是一代大师，思想境界很纯粹，中医既是他的信仰，又是他生命的全部。

李老常嘱咐他的学生们，学医一定要具备高尚的医德，要树立远大的志向和必成的信心，这是中医药文化的重要组成部分。医学乃仁人之术，医者必具仁人之心，治病救人，刻苦钻研，勤求古训，方可学有所成。李老告诫学生，学医要作大医，万万不可取得一些成绩就骄傲。骄傲的那一刻就意味着停止进步，不进则退，求医者就会越来越少。这样就自毁前程，有违学医初衷。李老严格要求他的学生，强调学习中医，要在以下几个方面重点下功夫：

第一，必须学好中医基础理论。

学习四大经典著作。《黄帝内经》中的阴阳五行、藏象、诊法、治则等内容都要重点掌握，进而树立中医学的整体观念，辨证论治观念。通过学习《伤寒论》，要掌握其辨证的恒动论点。学习《金匮要略》，李老特别强调要背诵其中的警句，如"黄家所得，从湿得之""祛湿不利小便，非其治也""病痰饮者当以温药和之"等。学习温病，李老要求熟读叶天士的《温热论》、薛生白的《温热病篇》、王孟英的《温热经纬》、吴鞠通的《温病条辨》等名著。

学习方剂，要把学习现代方剂学和《汤头歌诀》结合起来，掌握方剂的君臣佐使，理解它的相反相成，达到对立统一。李老不主张死记汤头，用方关键在灵活，"法无常法，常法无法，方有别，医无界"。李老认为中医诊治疾病，并没有固定不变的规矩，如果一成不变按图索骥，就失去了中医的原创思维。基于这种思维方法，在长期临床中，他结合古人的经验，创立了"温中方""脏躁方"等于临床验之有效的名方。对有效的处方，要达到熟悉，记住方义、组成和主治功能、君臣佐使。

学习药物，要把学习中药学和《药性赋》结合起来，明确药物的性味归经、常用药物的配伍禁忌及副作用等。比如酸易入肝、咸易入肾、苦易入心、甘易入脾、辛易入肺，以及归经和走上或走下。如黄芩、黄连、黄柏分别清上中下三焦之火，羌活走上，独活走下。又如药物的寒温到什么程度都要认真掌握。

学习脉学，李老让学生看《濒湖脉学》，并结合脉诊。在平常跟诊学习中，李老总是有意识地给学生讲解患者的舌脉、病因病机等，并手把手教学生如何摸脉。学生们白天跟师抄方，学摸脉，晚上看书，都自感进步很快。李老说虽然脉象只是中医四诊中的一项，甚至有时需要舍脉从症，然而切脉之后，一般可知病犯何逆，因此脉诊不容忽视。

"熟读王叔和，不如临证多"，李老也常鼓励已具备行医资格的学生们尽早试诊。李老强调，中医的核心就是辨证论治，只有辨证对了，用药才会有效。

第二，学医多临证，而且要用中医的思维指导临证。李老认为，具有中医学的思维方式是学好中医的关键。中医学的整体观、个性化的辨证论治、治未病等思想，是中医特有的诊病思维方法。一名合格的中医应该在中医理论指导下，通过辨证综合分析，找出阴阳、表里、寒热等病机，提出立法用药。而掌握了辨证论治，学会运用矛盾论来分析病因病机，博学达悟，才能做到文理通、哲理通、医理通、百病通。因此，李老在学生跟诊期间，常要求他们，临证先四诊，辨证分析，写出立法处方。同时，李老强调中西医是两种截然不同的理论体系，思维方式也截然不同，要防止用西医的思维方式来学习中医，否则学不好。当前最紧迫的任务就是培养传统的中医，让中医回归到中医本源，也就是能用原汁原味的中医思维诊治疾病。

第三，学习中医，要学会用象思维来分析病因病机。李老认为，中医的"象"，在临床上就是患者反映出异于生理的各种信息。这种"象"指的是一种象征、形态、现象，包括患者的精神状态、气色、声音、形体（包括脉搏、舌体、舌态、舌质等）、自我感觉的异常，也叫症状。中医诊断疾病，就是依靠"象"。譬如胃病可出现干呕不吐，也可以表现为仅呕吐食物而不干呕恶心，还可以表现为既干呕又呕吐食物。这就反映了胃所受的刺激原因不同，会出现不同的功能反应，即症状。各种胃病表现出来的不同症状，体现了疾病的不同病机，这正是《灵枢·本脏》所说的"有诸内必形诸外"。几千年来，医者通过四诊，以"象"思维综合分析出不同的病因病机。

（二）学习体会和感悟

通过几年来的跟师临证学习，以及在协助李老整理书籍的过程中，郭文深刻地体会到中医学术的博大精深。在李老教导学生的过程中，他总结出了对于中医学习的体会和感悟。

第一，要真信中医，热爱中医，才能学有所获。学习中医，要立志学好中医。但想要学好，并非易事，不能急于求成，要对中医有浓厚的兴趣。兴趣不是凭空来的，历代名医，或是世代家传，自幼耳濡目染；或是家中有亲人遭庸医误治，丢了性命，自己痛苦不能自拔，遂开始钻研中医；或是家族深受传染病毒害，自己深受打击，立志学好中医，比如医圣张仲景。这里面既有自幼家传学医，也有半路出家拜师、自学中医者。现如今，不管哪个年龄段学习中医，要想学有所成，都需要对中医有浓厚的兴趣，具备扎实的古文功底。正如李老所说，学医要通文理。中医古籍，不易读懂，如果没有深厚的古文基础，读不懂古书，理解不了阴阳五行等中国哲学思想，就无法真正弄懂中医理论，很难学好中医。

兴趣是最好的老师，只有对中医的理论、诊疗方法感兴趣，学习起来才不会感到枯燥。

第二，要注意学习方法，要将学习书本知识和跟师侍诊、亲身临证相结合。在中医的学习方法上虽没有捷径可走，但还是有些学习思路可供借鉴。如选择拜名师，系统学习老师的学术思想和临证经验。学习先从入门着手，由易到难，由浅入深，循序渐进。除了在老师的指导下学习中医四大经典外，要多读体现中华文化的书籍，如《论语》《四书》《五经》等。要多学习哲学知识，学会辩证地看待人和万事万物。学习忌有贪念和杂念。何谓贪杂念头，也就是好大喜功，想速成，心思太重。

第三，在跟师临证前要多读老师的著作，心中反复揣摩老师的读书心要，侍诊时要重点学习老师的辨证思路和辨证方法。如老师如何问诊，如何取得患者的信任，如何与患者进行更好的沟通，营造和谐的医患关系。应原汁原味地继承老师的辨证思维，不可自作聪明。应早临证，多临证。临证由简单到复杂，先选择小病诊治，给信任的人医治，积累经验，让疗效说话，不可夸夸其谈，夸大疗效。临证时要万分谨慎和认真，力求做到胆大心细，胸有成竹。

第四，要认真写好医案，勤总结经验和教训，及时发现问题，及时改正。中医的生命在于临证，仅临证不认真写医案，很难进步。写医案能够培养自己的思维方法，提高中医理论水平和临床疗效，并针对患者的治疗情况总结经验和教训。

第五，坚持中医的思维方法，并以此指导辨证论治。坚持中医为本，西医为用，西医的病名、检查结果、诊断仅作参考，但不能作为中医辨证论治的依据。中医学数千年来的临床实践表明，西医学诊断的很多疑难杂症，按中医学的原创思维来辨证治疗，往往会取得意想不到的疗效。如李老治疗萎缩性胃炎、更年期综合征、抑郁症等。

中医认为，人体是一个整体，人和自然是一个整体，人和社会又是一个整体，因此人既有自然的属性，又有社会的属性。人患了病，有两种情况存在，一是作为人的自然属性，身体出现了疾病的症状；二是作为社会属性，心理出现了疾病的表现。这二者又会相互影响，不是孤立存在的。在临床上，很多被西医诊断为抑郁症的患者就是作为社会属性的心理出现了问题，西医采用抗抑郁药物治疗，疗效不稳定。中医采用疏肝理气等治法，能从根本上解决问题。又如皮肤病的治疗，西医认为是皮肤出现了问题，内服外用都针对皮肤，效果往往不尽如人意，如荨麻疹、青春痘、面部痤疮、湿疹、疱疹等。中医认为，皮肤病不仅仅是皮肤出现了问题，更重要的是身体内部脏腑出现了问题，"外病内治"，不单从皮肤论治，而是从调理脏腑平衡入手，阴平阳秘，疾病乃治。再如心脏病患者，经心脏造影检查，是血管堵塞了，怎么办？西医认为立刻就要手术。中医认为要找出心脏病的病因，辨证施治。有的心脏病患者心绞痛，属于心阳虚，气虚无力推动血液在血管中流动，血脉瘀阻，造成血管堵塞，其舌质暗，有瘀斑，脉沉涩无力，以气血双补，通经活络法治之；有的心脏病患者是由于痰湿阻滞气机，胸闷气短，动则气喘，舌质淡暗，舌体胖大，苔白厚腻，脉弦滑，治宜健脾化痰，宣通心脉；有的心脏病患者，年老体弱，舌质淡红，脉沉细无力，治宜气阴双补；有的心脏病患者饮食后心慌气短加重，心率 120 次以上，早搏数十次，伴有胃食管返流、呃逆等症状，治宜心胃同治。这些西医认为必须要手术的病症，用中医药治疗大都能取得令人满意的疗效。这也正如李老所言，医理通才能百病通。

第六，多与同行交流自己的学习心得和体会，相互学习。学习中医，不是一蹴而就的事，需终生学习，既拜名师学习，也要向同行学习。学他人之长，补己之短，日积月累，必能学有所成。

第七，树立大医精诚的医德医风。作为一名中医人，要心中装着患者，视患者如亲人。医者父母心，苦心钻研中医学术，不可妄自菲薄，夜郎自大。一名中医人取得成就的大小，不在于知识水平高低，而在于思想境界的高低。

附录　关于穿山甲应用情况说明

穿山甲具有活血通经，消肿排脓，通乳的功效，被广泛应用于经闭癥瘕、乳汁不通、风湿痹痛、中风瘫痪等多种疾病的治疗。但近些年，因非法猎杀造成穿山甲濒临灭绝，为加强穿山甲保护，于2020年6月5日，经国务院批准：将穿山甲属所有种由国家二级保护野生动物调整为国家一级保护野生动物，同时在最新版的《中国药典》（一部）中，未收载穿山甲。

由于穿山甲临床疗效明显，应用范围广，且暂无其他药物能与之媲美，为记录李老的真实处方及用药情况，书中处方中应用穿山甲的部分并未做出删减，然因其已被禁用，为启蒙同道及后学者，李老的学术思想继承人——李郑生教授将能够替代穿山甲的中药做了简要说明。

如肝硬化、脾肿大，结节或肿瘤性疾病，可用三棱8～10g，莪术8～10g，皂角刺10g替代，三棱、莪术为临床常用药对，主要功效为破血行气、止痛，然因三棱破气力度较大，故在患者气血虚弱之时，应慎重应用。

如乳汁不畅、量少，可用路路通15g，王不留行15g，以达通乳之功。

如遇风湿性关节疾病，疼痛较重者，可用烫水蛭5g以活血通络止痛。

如遇脑血管病后肢体活动障碍，可用全蝎8～10g或蜈蚣1条以通络止痛。

如脑血管疾病或脑外伤后造成的神志障碍，急性期可用安宫牛黄丸每日1丸，待病情转安后可用麝香每日0.1g冲服以开窍醒神。